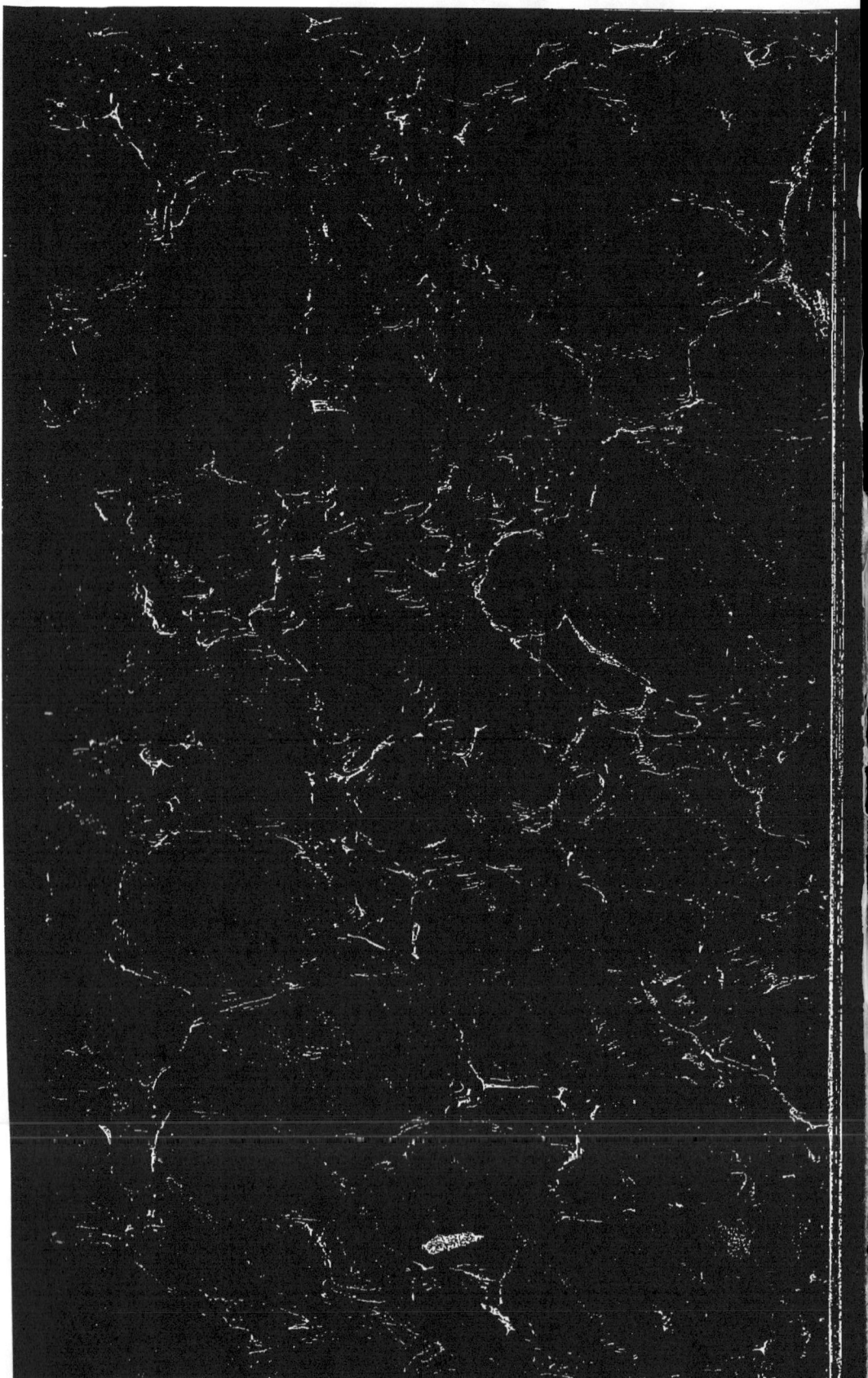

T d $\frac{9}{40}$

$\frac{7}{1}$ 3218
Zc.

PREMIERS PRINCIPES

DE MÉDECINE.

Corbeil, imprimerie de CRÈTE

PREMIERS PRINCIPES

DE MÉDECINE

PAR

ARCHIBALD BILLING, M. D. A. M. F. R. S.

Membre du Sénat de l'Université de Londres, du Collége royal des Medecins, etc.,
Ex-Professeur de médecine clinique à l'École de Medecine de l'Hôpital de Londres ;
Président de la Société Hunterienne ;
Vice-Président de la Société royale de Médecine et de chirurgie ;
Membre honoraire et Correspondant des Sociétés médicales de Bruxelles,
de Dresde, de Florence et de New-York, etc.

TRADUIT DE L'ANGLAIS SUR LA QUATRIÈME ÉDITION

PAR ACHILLE CHEREAU,

DOCTEUR EN MEDECINE ,

MBRE TITULAIRE ET CORRESPONDANT DE PLUSIEURS SOCIÉTÉS SAVANTES

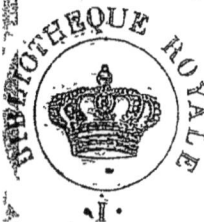

PARIS,

VICTOR MASSON,

LIBRAIRE DES SOCIÉTÉS SAVANTES PRÈS LE MINISTÈRE DE L'INSTRUCTION PUBLIQUE ,

Place de l'École de Médecine, 1.

MÊME MAISON, CHEZ L. MICHELSEN, A LEIPZIG.

1847

PRÉFACE DU TRADUCTEUR.

L'auteur de la traduction de cet ouvrage n'a eu qu'un but en l'entreprenant : celui de faire profiter tous les médecins français qui ne sont pas familiarisés avec la langue anglaise d'un livre parvenu déjà à sa quatrième édition , honoré de la faveur générale , et qui a placé son auteur parmi les membres les plus éminents de notre profession.

Sous le titre modeste de *Premiers principes de médecine* (1), M. Archibald Billing , professeur de clinique, médecin pendant trente ans d'un grand hôpital, membre du sénat de l'Université de Londres, a publié une véritable *pathologie générale,* conçue dans un esprit essentiellement philosophique et pratique. Doué d'une rare sagacité, d'un jugement solide, et de toutes ces brillantes qualités sans lesquelles la généralisation et l'induction conduisent plutôt à l'erreur que vers la vérité , notre auteur a abordé dans son ouvrage les questions les plus délicates et les plus débattues de la

(1) First principles of Medicine?

A.

pathologie ; ses vues sur la nature et la cause prochaine de l'inflammation, basées sur les recherches anatomiques et physiologiques modernes ; sa manière d'envisager le grand phénomène de la fièvre ; sa division si simple et si rationnelle des agents thérapeutiques en quatre classes ou ordres ; ses idées toutes nouvelles sur le choléra, sur la fièvre intermittente, etc. ; ses judicieuses considérations sur les névroses, établies sur les progrès qu'a faits dans ces derniers temps l'étude des fonctions du système nerveux ; le rôle qu'il fait jouer à ce système dans la production de la plupart des maladies ; la vraie interprétation qu'il donne du mot « irritation », tant de fois et si vaguement employé dans les auteurs, etc., donnent à ce livre une utilité et un attrait peu ordinaires.

Aucun écrivain n'a condensé dans un aussi petit nombre de pages autant de matériaux, de vues ingénieuses et d'utilité pratique. Négligeant tout ce qui n'a pas un rapport direct avec la pratique, M. Billing a formulé avec une rare habileté une espèce de code médical, fruit d'une longue et laborieuse expérience, propre à diriger le jeune médecin dans la carrière si difficile de son art. Doué d'une hauteur et d'une indépendance de pensées admirables, il s'élève sans crainte au-dessus de l'autorité d'un grand nom, et n'adopte les idées des autres, qu'autant qu'elles ont été corroborées par l'observation clinique et par la méthode d'une intelligente et attentive induction ; tandis que, d'un autre côté, ne rejetant ni n'admettant exclusivement les théories émises avant lui, l'auteur sait faire la part entre ce qui n'est qu'erroné et ce qui est basé sur l'observation et la philosophie. C'est si l'on veut de l'éclectisme, mais un éclectisme judicieux et raisonné.

L'on a reproché justement à la plupart des productions médicales de notre époque de sacrifier la pratique à la science, et de perdre de vue le point où doivent tendre sans cesse tous les travaux, — l'*ars sanandi*. Ce reproche, M. Billing a su l'éviter avec un rare bonheur. En effet, malgré les progrès merveilleux, on peut le dire sans crainte, que la *science* de la médecine a faits dans notre siècle, et surtout dans les cinquante dernières années qui viennent de s'écouler, il est pénible de reconnaître que la *pratique* n'a pas suivi la même impulsion, et qu'elle est encore restée trop souvent plongée dans le domaine de l'empirisme. Cette anomalie est due principalement, sans doute, à ce que la science et la pratique ont été rarement le but des travaux des mêmes partis. Les hommes de science ne sont guère des praticiens, parce qu'ils ne possèdent pas toute l'expérience nécessaire ; tandis que les praticiens semblent dédaigner la science,

et par conséquent ne peuvent profiter des lumières
que cette dernière tient en partage. Au lieu de travailler ensemble, ces deux ordres d'hommes paraissent
se fuir mutuellement, et rompre les liens qui devraient
les unir.

L'empirisme (1) et le rationalisme, naguère séparés
et formant deux écoles distinctes, ont besoin aujour-
d'hui d'unir leurs efforts pour parvenir au but ultime
de tous les travaux du génie, — au soulagement de
l'humanité souffrante. L'expérience sans le raisonnement est une anomalie indigne de l'intelligence humaine ; le raisonnement sans l'expérience fait foi de
l'orgueil de l'homme qui prétend analyser avant d'observer, et formuler des lois qui n'ont souvent, hélas !
de réalité que dans une imagination vagabonde et ca-

---

(1) Nous n'entendons pas parler ici de cet empirisme aveugle qui
apprend à accoler au nom d'une maladie celui d'un agent thérapeutique, et qui, sans tenir compte des mille circonstances qui peuvent modifier le traitement, ne les séparerait pas pour rien au monde ; véritable routine, qui prétend guérir toutes les maladies avec le froid ou
avec la chaleur, avec les débilitants ou les stimulants, etc. ; mais bien
de cet empirisme qui, se trouvant toujours en présence du mal, ne
s'occupe que de la recherche du remède ; qui, avant de s'embarrasser
de l'étude des causes occultes, interroge le passé, consulte l'expérience,
et recueillant leurs précieuses leçons, consacre tous ses efforts à les
mettre à profit, à les appliquer d'une manière convenable ; de cet empirisme enfin qui a donné à la thérapeutique le quinquina, l'opium,
l'ipécacuanha, la belladone, le vaccin, etc.

pricieuse. Si toutes les théories médicales , prises
collectivement, sont fausses et erronées, c'est qu'elles
ont été fondées sur des bases fausses ou insuffisantes,
et que leurs inventeurs , dans leurs recherches des
causes finales, ont été entraînés loin des faits obser-
vables, et sont tombés dans le champ de l'imagination et de l'hypothèse. Aucune époque n'a , autant
que la nôtre, accumulé une masse aussi considérable
de matériaux et de faits ; aucune n'a scruté avec autant de soin la structure de l'homme et la nature de
toutes ses fonctions ; le siége, les variétés et les effets
naturels (perceptibles pendant la vie ou seulement
après la mort) de presque tous les états morbides, ont
été étudiés avec la plus grande attention ; « tous les organes de l'homme et des animaux ont été étudiés avec
soin, d'après des expériences nombreuses faites sur la
nature vivante et sur le cadavre ; les modifications organiques qui ont lieu dans les maladies, et la liaison
qui existe entre les phénomènes morbides manifestés
pendant la vie, et les modifications constatées après
la mort, ont été scrutées avec une ardeur, un zèle,
que l'on ne retrouve peut-être nulle autre part, dans
d'autres départements de la science , poussés aussi
loin. Tous les actes de la vie considérés isolément ,
leurs formes, leur classification, leurs signes, leurs
communautés, leurs différences, leur spécificité, tous

leurs signalements, leur manière d'être, en un mot, tous leurs états, toutes les modifications qu'ils péuvent revêtir, tout cela a été exploré avec une infatigable persévérance ; tout ce qui restait à connaître dans l'organisme humain, c'est-à-dire, tout ce qui a rapport aux supports, aux instruments, a atteint des limites très-reculées. La microscopie et la chimie se sont prêté mutuellement leur appui pour faire découvrir dans les fluides des états morbides que l'on ne pouvait rattacher à des modifications siégeant dans les solides, etc.

Mais, quoique les faits doivent servir nécessairement de base à une science naturelle et vraie, pris isolément et considérés comme n'ayant aucune connexion entre eux, ils n'instruisent que bien faiblement. Les phénomènes de la nature sont infinis, et la capacité de l'esprit humain, particulièrement la mémoire, est très-bornée. Si donc ces phénomènes ne pouvaient être soumis à certaines lois ou principes généraux pour en faire l'application à d'autres effets ou pour se diriger avec eux, la connaissance des faits particuliers ne serait que d'un faible secours. La tâche du vrai philosophe est de profiter de ce penchant à découvrir ces connexions, ces liaisons, pour les soumettre à des règles et à des principes. D'abord, des faits bien observés, puis une généralisation intelli-

gente et attentive de ces faits ; voilà les deux axiomes
fondamentaux sans lesquels les progrès de la médecine pratique sont impossibles, et qui doivent, non
pas être considérés isolément, mais bien s'entr'aider
mutuellement. Nos pères, qui fournirent à la médecine tant de sublimes génies, accordèrent trop souvent à leurs brillantes conceptions, de sorte qu'il est
fréquemment arrivé qu'une théorie, d'abord reçue
avec enthousiasme, s'est tout à coup écroulée par la
découverte d'un fait, le plus souvent très-simple, jusqu'alors ignoré. Car, remarquons que l'une des causes
qui ont le plus contribué à retarder les progrès de la
vraie philosophie médicale, c'est, sans contredit, l'ac-
ceptation servile de dogmes scolastiques que nous
sommes toujours prêts à considérer comme vrais, et
à placer une foi complète dans ce que nous entendons
répéter souvent. Une fois établie, une hypothèse devient une souveraine et reçoit les mêmes honneurs et
le même respect que si elle était la vérité elle-même ;
elle est reçue comme une chose indubitable qu'il serait insensé de mettre en doute, et présomptueux
d'analyser. De cette manière, l'erreur continue à
prévaloir, et les voies qui conduisent à la vérité sont
encombrées d'obstacles. L'autorité a exercé une telle
influence en médecine, que l'on peut dire que là où
un homme a pensé par lui-même, des milliers ont

obéi à l'autorité et ont partagé, sans plus ample examen, les opinions des autres, de sorte que l'erreur
d'un seul individu est devenue l'erreur de mille autres. Cependant, ainsi que le dit Turton, « les preuves
fournies par l'autorité ne devraient point être autant
recherchées que les preuves fournies par la raison...»
Que l'*ipse dixit* soit tenu de répondre ; ne considérons
jamais l'autorité comme un argument ; ne laissons pas
prendre à l'opinion une prérogative tellement im-
muable, qu'elle ne se trouve plus soumise, en tout
temps et en tout lieu, à l'examen de la raison. Nous
devrions peser les opinions des autres, non pas dans la
balance de l'autorité, mais dans celle de la raison. »

Nullius addictus jurare in verba magistri.

Les *Premiers principes de médecine*, de M. Billing,
offrent un heureux mélange de considérations scien-
tifiques très-élevées, et d'applications pratiques. Fon-
dateur de la médecine clinique qui était à peu près
nulle avant lui dans la Grande-Bretagne, cet éminent
professeur a fait ainsi disparaître une déplorable la-
cune que les médecins français avaient déjà depuis
longtemps comblée. Les études cliniques doivent faire
la base de l'étude de la médecine ; elles sont essentielles pour familiariser l'élève avec les phénomènes
des maladies, pour lui apprendre à découvrir le siége,

la nature et l'étendue des lésions organiques par lesquelles un grand nombre de ces phénomènes sont
engendrés, et d'appliquer correctement les agents thérapeutiques convenables; aucune instruction médicale, si étendue qu'elle soit, ne peut être complète
si la clinique n'en a pas constitué une branche considérable. L'art médical n'est-il pas, en effet, presque
entièrement le résultat de l'expérience? Et à quoi
sont destinés les systèmes de médecine, si ce n'est à
rendre cette expérience plus accessible? Il faut apprendre la langue, en quelque sorte, des phénomènes
morbides, au lit du malade; s'habituer à lire la maladie. Pour parvenir à ce résultat le praticien doit
faire servir à ses recherches non-seulement la méthode d'induction et de généralisation, mais encore
divers modes d'investigation qui appartiennent presque exclusivement à la médecine moderne, et qui
constituent de véritables instruments propres à aider
nos sens. En chimie nous avons le thermomètre et
cinquante autres instruments; en physiologie le microscope est aussi essentiel que le télescope en astro-
nomie. La pathologie possède aussi ses instruments
qui sont indispensables à l'observation clinique pour
venir en aide aux sens et à l'intelligence. Ces instruments peuvent se diviser en trois catégories; suivant
qu'ils aident la vision, l'ouïe ou le toucher. Le micro-

scope est devenu un instrument essentiel dans toute
recherche clinique ; il aide puissamment à étudier les
excrétions et tous les produits morbides ; sans lui,
ou au moins sans une forte lentille qui peut le remplacer dans la plupart des cas, les affections de la
peau ne peuvent être observées avec le soin désirable.

Certaines cavités du corps sont examinées avec plus
de succès au moyen du speculum qu'avec l'œil seulement. Nous possédons le *speculum oris* qui, plus
avantageux que le manche d'une simple cuillère,
maintient la bouche ouverte et permet ainsi d'examiner les fauces et de porter sur ces parties les mé-
dications appropriées ; le *speculum* auriculaire destiné
au même but que le premier, et sans lequel la plupart
des affections du conduit auditif ne sauraient être bien
appréciées ; le *speculum ani* qui trouve tous les jours
dans la pratique, une application directe ; le *speculum vagini* dont la forme, la construction, le mécanisme, varient singulièrement, mais dont l'usage est
toujours le même, celui d'explorer les nombreuses et
importantes maladies que l'utérus est apte à contracter. Les instruments qui viennent en aide au sens de
l'ouïe sont le stéthoscope et le plessimètre. Le premier,
destiné surtout à explorer les modifications fonction-
nelles survenues dans les organes thoraciques, a subi,
depuis son inventeur, Laënnec, plusieurs modifica-

tions tendant surtout à en diminuer le volume et la longueur. Celui de M. Billing est dépourvu d'obturateur, et son peu de volume permet de le porter constamment sur soi avec la plus grande facilité. Quant au plessimètre, il n'est pas d'une nécessité absolue; le doigt médius frappé avec l'extrémité de deux doigts de l'autre main, suffit dans la majorité des cas.

L'auscultation, dont M. Billing est un ardent défenseur, a ouvert une nouvelle voie à la médecine; elle nous a permis de voir, de toucher; en quelque sorte, tous ces nombreux et importants désordres qui se passent dans la poitrine, et qui étaient auparavant confondus les uns avec les autres; car, par une heureuse circonstance, presque tous les phénomènes physiologiques et morbides, dont la cavité thoracique est le théâtre, se manifestent à un de nos sens par des bruits sensibles, que les travaux à jamais mémorables des Laënnec, des Corvisart et de leurs illustres successeurs sont parvenus à analyser avec une précision presque mathématique. L'auscultation est une des plus grandes gloires de la médecine moderne, et si l'on doit s'étonner d'une chose, c'est que cet admirable moyen de diagnostic, entrevu déjà par Hippocrate, n'ait acquis quelque degré de précision qu'à une époque aussi rapprochée de nous.

Un principe général et très-important qu'il faut toujours avoir présent à la pensée, lorsqu'on se livre à l'observation clinique, c'est que les symptômes innombrables des maladies ne sont presque d'aucune valeur, s'ils sont considérés isolément. Ils doivent être tous combinés : « Il en est des symptômes comme des sons de la voix qui, pour représenter des idées, ont besoin que les lettres, qui servent à les caractériser, soient combinées de manière à former des mots. Ces symptômes correspondent tout simplement à des sons élémentaires ; c'est au praticien à déterminer d'abord leur valeur alphabétique, puis leur valeur verbale... En général, les auteurs qui ont écrit sur la séméiologie, ont fait preuve d'un grand savoir et d'une grande habileté ; mais leurs ouvrages ont été très-inutiles, parce qu'ils ne se sont pas appliqués à faire comprendre les innombrables combinaisons des symptômes. Il est très-douteux si ces combinaisons peuvent être exprimées dans le langage ordinaire. L'on sait combien il est difficile de tracer exactement et de vive voix le portrait d'une personne à une autre qui ne l'a jamais vue. Il en est de même en médecine : pour comprendre les maladies, il faut nécessairement les voir et étudier soi-même leur physionomie (1). »

(1) M. le professeur Laycock.

M. Billing fait très-fréquemment allusion, dans son ouvrage à « l'*action réflexe*. » L'auteur n'étant entré dans aucun développement sur ce phénomène si important à bien comprendre, lorsqu'on veut se rendre compte d'un grand nombre de phénomènes morbides, nous allons tâcher d'y suppléer le plus brièvement que possible.

L'on sait que, d'après les plus illustres physiologistes, parmi lesquels il nous suffira de citer Haller, Bichat, le professeur Muller, la *vis nervosa,* indépendante de la sensation et de la volonté, ne s'exerce que dans *une* direction : *du* tronc *aux* branches, c'est-à-dire *des* centres nerveux *vers* les parties du système musculaire qui se trouvent en relation avec ces derniers. Or, dans une série de mémoires pleins d'intérêt, M. Marshall Hall, se basant sur plusieurs expériences auxquelles il soumit des animaux vivants, et sur l'observation de certains phénomènes physiologiques et morbides, a prouvé que cette *vis nervosa* avait encore un mode de s'exercer qui avait jusqu'alors échappé à la sagacité des savants, et il est parvenu à ces conclusions importantes, savoir :

1° Que, selon la loi établie par Haller, Bichat et Muller, la *vis nervosa* agit directement *le long* de la moelle épinière, *des* troncs *vers* les branches des nerfs ;

2° Qu'elle agit d'une manière *réflexe vers* la moelle

épinière, et *de* ce centre nerveux, c'est-à-dire *des* surfaces périphériques, cutanées et muqueuses *vers* la moelle épinière et *vers* les muscles particuliers, selon une loi nouvellement découverte ;

3° Qu'elle agit d'une manière *rétrograde* le long du cordon spinal.

M. Hall a inséré dans son travail les *arcs nerveux* par lesquels l'action réflexe s'effectue. Voici leur tableau tel qu'il a été publié par l'auteur :

ANATOMIE DU SYSTÈME SPINAL

AYANT POUR CENTRES LA MOELLE ALLONGÉE ET LE CORDON SPINAL.

A. BRANCHES MOTRICES INCIDENTES.

1° Le *trifacial* s'irradiant dans :
  a. Les paupières.
  b. Les ailes du nez.
  c. Les fosses nasales.
  d. Les fauces.
  e. La face.
2° Le *pneumogastrique* s'irradiant dans :
  a. Le pharynx.
  b. Le larynx.
  c. Les bronches.
  d. Le cœur, les reins, le foie.
3° Le *spinal postérieur* s'irradiant dans :
  a. La surface générale.
  b. Le pénis et le clitoris.
  c. L'anus.
  d. Le col de la vessie.
  e. Le col utérin.
  f. Les extrémités.

B. BRANCHES MOTRICES RÉFLEXES.

1° Le *nerf pathétique de l'œil.*
2° La *troisième paire.*
3° L'*ophthalmique de Willis.*
4° Le *nerf facial* s'irradiant dans :
  a. L'orbiculaire.
  b. L'élévateur de l'aile du nez.
5° Le *pneumogastrique* ou *son accessoire* s'irradiant dans :
  a. Le pharynx.
  b. L'œsophage et le cœur.
  c. Le larynx.
  d. Les bronches, etc.
6° Le *grand hypoglosse.*
7° Le *spinal* qui se distribue dans :
  a. Le diaphragme.
  b. Les muscles intercostaux.
  c. Les muscles abdominaux.
8° Les *nerfs sacrés* qui se distribuent dans :
  a. Les sphincters.
  b. Les expulseurs, les éjaculateurs l'utérus.
  c. Les extrémités.

Plusieurs circonstances, sont essentielles à la manifestation de l'action *réflexe* et *rétrograde*. Il faut :

1° Que l'interposition de la volonté soit nulle ;

2° Que la *vis nervosa* et la *vis muscularis* soient intègres, que leur force soit même augmentée ;

3° Que les *arcs nerveux réflexes* ne soient point altérés.

Ainsi, le premier effet qui résulte d'une expérience violente faite sur les animaux, ou d'un accident, est de suspendre la *vis nervosa*, la *vis muscularis*, ou ces deux influences à la fois. Aussi observe-t-on que, immédiatement après la division de la moelle épinière, les actions réflexes qui plus tard se manifesteront d'une manière très-évidente, ne s'observent pas. L'on a remarqué que dans quelques cas de paraplégie, les phénomènes de l'action réflexe se manifestent, que dans d'autres ils sont nuls. Cette circonstance s'explique très-bien, quand on se rappelle l'anatomie du cordon spinal. Si la maladie siége dans les vertèbres *cervicales* ou *dorsales*, la moelle épinière qui correspond à ces os est affectée ; mais une portion de ce cordon placée au-dessous peut être exempte de toute maladie : alors les arcs de réflexion qui correspondent à cette partie saine de la moelle peuvent être exempts de toute lésion, et les phénomènes de l'action réflexe se manifestent. Si, au contraire, la maladie siége dans les vertèbres lombaires, la queue de cheval est affectée, les arcs de réflexion ne correspondent plus à un centre normal, et aucune action réflexe ne se développera.

Nous voudrions présenter ici toutes les remarques, toutes les observations curieuses que M. Hall ajoute à l'appui de sa théorie; mais l'espace nous manque, et nous nous voyons forcé de renvoyer le lecteur à une intéressante analyse que le *Medico-Chirurgical Review* (N° 77, p. 25) a donnée des travaux de ce savant physiologiste.

TO

THE RIGHT HONOURABLE

WILLIAM CAVENDISH, D.C.L. F.R.S.

EARL OF BURLINGTON;

GRADUATE, WITH THE HIGHEST HONOURS, OF THE UNIVERSITY OF CAMBRIDGE,

CHANCELLOR OF THE UNIVERSITY OF LONDON, ETC.

This Volume is dedicated

IN TESTIMONY OF THE HIGH RESPECT OF

THE AUTHOR.

Tu, qui natales antiquo sanguine claros
    Ingenii decoras nobilitate novâ,
Accipe non magnâ turgentem mole libellum,
    Et mea mansuetè quantulacunque lege.
Publicus his postquam favor adfuit, acriùs audens
    Spem de se tandem cœpit habere liber ;
Nec satis esse putat : si Tu dignabere laude
    Hoc saltem titulo tutior esse cupit.

AVERTISSEMENT

A LA SECONDE ÉDITION.

Le souvenir des difficultés que j'avais éprouvées dans l'étude de ma profession, et l'espérance de pouvoir aplanir le sentier que d'autres avaient à parcourir, m'engagèrent primitivement à publier ce traité.

En commençant l'étude de la médecine et de la chirurgie, je fus épouvanté d'y trouver un chaos complet, d'autant plus pénible que je sortais à peine de l'étude des sciences physiques exactes. Notre médecin de famille, homme réellement d'un grand talent, et l'un de nos professeurs, me découragea par ses réponses. Je lui demandai : — Qu'est-ce que la fièvre ? — Pour réponse j'obtins nécessairement la définition de Cullen. — Mais, qu'est-ce qui la produit ? — Tantôt une chose, tantôt une autre : le froid excessif ou la chaleur, ou bien encore les miasmes dégagés d'une personne atteinte de fièvre. — Quelle est la cause des phénomènes qui se passent alors dans le corps ? — La contraction spasmodique des plus petits vaisseaux. — Il m'était facile de comprendre que le froid pouvait faire resserrer les plus petits vaisseaux ; mais le professeur de chimie m'avait appris que le calorique dilatait tous les corps. De plus, je ne voyais pas comment des miasmes produisaient du spasme, ni comment le spasme, si même il était pro-

duit, pouvait rendre la peau extrêmement chaude ou extrêmement froide. L'on me conseilla de lire Cullen ; mais je n'y trouvai
point les explications que je cherchais. Je demandai encore : —
Lorsque vous administrez une dose de rhubarbe ou d'huile de ricin
pour arrêter une diarrhée qui date de plusieurs jours, comment
agissent ces substances? — En faisant écouler la matière peccante.
— Mais la diarrhée ne purge-t-elle pas elle-même de cette matière
peccante? — Pas si bien. — Tout cela ne me satisfit pas.

Ce n'est pas le chirurgien qui aurait pu m'éclairer sur ce point :
« pour sa part il ne prétend point comprendre la médecine. » Je
« me promenai » dans les salles de son hôpital, en qualité d'élève
externe et lui demandai : — Pourquoi appliquez-vous une lotion
froide sur cette inflammation? — Pour modérer l'action des vaisseaux. — Alors, l'inflammation est donc due à un surcroît d'activité des vaisseaux?—Oui.--Pourquoi appliquez-vous cet *astringent*
(Eau de Goulard, ou nitrate d'argent) sur cette autre inflammation?— Pour diminuer l'action des vaisseaux. —Or, l'action des
vaisseaux étant de la contraction, ma logique me rendait incapable
de le comprendre. Après lui avoir demandé pourquoi il appli-
quait une lotion froide ou un cataplasme froid sur une partie enflammée, tandis qu'il employait un cataplasme chaud ou une fo-
mentation chaude pour une autre inflammation, et ayant reçu
pour réponse que l'expérience me l'apprendrait, je résolus de
chercher à l'apprendre par moi-même.

Pour cela je me mis sérieusement au travail, et je m'effor-
çai de dresser un petit code de principes généraux pour mon propre usage, n'ayant trouvé rien de pareil parmi les ouvrages. Les
systèmes de Cullen, Brown, Broussais, Rasori, etc., me sem-
blèrent être des opinions individuelles entièrement différentes les
unes des autres; quel était celui qu'il fallait suivre? Chacun de
ses inventeurs paraît sûr de lui-même et mépriser les autres, tandis que leurs partisans joignent leurs efforts autant pour rempor-
ter une victoire que par amour pour la vérité. Je visitai les différentes écoles ; les élèves de l'une donnaient à entendre, s'ils ne
l'assuraient, que les autres sectes tuaient leurs malades ; mais je

trouvai que pourvu que le médecin de chaque école fût un homme de talent et un praticien expérimenté, la mortalité était de part et d'autre à peu près égale. C'est pourquoi, j'en conclus que par des recherches on pouvait trouver quelques principes généraux qui conciliassent les contradictions apparentes que je voyais dans la pratique, et qui vidassent le débat établi entre ces systèmes. Mais malgré le nombre énorme de volumes, malgré la masse des observations qui étaient publiées, il n'avait point encore paru un traité sur les premiers principes.

Après vingt années d'application soutenue à la pratique clinique, comme étudiant, aide et professeur, je trouvai la même nécessité de réduire les systèmes de médecine opposés les uns aux autres à des principes généraux, et je me hasardai à publier le résultat de mes propres travaux que je pus comprendre dans un volume de 150 pages (1).

Si l'on veut réduire la science à des principes généraux, les leçons cliniques sont de la plus grande nécessité. Les journaux de médecine ont blâmé bien justement la négligence que l'on met dans l'instruction clinique, et l'omission de la part des médecins et des chirurgiens d'hôpitaux, de rendre leur expérience profi-

(1) Les difficultés que l'on éprouve à condenser toutes ses idées dans un petit volume, font que le mot « petit » appliqué à un ouvrage, flatte toujours mon oreille ; aussi je ne puis nier le plaisir que j'éprouve à transcrire ici les paroles du professeur Stromeyer du Hanovre : « L'ouvrage du docteur Billing « est une petite *pathologia generalis*, très-bien faite ; ses vues surpassent « certainement celles de la plupart des pathologistes, et cela parce qu'il prend « en considération le système nerveux. Je pense que sur tous les points, cet « ouvrage est aussi utile pour les médecins que pour les élèves. Les livres « semblables à celui-ci sont très-rares : presque tous les écrivains, quelque « peu d'idées originales qu'ils aient, s'efforcent de les cacher sous une mon- « tagne de faits généralement connus, tandis que le docteur Billing nous « présente un tableau très-intelligible et très-vif (geistreich) de ses vues par- « ticulières. Je dois aussi reconnaître le plaisir que j'éprouve de voir que le juge- « ment des revues médicales est favorable à cet ouvrage ; car leur témoignage « est plus digne de confiance que l'approbation exprimée par des amis par- « ticuliers. »

table à la profession en général, et par conséquent au public. En 1822 j'ai eu l'honneur d'être nommé médecin de l'hôpital de Londres (1), et à cette époque les leçons cliniques étaient nulles. Dans la même année je commençai cette branche importante des études médicales, non-seulement en instruisant les élèves dans les salles, mais encore en les familiarisant avec les autopsies cadavériques. Je suivis cette marche, qui me prenait beaucoup de temps, et quelquefois aux dépens de ma santé, pendant six ou sept ans. Aidé alors par les docteurs Macbraie et W. J. Little (ce dernier maintenant professeur d'anatomie comparée, et le digne élève de Muller et de Grant), ainsi que par MM. Hamilton, Adams, Curling, etc., je continuai seulement mes leçons dans les salles, et une démonstration anatomique par semaine, sur des pièces récemment préparées, ou sur celles que renferme la collection d'anatomie pathologique du muséum. J'ai continué ces cours jusqu'à la présente session (1836), mais, nommé alors à l'Université de Londres, je me suis vu forcé de les cesser. Outre la satisfaction que j'ai éprouvée de pouvoir apprécier le succès de l'école dans laquelle ce mode d'études a été établi d'une manière régulière, j'ai encore eu celle de voir, dans ces dernières années, mon exemple généralement suivi dans la capitale.

Je dois faire observer que ce succès est dû aussi aux médecins de l'hôpital de Londres, par les soins qu'ils ont pris d'*introduire* l'auscultation ; et je suis surpris que ce précieux moyen de diagnostic ne soit pas encore généralement *adopté*. Je regrette amèrement de voir que si peu de médecins se donnent la peine, si peine il y a, de pouvoir profiter de cette méthode inestimable et indispensable de diagnostic, et qui aide si bien à combattre les

(1) L'hôpital de Londres, fondé par une charte royale en 1705, contient 320 lits toujours occupés par des sujets propres aux études cliniques ; ajoutez à cela les 900 ou 1,000 malades qui se présentent chaque année, en qualité de malades externes, pour différentes affections tant médicales que chirurgicales. Plusieurs hôpitaux étrangers possèdent deux ou trois fois autant de lits, mais ils renferment des infirmes, des vieillards, des fous, etc., qui, chez nous, sont reçus dans des établissements particulièrement destinés pour eux.

affections les plus graves de la poitrine. Sous ce rapport, le docteur T. Davies a acquis une célébrité bien méritée ; non-seulement il a fait sur ce sujet des leçons à ses élèves, mais de plus, il
a rassemblé chez lui ,les membres de la profession et les a instruits sur ce nouveau sens de perception. Depuis l'époque où il
devint un des médecins de l'hôpital de Londres, il m'a beaucoup
aidé dans la partie clinique en instruisant les jeunes gens qui
avaient le bon sens de profiter de l'occasion d'apprendre l'auscultation et de se familiariser avec le stéthoscope. Il n'est point étonnant que la multitude soit si lente à adopter un moyen qui, tantôt a été traité avec négligence par des hommes d'une grande
réputation, tantôt a trouvé une opposition bien décidée. Quant
au stéthoscope, je désire que l'on comprenne bien qu'il n'est pas
absolument nécessaire, excepté pour des motifs de délicatesse; car
les difficultés, apparentes seulement, que présente l'usage de cet
instrument, ont détourné plusieurs personnes d'entreprendre
l'étude de l'auscultation. Il est désagréable d'appliquer l'oreille
sur la poitrine, si, comme cela arrive quelquefois dans les établissements de charité, le malade n'est pas propre ; ou bien, si l'on
a affaire à une femme, ce moyen est sujet à objection pour d'autres
raisons ; de là l'allongement artificiel du conduit auditif externe
au moyen d'un instrument, appelé stéthoscope, devient préférable, bien que par lui-même il ne soit pas meilleur que l'oreille
seule. Je suis dans l'habitude d'employer un stéthoscope très-
simple, qui n'est que celui de Laennec diminué : il est arrondi et
aminci à sa partie moyenne pour le rendre plus léger et plus por-
tatif ; l'extrémité aplatie, tournée du côté de la poitrine, remplace
l'obturateur, et l'instrument entier n'a que quatre pouces de longueur, ce qui suffit et pour le malade et pour celui qui ausculte ;
enfin pour quelques sous, on peut en faire fabriquer un par le
premier tourneur venu.

La plupart des personnes qui veulent se livrer à l'étude de
l'auscultation, commencent sur des malades ; cette manière de
procéder est très-défectueuse et présente de grandes difficultés;
c'est comme si l'on voulait étudier l'anatomie pathologique avant

de connaître l'anatomie normale. Si les commençants étudiaient d'abord les bruits de la respiration et du cœur sur des sujets en bonne santé (ce qui ne leur prendra en tout que dix minutes de temps environ), ils éprouveraient peu de difficultés à découvrir quelque déviation de l'état normal, et parviendraient bientôt à un diagnostic juste. J'avertis les médecins qu'il leur faudra bientôt diriger leur attention sur ce sujet, s'ils ne veulent pas s'attirer la défaveur de leurs clients. Beaucoup de parents ont l'habitude de tâter le pouls, et d'examiner la langue de leurs enfants qu'ils supposent malades ; ils auront aussi bientôt appris le procédé si simple d'appliquer l'oreille sur la poitrine, et congédieront alors les médecins qui n'auront pas recours à ces mêmes moyens.

Mais la marche des écoles a été lente assez longtemps ; et l'on peut dire sans crainte que l'enseignement de l'anatomie comparée, cette seule source certaine d'une bonne physiologie, ne fait que de commencer à Londres ; il fallait toute l'énergie et les talents d'un Grant et l'impulsion d'une grande école, pour obtenir de bons résultats à cet égard et pour encourager les autres écoles à suivre l'exemple. Le professeur Macartney, avec tous ses talents et tout son zèle (et il n'a pas besoin de mon témoignage pour que sa réputation soit établie sur ces points), convaincu de toute la valeur de l'anatomie comparée, n'aurait pu, il y a trente ans, trouver de soutiens dans ses louables efforts pour élever l'anatomie comparée sur des bases solides ; je ne m'en considère pas moins comme très-heureux de l'avoir rencontré, et de m'être imbu, auprès de lui, du goût pour la physiologie. Les ingénieux Allemands, par la persévérance qu'ils ont mise dans l'étude de l'anatomie comparée, et au moyen de leurs microscopes, ont démêlé plus d'un *dignus vindice nodus ;* et j'éprouve une grande satisfaction de voir leurs travaux récents confirmer les vues que j'ai émises il y a sept ans dans cet ouvrage, — telle par exemple que l'explication que j'ai donnée de l'engourdissement, du « fourmillement » d'un membre, en considérant que la partie médullaire des nerfs est renfermée dans des tubes (ainsi que s'en est assuré Fontana) qui ont été démontrés par Ehrenberg (*Darstellung eines merkwurd. Baues des*

seelenorganes, Berlin, etc.). Ce dernier auteur a, de plus, prouvé
qu'il existait non–seulement deux espèces de nerfs, ceux de la
vie animale et ceux de la vie organique, mais encore qu'il en était
une autre destinée aux sens, toutes reconnaissables par leur structure, lorsqu'un fragment isolé de chacune d'elles était examiné au
microscope. Remak (*Archiv fur Anatomie, Physiologie, etc., von
D¹ Johannes. Muller, Jahrgang* 1836, *Heft* 1 *und* 2) a aussi montré la
différence qui existe entre les racines motrices et les racines sensitives des nerfs symétriques; il a prouvé que ces derniers possèdent encore quelques filets organiques, et que le glosso-pharyngien appartient au même ordre que les nerfs optique, auditif et
olfactif; par là il a confirmé cette opinion de Panizzi, que l'hypoglosse est le nerf moteur de la langue, la branche linguale de la
cinquième paire, son nerf sensitif, et que le glosso-pharyngien est
destiné à percevoir les saveurs. Par des expériences qu'il a faites
sur les artères mésentériques de petits animaux vivants, Schwann
(*Muller Handbuch der Physiologie, Coblentz,* 1833) a démontré la
justesse de ma manière de voir touchant le *modus faciendi* du
froid dans l'inflammation. Enfin, Schwann et Eulenberg ont
montré que la tunique moyenne des artères est, non pas musculaire, mais élastique, ainsi que je l'ai dit, et qu'elle est formée de
ce tissu distinct qui constitue le ligament de la nuque des rumi-
nants, les ligaments jaunes de l'homme, etc.

Les vétérinaires ont aussi apporté leur tribut à la science. Hausmann, par une expérience directe, a ajouté de nouvelles preuves
à ma théorie de l'inflammation; Sewell, de notre collége vétérinaire, a publié il y a vingt ans, des planches représentant la
tunique musculaire des bronches du cheval; la muscularité des
bronches a même été indiquée par Morgagni; malgré ces faits,
le journal important de Youat (mars 1837), et le rapport de l'école
vétérinaire d'Alfort, en ont parlé comme d'une découverte récente.
Du reste, je n'admets nullement que la muscularité des bronches
puisse aider à l'expiration naturelle, car cette manière de voir
serait contraire à la structure physique de la poitrine; — elle
aide seulement à débarrasser les conduits aériens d'une matière

nuisible quelconque, développée dans les bronches ou venue du dehors.

Avant de terminer cette préface, je désire soumettre au lecteur quelques remarques sur un ou deux sujets qu'il trouvera dans l'ouvrage. Dans une note primitivement publiée sur le cœur, j'ai ajouté que les bruits du cœur étaient produits par les valvules. Je ne voudrais pas charger le texte de preuves à l'appui d'un fait, qui, j'en suis certain, sera bientôt admis généralement, et reconnu aussi évident que la circulation du sang. Mais comme il a encore été contesté, non-seulement par des écrivains en particulier, mais encore par des sociétés et par des commissions nommées par ces dernière pour faire des recherches sur ce sujet, je répéterai les arguments que j'ai publiés. et auxquels, ce me semble, l'on n'a point répondu; enfin d'après leurs propres expériences, je pense pouvoir combattre toutes leurs assertions. Dans un essai, lu à la séance anniversaire de la société Huntérienne (9 février 1852) et rapporté dans la *Lancet* du 19 mai 1832, j'ai d'abord établi publiquement que « l'impulsion ou battement « est causé par les muscles ventriculaires au moment où, par « leur systole, ils chassent le sang. Le premier bruit est causé « par la tension qu'éprouvent, dans leur abaissement, les val- « vules auriculo-ventriculaires, et le second bruit est causé par « la tension qu'éprouvent dans leur abaissement, les valvules « ventriculo-artérielles, etc., etc. Telle est l'explication la plus « simple du battement et des bruits du cœur, et vous verrez que « les signes morbides s'expliquent tous parfaitement, en les con- « sidérant comme des altérations de ces phénomènes physiolo- « giques. » Suivent ensuite quelques explications qu'il n'est pas nécessaire de répéter ici. Plus tard, Rouanet émit dans sa thèse la même explication, qui fut imprimée dans le journal hebdomadaire (septembre 1832) et copiée par le *Medico-Chirur- gical Review* (avril 1832), ainsi qu'un extrait de mon essai dans lequel j'en avais assez dit, ce me semble, pour permettre à tout praticien physiologiste, de confirmer mes vues par de simples réflexions. Cependant, ayant remarqué que je n'avais point at-

teint ce but, je publiai dans la *Lancet* (30 novembre 1833), les remarques additionnelles suivantes : « Les phénomènes de l'action
« du cœur se succèdent de la manière suivante : l'oreillette se
« contracte la première, puis le ventricule ; la contraction de
« cette dernière cavité a pour effet d'abaisser les valvules au-
« riculo-ventriculaires par la pression que le sang exerce contre
« elles ; le ventricule se relâchant, les valvules semi-lunaires sont
« abaissées par la pression rétrograde du sang qui a été poussé
« dans l'artère. Le premier bruit est exactement isochrone à
« l'impulsion et à la contraction ventriculaires : c'est ce qui a
« pu faire supposer qu'il était produit par l'action du muscle.
« Mais, au moment où le second bruit se fait entendre, le cœur
« est tout à fait en repos ; c'est ce qui est surtout évident dans
« les cas où le pouls est intermittent, puisque le second bruit est
« suivi d'une pause bien marquée ; les valvules semi-lunaires
« sont les seules parties qui agissent dans ce moment pour pro-
« duire le bruit. » J'ai ainsi prouvé que le second bruit ne pouvait être produit que par les valvules, et j'ai montré que la tension des valvules était une cause suffisante pour la production du
premier bruit ; or, puisque d'après cet aphorisme, *nil frustrà
natura fecit,* il ne faut, suivant Newton, assigner aux phénomènes
que les causes véritables et suffisantes, j'écarte l'action musculaire
comme cause du premier bruit. Telles sont les preuves que j'ai
publiées entre les mois de février 1832 et novembre 1833.

Quant à leur expérience destinée à montrer que le muscle produit le premier bruit, et qui consiste à introduire le doigt dans
le cœur, dont les valvules ont été préalablement détruites, et
d'écouter un bruit provenant de la contraction du cœur, avec
l'air, les colonnes charnues et le sang spumeux, sans compter
les doigts, sans aucun doute, il se produit dans cette circonstance
un bruit indépendant des valvules, mais ce bruit n'est pas *celui*
du cœur. Les preuves que j'avance sont légitimes, leurs assertions un sophisme de *non causa pro causâ.* C'est le bruit tympanique des valvules membraneuses, qui, avec le temps des battements, produit le rhythme, et l'on juge de l'existence de certains

états morbides d'après le degré et le genre d'altération de ce bruit tympanique et de ces battements. Le bruit valvulaire est le seul que l'on doive prendre en considération dans l'étude des phénomènes physiologiques et pathologiques du cœur ; car, admettant même que le bruit valvulaire soit accompagné à l'état normal, d'un autre bruit, le premier n'a pas plus de rapport avec le dernier que le bourdonnement d'une cornemuse avec un son harmonieux. Dans son dernier appendice, le D. Hope commence à admettre que le premier bruit « peut bien être en partie valvulaire », mais il est encore partisan des « bruits musculaires. »

Quant à l'assertion d'un célèbre physiologiste, que le bruit est produit par le choc du cœur contre les parois de la poitrine, il suffit de renvoyer le lecteur à la belle et ingénieuse expérience de M. Bryan (*Lancet*, 8 février 1834, 26 décembre 1835, et 27 février 1836) par laquelle ce savant a prouvé que le cœur ne quitte jamais les parois thoraciques antérieures, et qu'il la touche pendant la systole et pendant la diastole.

J'avais l'habitude, pour montrer aux élèves la manière dont le bruit est produit, de prendre une bande de papier, longue de deux ou trois pouces, large d'un demi-pouce, et de l'étendre subitement en la tirant par ses deux extrémités. Dans son appendice de 1835, le D. Hope dit avoir employé pour le même but un ruban de fil.

M. Bryan publia la même théorie (*Lancet*, janvier 1833), mais lorsqu'il eut appris ma priorité, il la reconnut publiquement avec une franchise peu ordinaire, dans une critique qu'il fit sur le rapport de la commission nommée par l'association anglaise (*Lancet*, 26 décembre 1835, et 27 février 1836).

Dans notre science, par suite de l'insuffisance des données, et de la nécessité de fonder nos arguments sur des analogies, il est difficile d'éviter des erreurs de *non causa,* et il est trop commun de raisonner dans un cercle vicieux. C'est pourquoi je réclame l'indulgence de mes lecteurs, et je prie ceux qui seront mieux informés de modifier les observations précédentes.

Dans la *Médical Gazette* du mois d'avril 1820, je publiai sur les bruits du cœur, les lignes suivantes :

. . . . Mon but est de prouver que les bruits physiologiques du cœur sont causés par les valvules et par les valvules seulement. La question est encore *sub judice;* du moins je ne sache pas que l'on ait admis publiquement la vérité de la proposition que j'ai émise en 1832, savoir, que les bruits normaux du cœur sont produits par la tension des valvules.

Du moment que je lus cette assertion de Laennec, que le second bruit est causé par les oreillettes, je jugeai qu'elle était erronée, car elle est incompatible avec les phénomènes successifs que l'on observe dans le jeu du cœur et qui ont été reconnus par tous les physiologistes, depuis Haller jusqu'à nos jours, et confirmés par les expériences sur les animaux vivants : — L'oreillette se contracte d'abord, puis les ventricules, sans qu'il existe quelque intervalle appréciable entre ces deux mouvements ; alors survient un temps de relâchement, une cessation d'action des oreillettes et des ventricules, pendant la diastole (1) et entre chaque systole. Je fus ainsi convaincu (par le repos du muscle) de *l'impossibilité* de la coopération des oreillettes dans la formation du second bruit, puisque les oreillettes et les ventricules n'agissent en aucune manière à cette période qui constitue le temps de relâchement de ces cavités.

Dans la première édition de son ouvrage (p. 49), le D. Hope s'est efforcé de prouver que ce second bruit était produit par la chute instantanée du sang, des oreillettes dans les ventricules, bien que le second bruit se faisant entendre, comme il le reconnaît lui-même, au moment du relâchement de l'oreillette, le

---

(1) Pendant la diastole, les muscles sont flasques, et cèdent à la pression exercée par une sonde, tandis que pendant la systole, l'on sent qu'ils résistent a cette pression, ou plutot qu'ils repoussent l'instrument. Le cœur etant une pompe foulante, il suffit d'appliquer une main sur cet organe, et l'autre sur le pouls, pour se convaincre que le battement (« l'impulsion ») est dû à la forme plus convexe et à la solidite qu'acquièrent les muscles dans la systole.

sang ne puisse, à cette époque, que couler doucement, des veines qui se dégorgent dans les oreillettes, dans les ventricules; car
les ventricules sont toujours remplis en partie de cette manière
avant que les oreillettes (qui ne sont jamais vides) poussent le
sang dans les cavités ventriculaires, pour stimuler ces dernières.
Il était évident pour moi qu'à cette époque, la tension tympanique des valvules ventriculo-artérielles (sigmoïdes). pouvait
seule produire le second bruit ; ou, en d'autres termes, que ce dernier était entièrement valvulaire ; et après avoir établi que cette
cause « suffisait » pour expliquer le second bruit, je me hasardai (d'après le principe Newtonien) de soutenir qu'elle produisait
aussi le premier bruit, et que la différence qui existe entre les
valvules ventriculo-artérielles et les valvules auriculo-ventriculaires, rendait bien compte de la légère différence que l'on observe entre ses deux bruits, sous le rapport de la durée et du
ton. Cette théorie, que je fis connaître à mes élèves, me parut si
plausible par elle-même, que je crus ne pas devoir la publier
tant que je ne verrais pas le D. Hope et d'autres écrivains émettre
des explications erronées. Enfin, je communiquai à la société
Huntérienne (9 février 1832) ma manière de voir, ainsi que quelques observations destinées à montrer que les altérations pathologiques viennent à l'appui de mon opinion. Cette communication
fut publiée, d'abord par la, *Lancet* (19 mai 1832)¡ puis par le
Méd. Chir. Review.

Le D. Hope fit, comme on le sait, plusieurs expériences pour
tâcher d'appuyer son opinion que le premier et le second bruit
sont causés par « le mouvement des fluides contenus dans le
cœur ; » par « la collision vibratoire à laquelle sont soumises les
particules du sang. » Il abandonna cependant cette cause pour le
« bruit musculaire, » et fut à la fin, porté à reconnaître, dans
son appendice de 1835, que la cause du premier bruit « était,
peut-être, en partie valvulaire. »

Dans la nouvelle édition de son ouvrage, publiée l'année dernière, il reste encore attaché à l'opinion de 1835, excepté toutefois qu'il reconnaît maintenant que le premier bruit « est en par-

tie valvulaire; » mais il admet encore, avec les membres de la commission nommée par l'association anglaise, le « bruit-mus-culaire. »

Je soutiens maintenant que le premier bruit est, aussi bien que le second, entièrement valvulaire, et que le « bruit musculaire » n'y prend aucune part ; car, dans les cas de simple hypertrophie (développement et activité anormaux du muscle), l'on observe que le premier bruit est diminué, quoique toutes les conditions soient plus favorables au bruit musculaire. Cette observation contredit l'opinion du docteur Hope et confirme la mienne, d'autant plus que la diminution du bruit est due à ce que le tissu musculaire a empiété, pour ainsi dire, sur les valvules, et que celles-ci ont moins de sang pour les tendre. De plus, dans les cas d'hypertrophie modérée avec dilatation proportionnée, le bruit n'est pas augmenté d'intensité d'une manière appréciable, bien que, suivant la manière de voir du docteur Hope, le muscle étant plus développé, le bruit devrait être accru. Ma théorie explique pourquoi dans ce cas le bruit n'est pas altéré, puisque les valvules ont conservé leurs conditions relatives ordinaires. Enfin, lorsque le cœur est le siége d'une hypertrophie et d'une dilatation énormes, le premier bruit devrait être aussi, s'il était causé par l'action du muscle, augmenté dans la même proportion. Eh bien, il en est tout autrement; il ne s'entend plus du tout, ou il est à peine appréciable, parce que les ouvertures sont tellement dilatées que les valvules ne peuvent agir. Voilà donc des faits pathologiques qui viennent confirmer ma manière de voir.

Dans la dernière édition de son ouvrage (1839), le docteur Hope s'efforce de prouver que dès l'année 1830, il connaissait la théorie valvulaire; il dit que ses expériences lui ont confirmé que le second bruit était valvulaire, comme s'il n'avait pas travaillé à renverser cette manière de voir, et comme s'il n'avait pas publié la théorie valvulaire en opposition à lui-même, lorsqu'il faisait des expériences pour établir l'opinion erronée qu'il a ensuite abandonnée pour la mienne.

Dans son chapitre intitulé *théories erronées*, le docteur Hope dit que ma théorie du premier bruit est imparfaite, parce que je n'y ai point ajouté le bruit musculaire. Je soutiens que les valvules suffisent pour l'expliquer. J'ai rendu compte de la différence du bruit par la différente disposition des valvules auriculo-ventriculaires. De plus, et par-dessus tout, le bruit ne se fait plus entendre lorsque, par suite d'une hypertrophie, le muscle agit avec une grande force, parce que les valvules ne sont point mises en jeu ; d'où l'on conclut *nécessairement* que ce sont les valvules, et non les muscles, qui produisent le bruit.

Ayant, le premier, publié l'explication valvulaire des bruits du cœur, je suis obligé de réfuter l'assertion du docteur Williams. Cet auteur avance « que je soutiens la même théorie que celle du docteur Elliot » et il ajoute, que je ne suis « qu'un *dernier* partisan de cette manière de voir. » J'ai prouvé que le second bruit est engendré par la *tension* des *valvules,* produite elle-même par la pression rétrograde du sang qui a été poussé dans les *artères,* le docteur Elliot assure, au contraire, que le second bruit est engendré par le *flux du sang,* des *oreillettes* dans les ventricules, et il écrit même cette phrase en lettres italiques ; de sorte que, pour moi, le second bruit est causé par les *valvules* qui *soutiennent* le sang vers un point du cœur, tandis que le docteur Elliot pense que ce même bruit est, au contraire, causé par l'*écoulement du sang* vers un point opposé, et il emploie le mot « verrit » pour exprimer que le bruit est produit par le frottement, par l'écoulement du liquide. De plus, loin d'attribuer le second bruit à autre chose qu'au frottement du sang, le docteur Elliot (d'accord en cela avec M. Hope) pense, que ce bruit est soudain, « plus frappé » que le premier, parce que la diastole du ventriculaire est rapide et véhémente (comme si un relâchement pouvait être véhément), tandis que, d'un autre côté, il attribue sa brusque terminaison (« *abruptam,* » en lettres italiques) à l'obstacle instantané que les valvules sigmoïdes offrent au mouvement du sang qu'il regarde comme la seule cause du bruit.

Ainsi, pour le docteur Elliot, les valvules ne produisent pas le bruit, mais l'arrêtent, et loin de considérer les valvules comme la cause du bruit, il est évidemment fort embàrrassé (ainsi qu'on peut en inférer de l'expression « fatendum est » qu'il emploie) de s'expliquer comment il se fait que le bruit cesse, « alors que le sang continue à couler dans le ventricule, » ce dont le bruit val‑vulaire rend très-bien compte ; la thèse du docteur Elliot mon‑tre que cet auteur assigne pour cause du bruit, le flux du sang, et non pas les valvules. En résumé, il n'avance aucune opinion qui lui soit propre, et il ne fait qu'adopter la manière de voir de plusieurs écrivains, de Hope, de Williams, etc.

Voici, du reste, le passage en question extrait de la thèse du docteur Elliot :

« Nobis igitur (me judice) concludendum est, sanguinem a ventriculis agi‑tatum et in arterias immissum, primum sonum cordis efficere : secundumque a sanguine pendere in ventriculos, dum horum diastole fit, ex *auriculis* in‑fluente. Hoc plane confirmatur a phænomenis quæ in vitiis valvularum cordis observantur. Naturam soni secundi *subitam* et *abruptam* oriri credo a dias‑tole ventriculorum tam repente et vehementer inchoata, ut sanguis vi magna auricularum parietes transcurrat : nec non ab impedimento quod in corpore sano fere instanter valvulæ præstant sigmoideæ sanguini, qui in ventriculos, dum horum fit diastole, ex arteriis vult refluere. Post sonum secundum qui‑dem fatendum est adhuc plus sanguinis ventriculos inire : hic autem, ut an‑notat Hope, ventriculorum parietes (jam multo fluido distentos nec ultra ab illo fricatos) haud verrit sed cum sanguine jam illic congesto, sese in silentio commiscet nec aliquid interea soni ab auriculis editur, quippe quæ sanguinem quem impellunt accurate usque sequuntur. Motum igitur sanguinis, tam a dias‑tole quam a systole ventriculorum effectum, sonorum cordis præcipuam esse causam credendum est · quod ab observationibus quibusdam doctorum Bertin, Williams, et Hope, singulari in modo confirmatur. »

Les commissaires nommés par l'association anglaise (et parmi lesquels se trouve le docteur C. J. B. Williams), pour faire des recherches sur ce sujet, paraissent admettre ma manière de voir touchant le second bruit ; mais ils ajoutent, d'une manière bien peu philosophique, le bruit musculaire à la vraie cause du pre‑mier bruit (Voy. *Med. Gazette*, 10 décembre 1836, et 2 décem‑bre 1837). Ils s'accordent, dis-je, avec moi, en admettant que les valvules engendrent le bruit ; mais ils ne paraissent pas adopter que ce dernier est produit par la tension tympanique de ces mêmes valvules, si j'en juge d'après cette phrase que je lis dans leur rapport : « il est impossible que, dans leur abaissement, les valvules auriculo-ventriculaires viennent *frapper* l'une contre l'autre, de même que les valvules sigmoïdes. » A les entendre dire, il semblerait que j'admisse que le bruit est causé par le *rapprochement* rapide des valvules auriculo-ventriculaires ; mais cette manière de considérer la question est bien loin de ma pensée, puisque selon moi le premier et le second bruit physiologiques du cœur sont dus seulement à la *tension* valvulaire. . . . .

. . . .

. . . .

. . . .

AVERTISSEMENT

A LA TROISIÈME ÉDITION.

La troisième édition d'un livre, me dira-t-on peut-être, n'a pas besoin d'avertissement; je crois cependant celui-ci nécessaire pour expliquer quelques circonstances qui se rattachent à cet ouvrage. Aucun auteur, n'étant, je le sens bien, plus redevable que moi à la presse publique pour sa bonne et bienveillante critique, je me suis efforcé de profiter des avis que l'on m'a donnés; il en est un cependant dont je n'ai pas cru devoir tenir compte. La première édition fut, à tout hasard, lancée dans le monde, sans être précédée d'une préface ou d'un avertissement, sans être ornée d'une dédicace, sans être accompagnée d'aucune table des matières; mes raisons primitives de cette dernière omission sont restées inébranlables; aussi ai-je ajouté simplement ici, pour la commodité des élèves, quelques pages préparées de manière qu'ils pourront se faire eux-mêmes un index pour leur propre usage, en y intercalant, à mesure qu'ils avanceront dans l'ouvrage, la pagination des sujets qui passeront sous leurs yeux, ainsi que je l'ai fait moi-même pour « l'action artérielle, » « l'ulcération, » etc.

J'ai remarqué que les premières éditions étaient plutôt écrites pour les médecins instruits et les praticiens expérimentés que pour les élèves. Telles n'étaient pas mes premières intentions; je me suis, par conséquent, efforcé de rendre l'ouvrage plus intelligible et plus utile pour ces derniers, et j'y ai fait de nombreuses additions qui convinssent à tous mes lecteurs.

Je ne crois pas avoir employé autrefois une expression trop forte, en parlant de la confusion qui a régné en médecine ; pour en donner un exemple, je n'ai qu'à répéter ce que j'ai dit dans cet ouvrage, et à faire remarquer que les deux mots *inflammation* et *irritation*, qui sont si fréquemment dans la bouche des médecins, sont aujourd'hui constamment employés dans un double sens et d'une manière équivoque. Par le mot inflammation, l'on entend tantôt (avec raison) un état morbide, tantôt (et d'une manière erronée) le travail qui répare les dommages causés par la maladie. Le mot irritation est continuellement employé pour désigner un état morbide, et cela incorrectement, puisqu'on ne peut l'appliquer qu'à l'action par laquelle une chose irrite ou surexcite une partie : l'irritant, la chose irritante quelle qu'elle soit, produit, par son mode d'action (irritation), de la sensibilité morbide dans une partie. Une grande objection que l'on peut faire à l'emploi du mot irritation pour désigner un état morbide, c'est que l'irritation (l'action d'irriter) produit tantôt de l'inflammation, tantôt de la sensibilité morbide ; mais, d'après l'ancienne phraséologie, « l'*irritation* produit de l'*irritation* et de l'inflammation ; » « l'inflammation produit de l'irritation sympathique et de l'irritation constitutionnelle ; » « l'irritation sympathique et l'irritation constitutionnelle proviennent d'une irritation locale, etc., etc. » Pour éviter toutes ces doubles significations, je me suis déterminé, dans la présente édition, à adopter les mots de *sensibilité morbide*, pour désigner l'état morbide, auquel le mot irritation est ordinairement appliqué, et à employer le terme irritation dans son sens propre seulement ; toutes les fois que, dans d'autres ouvrages, le lecteur trouvera le mot irritation désignant un état morbide, il pourra lui substituer celui de sensibilité morbide.

En changeant ainsi la signification d'un mot, je crois avoir rendu un grand service à l'élève. car, par la, les considérations que j'ai émises dans cet ouvrage et celles des autres écrivains deviendront pour lui plus claires ; il comprendra mieux le mot irritation là où celui-ci est employé pour désigner une maladie dans les importants ouvrages de sir A. Cooper, Travers, etc., et il pourra distinguer au premier coup d'œil si ce mot irritation est mentionné comme cause ou comme symptôme.

Plusieurs des ouvrages remarquables sur la toxicologie, de M. Orfila, Christison, et d'autres auteurs, deviendront plus intelligibles, en se rappelant ce que j'ai dit dans les pages suivantes sur la sensibilité morbide.

De plus, j'ai montré qu'en réalité il n'existe pas de médicaments vraiment spécifiques ; j'ai expliqué comment certains agents thérapeutiques deviennent utiles dans une telle variété de maladies, qu'ils réalisent presque les rêves des anciens et des alchimistes sur la réalisation d'une πάναχεια, ou d'un *elixir vitæ;* pourquoi un remède empirique, l'antimoine, a tenu les rênes du « currus triomphalis, » jusqu'à ce qu'il ait été mis de côté par la naissance d'un agent plus moderne, les pilules bleues mercurielles (1). J'ai montré que les toniques ne sont pas stimulants,

(1) J'ai, dans le cours de cet ouvrage, et en prenant pour base la physiologie, émis ma manière de voir sur la pathologie du système nerveux ; mais je n'ai point voulu traiter un sujet aussi en litige que l'est le magnétisme animal. Le principe d'après lequel agit ce dernier (et sans aucun doute il agit jusqu'à certaines limites) peut, ce me semble, s'expliquer facilement. La physiologie du système nerveux démontre, non-seulement dans la torpille, dans la gymnote électrique, mais encore dans la simple action des muscles, qu'à chaque acte de la volonté, l'état électrique éprouve un changement, en plus ou en moins : qu'en d'autres termes, il s'établit, tant dans l'action de jouer du piano, par exemple, que dans celle d'exécuter les passes, ainsi que le font les magnétiseurs, une communication électrique entre le cerveau et les extrémités des doigts, et que chacune de ces actions est accompagnée d'une succession de transmissions d'électricité, qui ne sont pas perceptibles individuellement, mais qui, par leur continuation, produisent une impression ou résultat, de même qu'il est possible de charger une batterie électrique au moyen d'une machine très-faible, bien que les étincelles ne soient point visibles. La personne qui exécute les passes produit une succession de transmissions d'électricité, lesquelles altèrent l'état électrique du cerveau de la personne magnétisée, dont le système sera (outre les particularités individuelles qui modifient, même

et pourquoi ils peuvent être combinés avantageusement avec les sédatifs, avec les stimulants, ou avec les narcotiques ; j'ai expliqué comment les stimulants sont toniques, comment les sédatifs sont toniques, comment les narcotiques sont toniques ; et, sans être cependant homœopathe, comment les émétiques arrêtent le vomissement, et les purgatifs la diarrhée. J'ai montré comment tout médecin obéit à une *marotte* qu'il pense être différente de celle de son voisin, mais qui ressemble autant à cette dernière qu'une goutte d'eau ressemble à une goutte d'eau ; comment un tel avait « *découvert* » qu'il pouvait guérir le choléra au moyen du sucre de plomb, et que rien n'approchait de la vertu de cet agent, tandis que le tartre stibié, le calomel, le sel d'Epsom, le sel de Glauber, le sel commun, la moutarde, l'eau vinaigrée, etc. produisent les mêmes effets.

Un écrivain anonyme a avancé contre cet ouvrage que dans la théorie que j'émets sur l'inflammation, je diffère de J. Hunter, comme si J. Hunter représentait la loi et l'évangile. Non-seulement je diffère de J. Hunter, mais encore de ses célèbres successeurs, Bichat, sir A. Cooper, W. Lawrence, etc., sous le point de vue théorique, mais peu sous celui de la thérapeutique. Pour ce qui est de la division et de la classification des médicaments, de la cause des bruits du cœur, de la cause prochaine de l'inflammation, de la sensibilité morbide, etc., j'ose espérer obtenir les suffrages futurs des membres de notre profession. Sur les points essentiels du traitement de l'inflammation, je suis nécessairement d'accord avec des hommes d'une telle expérience que sir A. Cooper et Lawrence ; mais, me dira-t-on alors, à quoi sert d'indiquer les points sur lesquels nous différons ? Selon moi, il est très-important de corriger des erreurs théoriques et de permettre par là aux élèves, de parvenir plus tôt, à la connaissance de principes généraux bien établis.

dans l'état de santé, la susceptibilité nerveuse) plus impressionnable si elle ne se trouve point dans des conditions normales, ou si elle est prédisposée au coma.

Quoique cet ouvrage soit plutôt une pathologie générale qu'un traité de médecine pratique, les élèves y trouveront cependant les points essentiels au traitement des maladies. Les plus grandes difficultés sont nées de la manière vague et indéterminée qui a présidé à la classification des agents thérapeutiques; je me suis efforcé de faire disparaître ces difficultés en divisant ceux-ci en quatre classes, stimulants, sédatifs, narcotiques et toniques, et en montrant la nécessité où l'on est de les combiner dans la pratique.

Il est des personnes qui doutent de l'efficacité de remèdes très-précieux en thérapeutique, par cela seul qu'elles né savent pas les employer; c'est ce qui est arrivé pour le quinquina, la salsepareille, la douce-amère, le bois de campêche, le carbonate de fer, l'arsenic, la cigue, la digitale, la coloquinte, l'acide hydrocyanique et les vésicatoires; chacun de ces médicaments a été tour à tour considéré comme inerte ou pernicieux par ceux qui en ont fait un mauvais usage, bien que tous soient, dans des circonstances données, des agents très-puissants et très-efficaces. Tous les jours l'on voit des hommes qui ne mettent jamais en usage l'une ou l'autre de ces substances; tandis que d'autres, placés dans un vaste champ de pratique, les prescrivent journellement, et en retirent de grands avantages. Il en est même qui, dans une pratique assez étendue de trente ou quarante années, n'ont pas fait autant de fois usage de la lancette.

Quelle petite dose (d'un médicament quelconque) vous administrez à ce malade! Quelle forte dose, au contraire, vous prescrivez pour cet autre! Telles sont les remarques que des élèves seraient peut-être portés à faire à leur professeur de clinique, en suivant la visite dans les salles des hôpitaux; ces expressions, petites et fortes doses, sont incorrectes lorsque la quantité du médicament employée est adaptée convenablement à l'intensité de la maladie et à l'état de la constitution. La hardiesse ou la timidité devraient être bannies de la médecine pratique : la hardiesse n'indique qu'une ignorance (car nous ne voulons pas supposer qu'il y ait ici négligence) des dommages que peuvent occasionner à nos semblables des moyens thérapeutiques poussés trop loin ; la timidité indique une ignorance des bienfaits que ces mêmes moyens nous procurent pour soulager l'espèce humaine souffrante.

J'ai, dans cette édition, et pour mieux faire comprendre les principes que j'ai établis, ajouté plusieurs observations que l'on peut comparer aux figures dont les géomètres accompagnent leurs ouvrages. Une personne qui connaît déjà la géométrie comprendra les preuves d'une proposition sans avoir besoin de figures, mais il n'en est pas ainsi pour un commençant ; de même, un élève a besoin, dans le commencement de ses études médicales, d'avoir sous les yeux des observations qui lui permettent de comprendre quelques principes généraux.

PRINCIPES

DE MÉDECINE.

Le premier pas que doit faire le médecin pour parvenir à traiter avec succès une maladie, c'est de connaître, autant que cela est possible, la nature de l'*altération* fonctionnelle ou organique dont sont frappés les
tissus de la partie affectée : faute de cette connaissance,
qu'il est quelquefois impossible d'acquérir, l'on ne peut
juger que d'après des analogies tirées d'autres cas connus, et d'après la *physiologie* qui n'est que l'*observation*
attentive des *phénomènes* résultant des *fonctions* des différentes *parties à l'état normal.*

La connaissance exacte des fonctions à l'état normal
est d'une nécessité absolue : car, 1° les fonctions peuvent s'écarter beaucoup (1) de leur exercice ordinaire

_____

(1) Dans ces cas, en s'opposant inconsidérément à la marche de la
nature, par des purgatifs, des emménagogues, etc., l'on fait plus de
mal que l'irrégularité elle-même.

sans qu'il y ait maladie ; 2° elles sont fréquemment troublées à un haut degré sans que la structure des organes présente quelques modifications sensibles, circonstance qui montre que l'anatomie pathologique ne suffit pas pour expliquer toutes les causes des maladies (1), tandis que d'un autre côté un organe peut offrir une altération de structure très-notable, sans que ses fonctions soient sensiblement modifiées, sans même qu'elles soient modifiées du tout (2).

Initiés à la physiologie, c'est-à-dire à la science des fonctions à l'état normal (dont on peut acquérir la connaissance dans les cours), les élèves doivent, pour parvenir à la *connaissance* de la *nature des maladies,* adopter dans leurs études, le *mode* suivant : observer exactement les affections externes, telles qu'elles sont soumises à nos sens dans la CHIRURGIE CLINIQUE ; celles qui résident dans les fonctioms internes, ce que fournira la MÉDECINE CLINIQUE ; et se familiariser avec l'ANATOMIE PATHOLOGIQUE, c'est-à-dire étudier le degré et la nature de l'altération qui a envahi le tissu où siége la maladie.

Les cours ont pour but de fournir à l'élève un aperçu de ces connaissances, sans lequel il ne pourrait comprendre, ni ce qu'il voit au lit du malade, ni les observations du professeur de clinique ; sans cette instruction clini-

---

(1) Cela arrive surtout dans les affections du système nerveux et fait sentir la valeur de certains agents thérapeutiques qui exercent une influence sur une fonction en désordre, sans déterminer la déplétion des vaisseaux, sans produire un changement de structure quelconque.

(2) Cette considération empêchera qu'une maladie soit méconnue dans un organe (tel que le foie, le rein, etc.) dont les fonctions sont ou semblent être intactes alors qu'existent des symptômes indirects et des sympathies morbides.

que, tout ce dont la mémoire s'est chargée dans les cours, n'est que pure futilité.

Sans entrer dans des détails minutieux d'anatomie, il est nécessaire, avant de passer outre, de présenter une idée générale des *appareils* qui soutiennent la vie de l'homme et qui sont : l'estomac et le canal intestinal, appelés les PREMIÈRES VOIES, le CŒUR et les VAISSEAUX SANGUINS, enfin les NERFS.

Le cœur est divisé par une cloison : chaque côté contient une certaine masse de sang dont une quantité plus ou moins considérable est chassée à chaque battement ou contraction ; le sang du côté gauche est poussé dans le tronc et les branches des artères pour servir à la nutrition des différentes parties du corps ; le surplus et la partie du fluide qui a été dépouillée de quelques-uns de ses éléments, reviennent par les veines au côté droit qui les pousse dans les poumons pour être purifiés (outre les changements que le foie, les reins, etc., leur ont fait subir) ; enfin, des poumons ils sont charriés *de nouveau* par les veines vers le côté gauche. Voilà ce que l'on appelle la CIRCULATION, par laquelle l'homme commence à vivre avant d'avoir pris aucun aliment.

Enfin s'effectue la NUTRITION de la manière suivante : l'aliment, après avoir été avalé, est DIGÉRÉ par l'action du *suc gastrique* dans l'estomac ; c'est-à-dire qu'il est converti en une masse verte, pulpeuse, appelée CHYME, qui passe dans les intestins où il se mêle avec la bile. L'usage de la BILE est de *s'unir* aux parties *qui ne peuvent servir à la nutrition,* et de les *séparer,* de même que le blanc d'œuf sert à clarifier le vin. Or, si l'on maintient en repos dans un vase une masse pulpeuse, les particules solides se déposeront au fond ; mais si on la roule entre les mains, ces mêmes particules resteront au milieu de la masse, tandis que la surface de celle-ci sera la partie la plus humide; de même, sous l'influence du mouvement péristaltique des intestins, un liquide blanchâtre, appelé CHYLE, se dégage de la masse alimentaire, au moment où la bile s'unit aux particules impropres à la nutrition, fait acquérir au chyme une couleur verte, et constitue la nouvelle matiere nutritive qui est conservée dans les intestins pour être enlevée par des tubes appelés vaisseaux ABSORBANTS; ceux-ci, à cause du chyle blanc qu'ils contiennent, sont désignés sous le nom de vaisseaux LACTES (laiteux).

Les *absorbants lactés* charrient ce *subside nutritif frais* pour le faire servir à la formation d'un NOUVEAU SANG; ils le transmettent près du cœur dans les *veines* où il est mêlé avec le sang noir, qui a déjà circulé, et parvient ainsi au côté droit du cœur; de là, ce mélange est poussé dans les poumons pour être purifié; il acquiert dans ces organes une couleur écarlate et revient au côté gauche du cœur qui le pousse dans toutes les parties du corps.

L'accroissement et la réparation de tous les tissus, os, muscles, membranes, etc.; la formation de la salive, du mucus et des autres produits sécrétoires, ont pour instruments les plus petites branches des vaisseaux sanguins; tant que celles-ci conservent leur volume propre et leur ton, tout est dans l'ordre; lorsque leur mode d'action vient à changer, la maladie commence, précédée souvent par de la douleur, et d'autres désordres des nerfs. Les petites branches les plus ultimes des artères sont appelées, à cause de leur finesse, CAPILLAIRES (de *capillus*, cheveu).

La *couleur du sang* est produite par la présence de

PARTICULES rouges, répandues dans un fluide transparent, *liquor sanguinis*, composé de sérum tenant en dissolution de la fibrine. Dans le sang nouvellement tiré des vaisseaux, l'on peut voir, au moyen du microscope, les particules rouges nager dans le fluide; mais sous l'influence du repos, ces particules se précipitent au fond du vase, sous la forme d'un gâteau ou caillot fibrineux (appelé *cruor*, ou *crassamentum*), qui se forme par la coagulation.

Quelques capillaires sont trop petits pour admettre quelques-unes des particules rouges, à moins qu'ils n'aient été dilatés par l'inflammation, ainsi que cela arrive pour l'œil dont la blancheur se change, lorsqu'il est enflammé, en une couleur rouge. Bien plus même, les capillaires rouges sont si petits qu'ils ne sont point visibles individuellement à l'œil nu, lors même qu'ils ont été dilatés par l'inflammation.

Le corps est nourri par les artères qui déposent dans les parties appropriées, les divers éléments du sang qui est poussé par le cœur. De cette manière les muscles, les os, les membranes, etc., se développent et se nourrissent; car le sang contient les éléments de chacune de ces parties : de la fibrine, etc., pour faire des muscles; de la chaux, etc., pour les os; du fluide albumineux et aqueux pour former les membranes, et fournir aux sécrétions et aux exhalations qui sont nécessaires pour lubrifier les membranes muqueuses et séreuses.

Quoique l'examen des phénomènes qui résultent de ces dépositions, aide à nous expliquer les maladies, il nous est impossible de comprendre de quelle manière se forment les dépositions elles-mêmes. Les artères construisent-elles un os simplement par l'addition d'une

matière homogène? Les sécrétions et les exhalations
sont-elles modifiées par le *calibre* des petites branches
qui *admettraient* seulement les parties vaporeuses à la
surface des membranes séreuses et cutanées, tandis
qu'elles permettraient aux particules fluides transparen-
tes de passer à travers les membranes muqueuses, et
laisseraient derrière elles les globules rouges? Cette explication mécanique peut suffire en partie sous quelques
points de vue; mais lorsqu'on arrive à la nutrition et à la
réparation d'un muscle, ainsi qu'à la formation des sécrétions particulières, il faut bien avoir recours à quelque action encore incompréhensible qui modifie les matériaux charriés par les artères, au moment ou celles-ci
effectuent leurs dépositions; et même, pour la formation
des os, il est nécessaire que cette action puisse solidifier
les nouvelles particules qui sont fluides dans le sang.
Cette force ne peut être que chimique; les phénomènes
qui se passent ici consistent en *précipitations* par lesquelles la nouvelle matière est déposée, et en *décompositions* par lesquelles une autre matière est séparée et
enlevée par les absorbants; de cette manière se soutient
l'économie animale; de cette manière aussi s'effectuent
les altérations morbides. Dans cette sorte d'investi-
gations, nous pouvons faire des pas immenses, quoique
nous ne puissions parvenir à la connaissance du principe ultime dont dépend la vie organique, et qu'il ne
nous soit point permis de construire un homme. Nous
pouvons analyser un os et expliquer comment la matière
osseuse est déposée du sang par précipitation; nous
savons que la forme de cette matière dépend du périoste, c'est-à-dire de ce moule membraneux dans lequel elle est emprisonnée; mais ici nous sommes arrêtés;

nous ne pouvons découvrir comment, dans le petit embryon plongé dans le sein de sa mère, les formes des
membranes ont été déterminées ; nous arrivons ici aux
limites de nos connaissances, et il nous faut reconnaître
une CAUSE PREMIÈRE, d'une sagesse infinie, qui nous a
seulement permis de comprendre les phénomènes par
lesquels nous pouvons, dans plusieurs cas, régler les
appareils compliqués dont IL a doté la vie.

La déposition de l'os est une combinaison de précipitation chimique et de cristallisation modifiées par
une action vitale. Ainsi, par exemple, lorsqu'il existe
une membrane périostale, celle-ci entretient un état
vital de l'os, que celui-ci soit un fémur ou une dent ;
lorsque cette membrane est absente, comme dans l'é-
mail des dents, la cristallisation avec la membrane temporaire qui forme le moule, décide la forme de l'aggré-
gation ; dans les cas de fracture d'un os les parties
environnantes décident la forme du CAL qui réunit les
fragments. Pendant l'accroissement de l'os (ainsi que
le prouve cette expérience commune qui consiste à nourrir de jeunes animaux avec de la garance, de manière à
obtenir des dépositions variées en couleur) la disposition de la matière osseuse éprouve des changements ;
mais rien ne peut faire supposer que la substance d'un
os sain et normal d'un adulte, éprouve plus de changements qu'une dent ou que le mur d'une citadelle, bien
que tout soit disposé pour réparer une brèche, si elle
est faite.

Dans l'état de santé, les artères capillaires travaillent
à la nutrition et aux sécrétions ; les muscles sont nourris ;
les membranes muqueuses sont assez lubrifiées pour an-
nihiler la sensation que produirait sur elles le passage

des différentes substances; les surfaces séreuses sont
suffisamment humides pour glisser l'une sur l'autre
sans déterminer aucune sensation, et la peau est ramollie par une vapeur insensible. Pendant tout ce travail, une autre opération s'exerce encore : celle d'*enlever* les *matériaux superflus* au moyen des *absorbants*;
sans cette précaution de l'accumulation des matériaux
déposés par les artères, seraient résultés des inconvénients : les cavités séreuses, celle de l'abdomen par
exemple, seraient devenues le siége d'une hydropisie,
si, les artères humectant la surface interne, il n'avait
pas existé des absorbants pour enlever le fluide superflu.
Ainsi l'on voit que les absorbants recueillent la partie
nutritive de l'aliment pour fournir aux besoins de l'é-
conomie; ils recueillent aussi les particules qui deviennent superflues alors que les artères déposent une
matière fraîche; et ces absorbants, semblables aux
vaisseaux lactés, mêlent leurs fluides avec le sang qui a
déjà servi et qui a besoin d'être purifié.

La déposition ou précipitation des matières solides par
les artères n'est pas difficile à comprendre; l'on peut aussi.
en ayant recours aux phénomènes chimiques, expliquer
comment les *solides* sont *enlevés* : car les solides deviennent fluides (ou gazeux) par suite de ce phénomène appelé *décomposition* spontanée, et sont alors susceptibles
d'être *enlevés* par les *absorbants*. Tant que l'os est sain
il est protégé par ses membranes de l'action des dissol-
vants; mais lorsque l'inflammation l'environne, il se fait
une extravasation de *fluide séreux en contact* avec lui ;
ce fluide dissout l'os, et lorsque celui-ci est ainsi dissous,
les absorbants s'en emparent facilement.

L'ÉLIMINATION d'un os par la pression exercée par différentes tumeurs, anévrysmes, abcès, etc., est, aussi bien que les CANAUX ménagés dans les *exostoses* pour les vaisseaux qui traversent ces dernières tumeurs, le résultat de la pression exercée, non pas contre l'*os* lui-même, mais bien contre les *vaisseaux*. La pression qu'exerce une tumeur détermine la mort de la partie de l'os en comprimant ses vaisseaux et en s'opposant à l'accès de la substance nutritive ; mort, l'os se décompose et est alors enlevé par les absorbants. Quant aux canaux qui sont ménagés dans une exostose pendant son développement, ou dans les os de la tête d'un enfant, ils sont simplement le résultat de la déposition de la matière osseuse sur les côtés de ces vaisseaux qui existaient préalablement. De cette manière un corps aussi mollasse que le cerveau d'un jeune sujet, force la boîte solide qui l'entoure à se dilater.

Les artères sont douées de la propriété de se contracter sur le fluide qu'elles contiennent de manière à se trouver toujours pleines, alors qu'une quantité même considérable de sang a été perdue, soit par suite d'une hémorrhagie, soit par des moyens artificiels. Cette contraction constitue l'action des artères et est distincte de la contraction et de l'action du cœur ; elle leur est même opposée. Il est nécessaire pour bien comprendre les phénomènes des maladies de s'arrêter sur ce point.

La contraction du cœur est MUSCULAIRE, — celle des artères ÉLASTIQUE. Le CŒUR se *contracte* et se *relâche* ALTERNATIVEMENT ; — les ARTÈRES exercent une *pression contractile* CONSTANTE sur le liquide qu'elles contiennent. Ici l'on n'observe point, comme on l'a supposé, une contraction et un relâchement alternatifs, mais bien un effort contractile continu, tant dans le sens longitudinal que dans le sens transversal du vaisseau, effort qui est surmonté par l'action du cœur. Lorsqu'une grande quantité de sang est poussée dans les artères, celles-ci sont distendues ; dans le cas contraire, ainsi que cela arrive après une hémorrhagie, leur tendance à se contracter fait qu'elles diminuent leur calibre, de manière à être toujours pleines et à conserver un courant continu de sang, même pendant le relâchement temporaire du cœur. Les artères en *cédant*, en s'adaptant à la pression exercée par le cœur, et en se *contractant* sur le fluide contenu dans leurs cavités, deviennent la cause de l'*égalité* du *courant* dans les *veines*. Enfin, le cours du sang dans les artères est beaucoup moins saccadé qu'on ne le suppose en jugeant d'après le mode de son écoulement par une ouverture pratiquée sur ces vaisseaux : car, bien que, dans les cas où le sang trouve une issue facile, l'impulsion du cœur fasse jaillir ce fluide à travers la plaie, d'une manière inégale et saccadée, il faut se rappeler que le vaisseau étant intact, cette force impulsive du cœur serait en partie dépensée à étendre l'artère ; tandis que lorsque celle-ci est perforée, son élasticité n'est plus mise en jeu à cause de la sortie du sang par la blessure, et le vaisseau rentre ainsi dans les conditions d'un simple tube.

Nous ne pouvons nous servir d'une meilleure comparaison pour bien nous faire comprendre, que de donner pour exemple le double soufflet de forge sur la partie supérieure duquel on applique un corps pesant qui a pour effet de chasser l'air contenu dans le soufflet en même temps que la main, en abaissant le plateau inférieur, remplit l'instrument d'une nouvelle quantité d'air ; par ce simple mécanisme, l'air, au lieu de venir frapper le foyer par bouffées, est chassé en un courant continu.

L'on a supposé que les fibres circulaires des artères étaient musculaires, qu'elles se contractaient et se relâchaient à chaque impulsion, et que le battement que l'on sentait était dû à une dilatation du vaisseau. Ces fibres *ne sont point musculaires,* mais se rapprochent plutôt d'un tissu ligamenteux (1), ferme, et, quoique élastique, ne cédant point à la force du cœur, mais, au contraire, rendant le CALIBRE de l'artère UNIFORME, ainsi qu'on peut s'en assurer lorsqu'une artère est mise à nu sur un animal vivant ou pendant une opération.

C'est LONGITUDINALEMENT que les artères sont ÉTENDUES à chaque impulsion du cœur : d'où il suit qu'étant comprimées, resserrées en divers endroits, elles éprouvent un mouvement SERPENTIN là où elles sont parfaitement libres.

Les fibres de la tunique moyenne des artères étant disposées circulairement, peuvent se séparer dans le sens latéral, et s'*accommodent* ainsi à l'*allongement* du tube en même temps qu'elles *résistent* à sa *dilatation.* Maintenant, on s'imaginera peut-être que le mouvement des artères *vu* au poignet ou aux temps, est le ré-

(1) C'est ce qui a été confirmé par les recherches microscopiques de Schwan et d'Eulemberg (*de Tela elastica,* Berlin, 1836) : d'où il suit que la question si longtemps controversée touchant la muscularité des artères, est complétement résolue. Ces auteurs ont démontré d'une manière incontestable que la tunique moyenne des artères est composée de ce tissu élastique particulier (*tela elastica*) qui forme le ligament de la nuque des animaux vertébrés, le ligament jaune de la colonne vertébrale de l'homme, etc. Les tissus élastiques des artères ne sont entremêlés d'aucunes fibres musculaires, de même aussi que les diverses tuniques ne sont réunies que par du tissu cellulaire.

sultat de leur dilatation ; mais l'artère étant allongée à
chaque impulsion du cœur, c'est le mouvement serpentin causé par le changement de courbure que l'on
aperçoit.

Mettez à nu une artère là où elle est parfaitement
droite, et c'est à peine si vous la verrez exécuter quelque mouvement; mais au moment où vous la com-
primerez avec le doigt ou au moyen d'une ligature, vous
observerez qu'elle est poussée à chaque pulsation. Voici
un exemple qui montrera combien sont trompeuses les
sensations que donne le pouls et qui font croire que
l'artère est dilatée à chaque battement : si, après avoir
détaché du corps une veine un peu longue, l'on adapte
à l'une de ses extrémités une seringue, tandis qu'on
élève l'autre, ou qu'on y ajuste une soupape disposée
de manière qu'elle puisse céder au jet d'un liquide; si,
dis-je, tout étant ainsi disposé, on lance dans la veine
des jets de fluide et qu'on la comprime avec le doigt,
l'on percevra une sensation de dilatation qui ne sera
point visible à l'œil. De plus, si l'on saisit le tube en
cuir d'une pompe à incendie, la main éprouvera à chaque
coup de piston, la sensation d'une expansion; mais
l'œil contredira cette sensation : ici le tube n'est point
soumis à une expansion, mais il tend simplement à reprendre la forme cylindrique que lui a fait perdre la
pression extérieure.

Quelques écrivains ont cherché à prouver que le cœur
était doué d'un *pouvoir actif de dilatation* (1) par lequel

(1) L'impulsion du cœur contre la poitrine (qui a lieu précisément
au moment où les oreillettes remplissent les ventricules, et où ces derniers commencent à se contracter) est proportionnée à la force musculaire de l'organe, et est le résultat de la forme plus globuleuse que prend

il *se remplissait lui-même*, en aspirant, en suçant, pour ainsi dire, le sang. A l'appui de leur opinion, ils citent pour exemple certains mammifères, tels que le cheval, le bœuf, ou la baleine, dont le cœur présente des phénomènes de contraction et d'expansion après qu'il a été détaché du corps; mais l'expansion est un simple relâchement, et si, pendant que le cœur se relâche, on le presse entre les mains, sur deux faces opposées, l'on percevra la sensation d'une expansion qui semble être active, mais qui n'est que le retour passif de la masse à sa position antérieure; le cœur ne s'*ouvre* point d'une manière active, mais bien tout à fait passivement et par cela seul qu'il s'est déjà contracté.

Je vais maintenant montrer *par quels moyens le sang remplit l'oreillette droite*. Remarquons tout de suite

---

alors le cœur, ainsi que de la fermeté qu'il acquiert. La main, appliquée sur le mollet ou sur la mâchoire dont les muscles sont mis en action, éprouve une certaine sensation. Eh bien, l'impulsion du cœur produit la même sensation : le cœur étant placé dans un angle compris entre le diaphragme et les parois de la poitrine, l'accroissement de ses dimensions transverses a pour effet de l'enclaver, pour ainsi dire, dans cet angle et de le pousser contre les côtes. Or, si ces contractions du cœur se succèdent avec trop de rapidité, l'organe « n'a pas le temps » de recevoir la quantité ordinaire de sang ; les artères n'en reçoivent à chaque contraction qu'une modique portion ; et par là il peut arriver, ainsi qu'on le voit dans les palpitations, que le pouls soit petit, alors que le cœur agit fortement, fait dont l'ignorance peut conduire à administrer sans utilité, pour ne pas dire plus, des stimulants, lorsque le pouls seul est consulté : toutes choses égales d'ailleurs, l'hypertrophie du cœur augmente « l'impulsion » ; la dilation la diminue. Le phénomène « de l'impulsion » est dû à la contraction des ventricules sur une petite quantité de sang ; l'altération des rapports existant entre les parois du cœur et la cavité de cet organe, produit une sensation trompeuse telle qu'on a pu croire à une hypertrophie qui n'existait pas ; je donnerai pour exemples, les cas où il n'existe qu'un état hystérique ou nerveux.

que la flaccidité des parois de cette dernière cavité se
prête facilement à son expansion ; mais pour remplir le
ventricule qui jouit d'une densité plus considérable, le
sang a besoin d'être mû par une certaine force qui ne serait pas nécessaire si le ventricule avait le pouvoir de se
dilater activement : tel est l'usage des fibres musculaires de l'oreillette — *natura (Deus) nihil agit frustra.* —
Ce sont la pression constante et le courant égal du
sang qui remplissent et distendent l'oreillette droite du
cœur après chaque contraction ; il n'y a là ni succion du
cœur, selon l'expression commune, ni succion de la
poitrine, ainsi qu'on a cherché à le prouver. Il en est
de même du vide et de la pression atmosphérique : pendant la respiration *naturelle*, il n'existe ni succion (1)
ni pression atmosphérique, car la glotte suffit pour
admettre un courant libre d'air ; c'est seulement dans
le croup ou dans les autres cas de respiration difficile,
ainsi qu'on l'observe chez un animal soumis à une expérience, que la pression atmosphérique peut avoir quelque influence.

Pour se rendre compte du pouvoir que possède le
cœur de pousser le sang avec peu d'efforts dans toute
l'économie, et de se remplir après chaque contraction,
il suffit d'avoir recours au principe hydrostatique sur
lequel est fondé ce tube recourbé appelé niveau. Ce
n'est que dans une petite partie du corps que le cœur

---

(1) Sir David Barry s'est efforcé de démontrer que l'expansion de la
poitrine produisait une succion, une pression atmosphérique qui exer-
çait une influence sur la circulation et l'accélérait. Une commission
nommée par l'association anglaise pour faire des recherches sur les
bruits du cœur, a renouvelé (1840) cette opinion qui me paraît incompatible avec les lois de la physique.

pousse le sang contre la pesanteur : car dans toutes les positions naturelles, verticales et horizontales, les parties qui se trouvent au-dessous du niveau du cœur, l'emportent sur celles qui sont au-dessus. Or, le sang étant renfermé dans les tubes artériels et veineux, il revient nécessairement, d'après les principes hydrostatiques, au même niveau d'où il est parti. Du reste, pour comprendre que la force musculaire du cœur est capable d'injecter les parties qui sont situées au-dessus de son niveau, il suffit de comparer celle qui est nécessaire pour produire ce résultat avec la force que peut exercer une quantité égale de muscles dans le bras. En outre, quiconque applique la main sur une tumeur anévrysmale, peut juger de la force du cœur. Le sang, en revenant des parties placées au-dessus du cœur, tend donc, par la pesanteur, à remplir cet organe, alors même qu'il ne serait point aidé par la pression contractile des artères; le sang des parties situées au-dessous du niveau du cœur, ou plutôt de l'arc de l'aorte, revient par sa tendance à reprendre son propre niveau; de sorte que le SANG est PRESSÉ dans l'OREILLETTE par le *poids* du *sang* qui *revient* de toutes les parties supérieures au niveau du cœur, ajouté, d'abord à la *pression* causée par la *différence* de la *hauteur* de l'*arc* de l'aorte, *au-dessus* de l'*oreillette droite,* puis à *tout ce qui reste* de la pression *contractile* des *artères*. Dans les calculs que l'on a faits de la facilité avec laquelle l'influence du cœur se communique à tout le système artériel, l'on a généralement omis cette considération, que quel que soit le retard que peut causer le frottement du liquide sur les parois des tubes, il est plus que composé par la somme des branches qui est plus grande que chaque tronc qui leur donne naissance, de sorte que l'écoulement est facilité. Enfin, d'après le principe hydrostatique fourni par la presse de Bramah, bien que la force d'injection du cœur s'étende sur une grande surface, elle n'est point affaiblie, puisqu'elle est multipliée et non divisée ; et en injectant les capillaires, le frottement hydraulique est composé par l'attraction capillaire.

Il ne faut pas considérer l'effort contractile élastique des artères comme une des forces motrices du sang, ni lui faire jouer un autre rôle que celui d'un volant de machine, ou d'un poids placé sur un double soufflet, lesquels régularisent le mouvement et sont en réalité une charge ajoutée à la force motrice, bien qu'ils continuent le mouvement pendant quelque temps après que cette dernière a cessé d'agir. Les forces motrices du sang sont : la *force contractile* du cœur (1), la *gravitation*, et le principe hydraulique dont nous avons parlé ci-dessus, c'est-à-dire, la *tendance des fluides à* REVENIR *au même niveau*.

Les études anatomiques nous apprennent donc que les tubes de dimensions variées, appelés vaisseaux (artères, veines, absorbants), sont des appareils qui, *dans l'état de santé, nourrissent, font croître, et enlèvent* toutes les parties ; et *dans l'état de maladie, augmentent* et *diminuent* ces mêmes parties. En outre, il ne faut pas ou-

---

(1) Qu'on n'objecte pas que quelques animaux inférieurs, qui n'ont point de cœur, ont encore une circulation : chez ces êtres le canal alimentaire exerce une double fonction ; il fabrique le sang, chasse ce liquide dans tout le corps et sert ainsi tout à la fois d'estomac et de cœur ; de même que, suivant moi, la contraction du canal alimentaire, chez les animaux plus élevés dans l'échelle zoologique, pousse le chyle dans les vaisseaux lactés.

blier — et ceci est une circonstance qu'il ne faut jamais perdre de vue tant en théorie qu'en pratique, — que les *nerfs* qui *accompagnent* les *artères* partout, complètent ces appareils.

Les NERFS sont des cordons blanchâtres, parfois très-petits qui se distribuent dans toute l'économie ; ils communiquent avec le cerveau pour instruire cet organe de ce qui se passe à l'intérieur, pour lui faire percevoir les saveurs des corps, leur forme, etc., et pour transmettre les ordres de la tête aux muscles volontaires ; de plus, ils fournissent à *toutes les parties une influence nerveuse* qui provoque l'*action* de ces dernières.

Les nerfs, communiquant avec le cerveau, ne se confondent point lorsqu'ils se réunissent en troncs de plus en plus volumineux ; mais ils conservent au contraire leur individualité, quoique agrégés, semblables en cela à un écheveau de fil ou aux filaments dont une corde est composée.

Lorsque nous disons que les nerfs fournissent à *toutes les parties une influence nerveuse*, qui provoque l'action, nous comprenons aussi bien le cordon spinal et le système sympathique ou ganglionnaire, que le cerveau.

L'on a des raisons de croire que l'influence nerveuse est engendrée ou sécrétée dans la partie vasculaire cendrée (grise) du système nerveux, et conduite par la partie *médullaire* (blanche), la partie *médullaire* du *cordon spinal* et du *cerveau*, étant formée par une *agrégation* des nerfs de l'économie. Plusieurs circonstances semblent même prouver que l'INFLUENCE NERVEUSE est analogue sinon identique, en principe, au fluide ÉLECTRIQUE quel qu'il soit. Je donnerai pour exemples :

La contraction d'un muscle sous l'influence de l'électricité qui lui est transmise dans la direction des nerfs, soit sur l'homme vivant, soit sur le cadavre;

Les bienfaits de l'électricité ou du galvanisme, lorsqu'il s'agit de rétablir l'énergie de l'œil ou d'autres parties qui sont relâchées ou enflammées ;

Les effets de l'électricité ou du galvanisme qui excitent la digestion lorsque, conduits par la huitième paire de nerfs, ils viennent agir soit directement sur l'estomac, soit d'abord sur le foie dont ils augmentent la sécrétion ;

Les actes de la volonté qui sont transmis par les nerfs avec une rapidité qui ne peut être égalée que par l'électricité ;

Le développement du calorique, appelé chaleur animale, analogue à l'action graduelle d'un appareil galvanique, etc.

Il est nécessaire d'établir ici distinctement mon opinion touchant l'ACTION en tant que dépendant des NERFS. Je considère que les *muscles* et les *artères capillaires,* quoique composés de *tissus différents;* ont les uns et les autres, inhérente à leurs tissus, une faculté de se contracter, une *contractilité organique*; cette *contractilité* étant *mise en jeu,* par l'*influence nerveuse,* il *en résulte* une *contraction.* L'influence nerveuse est *déchargée* des nerfs dans ces organes, et cette *décharge* est déterminée de plusieurs manières : par le sang dans le cœur et les capillaires ; par la présence d'une substance nutritive dans les intestins ; par l'électricité dégagée d'une machine ; ou dans le muscle, par la volonté, que l'opération soit *directe,* ou « *par réflexion* ». Toutes ces causes, comme on le sait, provoquent la contraction chez les animaux.

Toute action est une contraction produite par l'influence nerveuse. Cette contraction est appelée par Bichat « contraction par contractilité organique, » résultant de la sensibilité *organique,* qu'il distingue encore de la sensibilité *animale;* de cette manière les nerfs mettraient en jeu une sensitivité inférieure, idéale, siégeant dans les tissus, et la sensitivité ne serait point limitée aux nerfs. Maintenant, par la *sensibilité organique, il ne* faut *pas* comprendre la *sensitivité,* mais bien cette susceptibilité, cette *propriété des tissus à répondre* à *l'influence nerveuse,* de la même manière que la vapeur ou quelque autre agent met en jeu une machine ; telle est en effet la *contractilité organique :* de sorte qu'il divise une propriété en deux.

Ce que Bichat appelle *sensibilité* ANIMALE, c'est cette fonction du *système nerveux seul,* par laquelle des communications sont établies avec le sensorium, et les impressions de plaisir et de douleur perçues : sa *contractilité* ANIMALE n'est que la *contractilité organique* des muscles *volontaires,* mise en jeu par la volonté ; mais je ne voudrais pas donner à la contractilité organique un nouveau nom fondé simplement sur les ordres différents de muscles qui reçoivent leur influence, d'un côté des nerfs volontaires, de l'autre des nerfs involontaires. La douleur est le résultat d'une lésion des nerfs et des nerfs seuls, l'union de ces organes avec les autres tissus étant le seul moyen de transport des sensations ; la *sensibilité réside* donc dans le nerf. Lorsque de la douleur se développe, par suite d'une lésion, dans des parties qui, quoique n'étant pas soumises à la volonté, sont encore fournies abondamment de nerfs (organiques), Bichat dit que cette douleur est « la sensibilité organique (l'action (1)) accrue au point de devenir (2) de la sensibilité animale (*système capillaire*, pl. VI); » mais, au contraire, la « sensibilité organique » (l'action) est diminuée dans les parties où, par suite de l'inflammation, il existe de la douleur (dans les nerfs sensitifs).

Enfin je préfère le terme *action organique*, à celui de *sensibilité organique*, et je ne fais nullement usage du mot *sensibilité* « *animale* ». J'emploie seulement les mots de *action organique, contractilité organique* des tissus contractiles, et *sensibilité* des nerfs.

Bichat, je le répète, fait dans les tissus une sensitivité inférieure, idéale, et ne limite point la sensibilité aux nerfs, ainsi qu'il le dit bien clairement : « les nerfs sont étrangers à la *sensibilité organique*. » Cela l'a conduit à devenir visionnaire, et lui a fait dire que les vaisseaux lactés font un choix des particules qu'ils doivent saisir ; ce qui n'est qu'un effet purement chimique ou nerveux de leurs tissus ; ils cessent d'absorber ce qui ne leur est pas approprié, soit parce que les particules impropres les forcent à se contracter et à s'oblitérer, soit parce qu'ils se relâchent de manière à perdre leurs propriétés ; mais encore n'existe-t-il dans eux aucune faculté d'é-lection, si ce n'est une simple affinité élective chimique. C'est pour avoir voulu ainsi pénétrer trop avant dans les fonctions dépendantes de la vitalité que Bichat a méconnu les explications les plus simples que fournit la physique ; c'est aussi ce qui lui a fait dire : « Il est

(1) Il est impossible de séparer la sensibilité organique de l'action. Nous ne connaissons la sensibilité organique ou contractilité organique que par les phénomènes qu'elle détermine.

(2) La sensibilité organique et la sensibilité animale étant sous la dépendance de différentes sortes de nerfs, l'une ne peut « devenir » l'autre.

ridicule de vouloir expliquer les phénomènes des changements qui surviennent dans les fonctions animales,
par des lois mécaniques et par des variations dans les
dimensions des vaisseaux; » mais je pense avoir démontré que ce qu'il appelle lois vitales, ne sont que des
lois mécaniques modifiées par la Divinité : nous ne
connaissons pas la structure intime d'un muscle ni
le mécanisme par lequel il se contracte; mais sans
doute ce mécanisme est aussi simple que celui d'un
lazy tongs et aussi facilement mis en jeu que l'est ce
dernier instrument par la main, ou le piston d'une
pompe à haute pression par la vapeur. Il n'est pas de
sujet plus intéressant, d'étude plus sublime que cette
investigation des propriétés et de la manière d'agir de
notre machine animale; il n'est pas de sujet de con-
templation qui nous donne une idée aussi exaltée de
l'omniscience de la Divinité, et une opinion aussi hum-
ble des inventions humaines que l'utilité admirable de
tous ces rouages qui composent notre corps. Combien
admirable, combien merveilleuse doit être l'âme, lorsqu'une sagesse si infinie et des organisations si exquises
ont été prodiguées dans des tissus qu'elle est destinée à
n'habiter que pour un petit espace de temps! Une telle
perfection dans notre organisation nous porte à penser
avec Job que, quoique détruite par la mort et la décomposition, elle peut encore être appelée à une réunion et
que « dans notre chair nous verrons Dieu. »

Les physiologistes se sont rendus compte de différentes manières de la CHALEUR ANIMALE. De leurs opinions et de leurs expériences, je déduis que *la chaleur
est dégagée de toute la trame de l'économie* ; dans les ca-

pillaires en général, par l'*action* des *nerfs*, pendant que *le sang change* sa couleur *écarlate* artérielle, en celle de *pourpre* veineuse ; dans les *poumons*, pendant qu'il passe du *pourpre* à l'*écarlate*.

Il se fait dans toute l'économie par les capillaires, et sous l'influence des nerfs, une *déposition* perpétuelle de *nouvelle matière*, et une *décomposition* de l'*ancienne* ; en d'autres termes, l'influence galvanoïde ou électroïde des nerfs qui cause ces dépositions et décompositions, est accompagnée d'un dégagement continuel de carbone qui se mêle au sang et revient au cœur au moment où la couleur écarlate de ce dernier fluide se change en pourpre ; cette décomposition étant effectuée par l'*action* des nerfs, produit un dégagement constant de calorique ; de plus, dans les poumons, ce carbone est expulsé et s'unit à l'oxygène, d'où résulte encore un *dégagement de chaleur* ; de sorte que nous avons dans les POUMONS un FEU de CHARBON constamment allumé, et dans les AUTRES PARTIES, un FEU de BOIS, l'un produisant du *gaz acide carbonique*, l'autre du *carbone*, tandis que par la circulation les *aliments fournissent* pour *entretenir le feu*, les matières végétales ou animales avec lesquelles est préparé le *charbon* qui est *brûlé* dans les *poumons*.

C'est ainsi qu'est produit la chaleur animale ; d'un autre côté, l'ÉVAPORATION et la PERSPIRATION conservent la SURFACE FROIDE ; mais dans les fièvres inflammatoires où ces phénomènes physiologiques *manquent*, le corps devient trop *chaud* ; et dans les fièvres lentes, où l'influence nerveuse n'est pas assez active pour entretenir le feu, la surface devient plus froide que dans l'état normal. C'est ce qui est surtout évident dans le commencement des fièvres éruptives, telles que la scarlatine, où la chaleur est vive et accompagnée de la couleur artérielle de la peau ; mais si la même fièvre revêt des caractères de malignité et de lenteur avec défaut d'artérialisation, la température baisse et la diminution de la combustion charbonneuse dans les poumons, se manifeste par la couleur brunâtre de la peau, indiquant que le carbone n'est pas séparé comme il doit l'être ; les mêmes phénomènes ont lieu dans les cas typhoïdes.

De quelque nature que soit l'INFLUENCE NERVEUSE, de quelque manière qu'elle soit engendrée, nous savons que l'*énergie des parties* dépend de *quelque chose* qui leur est communiqué par les *nerfs*, conjointement avec les ganglions et le cordon spinal ; que tant que les parties reçoivent cette influence nerveuse, elles conservent leur pouvoir d'action ; que les tissus deviennent moins impressionnables aux agents externes lorsque l'énergie nerveuse est affaiblie ; que les forces vitales étant détruites, les capillaires cessent de sécréter ; que les *phénomènes* variés que l'on observe pendant la guérison de l'inflammation, sont dus au jeu normal du cœur et des artères. Nous constatons semblablement, lorsque *l'énergie nerveuse est en défaut,* que les parties qui étaient parvenues à un certain degré de guérison, deviennent flasques, ainsi qu'on le voit dans les moignons des opérés qui succombent ; et que lorsque les forces de la constitution, l'énergie nerveuse s'affaiblissent, le nitrate d'argent ne produit plus sur les ulcères qu'une décomposition chimique, — et non cet effet astringent qui est le résultat de la contractilité dépendante de la vitalité. Il est encore bien connu qu'un emplâtre cantharidé qui ne, produit pas de vésication,

est un mauvais signe, et qu'il annonce une mort prochaine, ou plutôt commençante ; ce qui est dû non pas
à un défaut d'action des capillaires artériels, puisque cette
stupeur des capillaires ne pourrait provenir que d'un
affaiblissement dans la force injectante du cœur, et que
le cœur n'a pas la propriété d'épancher de la sérosité,
mais bien à l'épuisement des forces vitales. Lorsque ces
forces vitales sont épuisées il ne se développe plus de
vésication, même par l'eau bouillante, laquelle, cependant, agit assez fortement pour produire une lésion locale, pour détacher l'épiderme par le simple effet chimique de la chaleur, et cela aussi bien sur le cadavre
que sur l'homme vivant.

Quant à l'action du cœur, tout le monde s'accorde à
dire qu'elle consiste en contractions par lesquelles le
sang est poussé dans les artères, et que le pouvoir
d'action du cœur se mesure par le pouls, lorsqu'il
n'existe aucune altération organique, telle que, ossifi-
cations des valvules à l'origine de l'aorte, anévrysme, etc.
L'action des artères est aussi reconnue pour être
contractile, que cette contraction soit considérée comme
musculaire ou non ; mais les opinions diffèrent touchant le degré d'action des artères dans les parties enflammées. Il est très-commun d'entendre dire que dans
l'INFLAMMATION, les artères sont le siége d'un surcroît
d'activité ; mais l'examen du mode d'action des artères
et des phénomènes qui l'accompagnent, montrera que
dans les PARTIES ENFLAMMÉES, les ARTÈRES CAPILLAIRES
AGISSENT PLUS FAIBLEMENT ; que l'ACTION ARTÉRIELLE est
DIMINUÉE ; les artères sont, en effet, dans les parties
enflammées, évidemment plus volumineuses qu'avant,

moins contractées, c'est-à-dire qu'elles agissent moins.

Une partie enflammée est plus rouge et tuméfiée ; là où les vaisseaux sont visibles, comme dans l'œil, il est facile de voir que la rougeur est causée par la présence de petits vaisseaux qui sont devenus plus larges et ont admis ainsi une plus grande quantité de sang. Cette augmentation du volume des vaisseaux n'est pas due à un accroissement, mais bien à une diminution d'action de ces mêmes vaisseaux qui se laissent alors *dilater* par la force d'injection du cœur. Pour diminuer l'inflammation, il faut augmenter, exciter l'action des artères, au moyen du froid et des astringents qui excitent ces vaisseaux à se contracter, c'est-à-dire à augmenter d'action ; de sorte que bien loin que les artères soient, dans une partie enflammée, le siége d'un surcroît d'activité, un des moyens de *diminuer* l'*inflammation* est d'*augmenter* l'*action artérielle* dans les tissus phlogosés. Il est commun de voir les artères carotides *battre* avec beaucoup plus de force qu'à l'ordinaire ; mais plus elles battent vigoureusement, plus cela indique qu'elles *cèdent davantage* à la force d'injection du cœur. Lorsque l'œil ou quelque autre tissu sont lésés par la chaleur ou par un courant d'air froid, par un coup, un emplâtre cantharidé appliqué sur la peau, etc., la partie devient plus rouge par suite de l'amplification des vaisseaux qui admettent alors, dans leurs cavités, une plus grande proportion de sang qu'avant. Or, dans ces exemples les plus simples d'inflammation, le cœur n'agit pas plus vigoureusement qu'à l'ordinaire, et ne modifie pas le pouls. Il est évident ici que les artères sont le siége d'une débilité, puisqu'elles cèdent à une force qui n'est pas accrue et qu'elles supportaient avant sans se laisser

4

dilater : quelquefois elles reprennent graduellement leur volume ordinaire ; ou sinon, la simple application du froid ou d'une lotion astringente les excite à se contracter, et la rougeur disparaît.

Quelques auteurs, même de nos jours, pensent que le mouvement du *sang* est *accéléré* dans les parties enflammées, bien que les expériences de Parry et d'autres prouvent le contraire, et que cette opinion soit contredite par *l'amplification des artères capillaires* dans l'inflammation ; en effet, lorsque le fluide passe dans un espace donné, le courant est, au delà de cet espace, plus lent à mesure que le canal s'élargit, de même que le cours de l'eau est plus lent dans la partie la plus large d'une rivière. L'on peut encore observer le même phénomène en faisant couler de l'eau tenant en suspension des globules d'ambre, dans un tube, dilaté en forme de bulbe à sa partie moyenne ; le courant se ralentira dans la partie dilatée, et reprendra au delà sa vélocité ordinaire.

Quelques auteurs reconnaissent bien que là où existe de la rougeur inflammatoire, les artères capillaires sont affaiblies ; mais ils parlent encore d'une *augmentation d'action artérielle*, et disent que les artères qui *environnent* la partie enflammée, sont le siége d'un surcroît d'activité qui serait une condition nécessaire à l'inflammation ; ils ne font pas attention qu'une augmentation d'action de ces vaisseaux serait de la contraction, et conséquemment une diminution de l'afflux du sang dans la partie enflammée. Enfin, un surcroît d'activité des artères destinées à conduire le fluide vital dans une partie enflammée, et de celles qui siégent dans cette même partie, est précisément la circonstance la plus favorable pour diminuer l'inflammation.

Mais bien loin que les artères qui portent le sang dans une partie enflammée, soient le siége d'un surcroît d'activité, nous avons la preuve qu'elles s'affaiblissent aussi lorsque l'inflammation persiste pendant un certain temps. Hausmann, à qui nous sommes redevables de plusieurs expériences importantes sur l'inflammation, a fait une série de préparations sur la jambe de plusieurs chevaux qui avait été le siége d'une inflammation, et a démontré la part que prennent les troncs artériels à l'état inflammatoire des capillaires, la dilatation s'étant propagée des petits vaisseaux de la partie inflammée, aux artères principales du membre. L'augmentation de la force des battements que l'on observe pendant la vie dans ces derniers vaisseaux, confirme les remarques que j'ai émises plus haut, savoir : que le battement et la plénitude de la pulsation indiquent que l'artère cède à la force d'injection du cœur. Un autre argument qu'avancent les partisans d'un surcroît d'activité des artères dans l'inflammation, est qu'une incision étant faite sur un membre phlogosé, la phlébotomie, ou l'artériotomie, par exemple, le sang coule beaucoup plus facilement que par une même ouverture qui serait faite sur le membre correspondant sain. Je répondrai que ce phénomène prouve tout simplement que les artères contiennent plus de sang lorsque, leur contractilité étant affaiblie, elles se sont laissées distendre.

Plus le cœur agit avec force, plus, nécessairement, il surmonte la résistance que lui offrent les artères de la partie enflammée; et le pouls indiquant le *pouvoir d'action du cœur*, quelques physiologistes pensent qu'il peut servir à mesurer l'action artérielle; mais cette manière

de voir est erronée et je n'ai pas besoin, après tout
ce que j'ai dit ci-dessus, de m'y arrêter plus longtemps.
C'est pourquoi, puisque le cœur agit contre les capillaires, nous sommes obligés, si nous ne pouvons exciter
ces vaisseaux à se contracter assez vigoureusement pour
résister à cet organe, de diminuer l'énergie de la circulation, en tirant du sang qui diminue et la quantité du
fluide poussé dans les artères, et l'action du cœur lui-
même ; de cette manière nous laissons moins à faire aux
artères de la partie enflammée ; ou bien nous pouvons
encore ralentir la force de la circulation par des médicaments, tels que la digitale, etc. J'ai pris ici pour exemples les cas les plus simples d'inflammation, ceux dans
lesquels ce phénomène morbide est dû à une lésion
physique, et où le cœur agit naturellement.

Quelquefois les parties sont gorgées de sang alors
que l'on n'a aucune preuve qu'elles soient le siége d'une
inflammation ; cet état est appelé *congestion*. L'inflammation et la congestion ne sont que deux variétés de
distension des vaisseaux, lesquels s'ils ne peuvent se dégorger d'eux-mêmes, y parviennent aidés par l'usage
des topiques ou par l'administration de certains médicaments qui excitent leur action contractile ; ou bien
si ces moyens seuls ne suffisent pas, on diminue la force
qui les injecte, ou, comme on l'appelle, la *vis a tergo*.

La différence qui existe entre la CONGESTION et l'inflammation, c'est que dans la congestion les vaisseaux
sont simplement distendus ; tandis que dans l'inflammation, outre cette distension, il existe une altération des
tissus, — une détérioration actuelle plus ou moins
prononcée des capillaires. Ainsi la congestion peut être
produite dans une partie par une ligature, par la pres-

sion d'une tumeur, par un obstacle au cours du sang, ainsi que cela arrive dans les cas où les valvules du cœur sont malades : les vaisseaux ainsi congestionnés peuvent rester dans cet état pendant un long espace de temps et recouvrer rapidement leur état normal, dès qu'ils sont débarrassés de toute compression ; ici, en effet, l'on ne peut pas dire que les vaisseaux sont malades. Mais il n'en est pas ainsi dans l'inflammation ; le vice commence dans les tissus eux-mêmes. Aussitôt que disparaît cette harmonie qui existe entre les nerfs et les capillaires, les tissus les plus déliés commencent à se décomposer ; les particules qui étaient tenues agrégées par cette force d'incrustation, sont séparées les unes des autres ; et ces phénomènes ont lieu dans tous les degrés de l'inflammation, depuis la plus légère brûlure, ou la petite tache rouge produite par la piqûre d'un insecte ; jusqu'à la mortification et la décomposition.

Lorsque les valvules du cœur sont malades, l'obstruction de la circulation, qui en est la conséquence, détermine dans les poumons, de la congestion, bien différente de l'état inflammatoire ou péripneumonie.

Poussons plus loin notre investigation, et continuons à prouver que l'*action* contractile des *capillaires* se trouve sous la *dépendance* de l'*influence nerveuse*. La rougeur est peut-être la preuve la plus incontestable qu'une altération dans les nerfs est la cause de la dilatation subite des capillaires. Ce n'est pas l'action du cœur seul qui produit la rougeur partielle, car d'abord le cœur agit souvent avec beaucoup de force sans causer ce phénomène, et ensuite la rougeur est partielle ; tandis que, lorsque c'est l'action du cœur seul qui augmente la rougeur de la peau, ainsi que cela arrive après

un exercice, cette rougeur est à peu près générale, ce
qui n'arrive point dans l'injection des joues causée seulement par une émotion morale. Ce dernier phénomène, qui n'est le résultat que d'une faiblesse subite
des capillaires, a été communément attribué à l'augmentation d'action des artères de la face. Pour moi,
cette faiblesse des capillaires est due à une dérivation
de l'influence nerveuse, laquelle étant dirigée et dépensée dans le cerveau, par l'émotion morale, dépouille pour
un moment les capillaires de la face de leur énergie.

Le phénomène appelé rougeur inflammatoire, peut
être produit par de fortes étincelles électriques. L'on
dira peut-être que l'électricité agit sur le tissu des capillaires; mais le premier effet est de la douleur, ce qui
prouve que l'action du fluide commence d'abord sur
les nerfs, tant sensitifs qu'organiques (1). Les mêmes
observations s'appliquent à la rougeur produite par
l'action du feu; et pour prouver que cette rougeur est
l'effet de l'influence nerveuse, avant que le tissu des
vaisseaux soit altéré ou lésé en quelque manière que ce
soit, je rappellerai l'expérience vulgaire de ces personnes qui ont le courage de soumettre à l'action du
feu, une partie qui a été brûlée ou échaudée, et de l'en
éloigner graduellement, ce qui prévient la désorganisation, — ce qui empêche la formation d'une ampoule,
selon l'expression commune. Le mal est causé par l'é-
puisement de l'influence nerveuse; la soustraction su-

_____

(1) Un animal peut être tué par une forte décharge électrique ou
par la foudre, et ne pas présenter après la mort la plus légère trace de
lésion dans les tissus vasculaires; mais comme l'on sait que le tissu
nerveux est la partie sur laquelle agit l'électricité, c'est à sa lésion qu'il
faut attribuer la mort.

bite de l'excitant laisse les capillaires privés de cette
influence, et ils *cèdent* immédiatement à la force d'injection du cœur; mais si l'excitation est renouvelée en
rapprochant de nouveau la partie du feu, les tissus environnants fournissent aux capillaires une influence nerveuse, ce qui produit assurément de la douleur; mais,
en éloignant lentement la partie du feu, l'influence nerveuse est graduellement rappelée, la douleur diminue
et l'inflammation s'arrête. D'après le même principe
s'explique un fait généralement connu : si une goutte-
lette de cire à cacheter liquéfiée touche la peau, et
qu'on l'enlève immédiatement, la partie deviendra le
siége d'une petite ampoule, qui laissera à sa place une
légère excoriation et restera douloureuse pendant quelques heures; mais si on laisse la cire se refroidir graduellement avant de l'enlever, la douleur, quoique vive
pendant le refroidissement, cessera immédiatement, et
il ne surviendra point d'ampoule. Ces faits prouvent,
selon moi, que la diminution de l'influence nerveuse
est, plutôt que l'altération des tissus, la cause prochaine du relâchement des capillaires; car s'il y avait là
altération de tissus, et non pas simplement diminution
de ton, le renouvellement de la chaleur, au lieu de produire du soulagement, augmenterait le premier mal.

La dépendance réciproque des capillaires et des nerfs
est démontrée par la marche de l'inflammation; dans
certains cas, l'on observe qu'une partie devient sensible
avant de rougir; l'expérience prouve que la plèvre, le
péricarde, le péritoine d'un animal, ne présentent
point le plus haut degré de leur sensibilité, immédiatement après leur exposition à l'air; ces membranes
deviennent d'abord douloureuses, puis rougissent. Dans

l'inflammation de la conjonctive, cette membrane est douloureuse et fait percevoir la sensation d'un grain de sable qui serait placé sous la paupière, quelque temps avant que ses vaisseaux se soient dilatés. L'action inflammatoire des cantharides prouve encore que l'inflammation commence dans le nerf; car les cantharides ne produisent aucun effet sur le tissu des capillaires et ne le corrodent point après la mort, tandis que d'autres agents, réellement corrosifs, agissent même avec plus d'intensité sur les capillaires morts que sur ceux qui sont doués de vie. C'est pourquoi, sans rechercher pour le moment d'autres preuves, je conclus de la rougeur, des effets de l'électricité, du feu et des cantharides, que les capillaires sont sous la dépendance du système nerveux, qui, par sa tonicité et son énergie, préserve ces vaisseaux d'une distension anormale. De plus, le cerveau, le cordon spinal et les nerfs recevant des artères du sang rouge, sont sous la dépendance de la nutrition qui a pour instruments ces vaisseaux.

Quoique Bichat nie l'influence des nerfs, ou qu'il prétende que cette influence soit peu de chose dans la sécrétion, l'exhalation, etc., il me semble que les altérations subites de ces fonctions, par suite d'une émotion morale, prouvent bien le contraire; ajoutez à cela les arguments que j'ai déjà avancés et qui montrent que les capillaires qui sont les agents de ces fonctions, tirent leur énergie des nerfs.

L'électricité appliquée d'une manière judicieuse sur un œil rougi par l'inflammation chronique, le guérira. L'alcohol, la térébenthine, la scille, et même une solution cantharidée, appliqués sur une plaie, ou portés par la circulation dans un organe sécréteur, exciteront les

capillaires à se contracter, et stimuleront réellement
leur action (contraction). Mais, employés sans discer-
nement, ces mêmes agents épuiseront l'influence nerveuse, et détermineront du relâchement (qui a été appelé avec erreur, action artérielle). Ces considérations
nous aideront à expliquer l'action de certains agents
thérapeutiques propres à diminuer l'inflammation, lesquels, employés inconsidérément, irritent et produisent, par la suite, de la phlogose.

L'on remarque quelquefois qu'une « irritation locale
retient le sang » dans une partie, comme par l'effet
d'une obstruction ou d'une espèce d'attraction. Ce phénomène s'explique très bien par l'amplification des
vaisseaux qui rend le cours du sang plus lent, ainsi que
je l'ai dit précédemment. Outre les mots de *rétention,*
de *congestion*, et d'*inflammation*, il en est un autre, DÉ-
TERMINATION, employé pour exprimer une réception habituelle, dans une partie, d'une quantité plus grande
de sang qu'à l'ordinaire ; c'est ainsi que l'on dit : « détermination du sang à la tête avec battement des carotides. » J'ai déjà fait observer que le battement des carotides n'était point actif, mais simplement passif. Or,
le mot détermination veut dire que le sang est poussé
dans une région particulière ; mais le cœur n'a pas le
pouvoir de diriger ainsi plus de sang dans une partie
que dans une autre, bien que s'il existe quelque organe
dont les vaisseaux soient le siége d'un relâchement
anormal, ceux-ci recevront plus de sang qu'à l'ordinaire ; c'est ainsi, par exemple, que l'eau poussée dans
le tronc principal de divers tuyaux de conduite, ne
pourra pas être dirigée à volonté dans un endroit particulier, mais ce sera la maison qui possèdera un réser-

voir plus spacieux qui recevra davantage de liquide (1). Par cette comparaison, je veux montrer simplement que le phénomène appelé détermination, n'est pas actif, mais bien passif.

L'irritation, l'excitation continue des nerfs d'une partie saine, finit par produire, ainsi que je l'ai dit, l'inflammation, en épuisant l'influence nerveuse qui donne aux capillaires leur tonicité; ces derniers s'affaiblissent, se laissent distendre, et la partie devient le siége d'une inflammation, ou d'une congestion. Cet effet peut être produit par l'électricité qui agit évidemment par l'intermédiaire des nerfs, de sorte que la rougeur déterminée de cette manière est due aussi évidemment à la soustraction de l'influence nerveuse, que la rou-

(1) L'on trouve un exemple physiologique intéressant de l'application de ce principe, dans la *détermination* du sang alternativement vers l'estomac et la rate. Une quantité donnée de sang est constamment poussée dans un tronc artériel dont les branches vont se répandre dans l'estomac et dans la rate : lorsque l'estomac est vide et affaissé sur lui-même, ses artères étant également affaissées, le sang passe dans le tissu spongieux de la rate constituée et placée de manière à recevoir facilement le fluide; lorsque l'estomac est, au contraire, distendu par les aliments, ses artères allongées admettent librement le sang, et conséquemment la rate, étant injectée avec moins de force, s'affaisse et retient moins de sang. La rate remplit donc l'office d'un réservoir de moulin à eau, en recevant le surplus du sang qui n'est pas nécessaire pour le moulin, c'est-à-dire l'estomac. De plus, par cette disposition, le sang veineux, poussé de ces deux organes dans le foie, y arrive par un courant égal et régulier. Aucune raison n'a pu jusqu'ici altérer cette opinion que j'ai avancée dans ma thèse. La physiologie comparée nous fournit encore un autre exemple : à mesure que les poumons et le thorax de la petite grenouille se développent, les artères et les capillaires prennent aussi un développement exactement équivalent, d'où résulte une augmentation de l'afflux du sang qui n'est que le résultat de l'amplification de la capacité vasculaire.

geur passagère qui monte au visage sous l'influence d'une émotion quelconque.

Ainsi donc, dans une partie enflammée, l'action organique est diminuée, et, par suite de cette diminution, le sang est admis en excès. Tant que les capillaires reçoivent l'influence nerveuse, tant qu'ils jouissent d'une action organique parfaite, ils conservent un volume convenable; lorsqu'ils la perdent, soit parce que le système nerveux ne fournit plus d'influence, soit parce que les capillaires eux-mêmes en sont dépouillés par la chaleur, l'électricité, les cantharides ou d'autres causes, ils cèdent et admettent une quantité anormale de sang. Considérant ainsi la cause prochaine de la dilatation des capillaires, il est facile de se rendre compte de toutes les variétés de la congestion, depuis la simple rougeur passagère jusqu'à la période où commence l'inflammation; et il devient impossible de tirer une ligne de démarcation entre la congestion et l'inflammation, l'une passant à l'autre par des degrés insensibles. De là les termes nombreux employés par les auteurs pour exprimer les degrés de distension des capillaires : congestion active et passive, engorgement, hypérémie. erythème passant à l'état érysipélateux, etc. Lorsque la congestion et l'inflammation disparaissent sans solution de continuité, et sans laisser quelques traces de leur existence, on dit qu'elles se sont terminées par RÉSOLUTION. L'on comprend très-bien comment le froid et les astringents provoquent cette heureuse terminaison; comment agit un moyen que l'on n'emploie pas assez, l'application d'un bandage légèrement compressif autour d'un membre enflammé.

Ces considérations nous conduisent à *expliquer* la *dimi-*

nution de la SÉCRÉTION, dans un organe tel que la peau,
les reins, etc., à une époque où il est plus gorgé qu'à
l'ordinaire, de ce fluide (le sang) d'où il tire ses produits ; elles nous permettent aussi de nous rendre
compte, par la dilatation des capillaires, de la sécheresse de la peau et de la modicité de la sécrétion rénale,
dans la fièvre, etc., sans que nous ayons besoin d'avoir
recours à la doctrine du spasme de Cullen ; ces phénomènes sont produits, non pas par une obstruction,
mais, au contraire, par l'existence d'un espace trop
grand pour l'écoulement du sang.

Les sécrétions sont pratiquées par de petits vaisseaux capillaires, qui, par leur grand nombre et leur
extrême finesse, enveloppent, sous la forme d'une
membrane vasculaire, les ramifications ultimes ou terminales des conduits excréteurs de tous les organes
glandulaires ; les recherches de Müller, Weber, Rathke,
Kiernan, etc., sur la structure intime des glandes chez
les animaux adultes, ainsi que celles de Müller, Von
Bær, et autres savants, sur le mode de développement
des glandes chez l'embryon, prouvent, en effet, l'exactitude de l'opinion de Malpighi, Cruikshank, etc., savoir :
qu'il existe la plus grande analogie entre ces glandes et
le crypte muqueux le plus simple de la membrane muqueuse intestinale, ou le follicule sébacé de la peau ;
qu'en un mot, une glande n'est que la réunion de cryptes innombrables qui sont les ramifications des conduits
excréteurs, chaque branche ultime (visible seulement
au microscope dans la plupart des organes) des conduits excréteurs se terminant par une extrémité bor-
gne dans les parois de laquelle se ramifient les capillaires les plus déliés. Ces capillaires sont beaucoup plus

petits que les cryptes, follicules, tubes séminifères,
tubes urinifères, etc., de différents organes, et ne communiquent point avec eux par une ouverture ou des
extrémités terminales, ainsi que Ruisch l'a supposé;
au contraire, les capillaires les plus déliés s'anastomosent entre eux, de manière à former des troncs de plus
en plus volumineux, appelés alors veines. C'est pourquoi les sécrétions sont des transsudations du sang des
capillaires dans les tubes excréteurs, à travers des
pores invisibles à nos sens; même lorsque ceux-ci sont
aidés par les instruments d'optique les plus parfaits.
L'on observe ici une disposition admirable, par laquelle
une surface d'une largeur énorme est ménagée pour les
sécrétions; une glande, en effet, peut être exactement
comparée à une membrane muqueuse ou séreuse roulée
tellement sur elle-même qu'elle occupe dans l'économie
animale, le plus petit espace que possible, et possède
une ou plusieurs issues (le conduit ou les conduits excréteurs, ou la somme totale de tous les tubes excréteurs),
par lesquelles le produit de la sécrétion est versé dans
son réceptacle propre. Un point non moins intéressant
dans la structure des glandes, c'est la parfaite analogie
qui existe entre elles et les poumons. Et même, à cause
du volume comparativement considérable des parties
individuelles qui composent ces derniers organes, et
conséquemment, par la facilité avec laquelle leur anatomie peut être étudiée, ils peuvent servir à éclairer,
par analogie, la structure des glandes plus compliquées
en apparence par cela seul qu'elles se prêtent plus difficilement à nos moyens d'investigation. Les glandes
consistent, ainsi que je viens de le dire, en un conduit
ou en plusieurs conduits excréteurs qui se subdivisent

à l'infini, d'abord en tubes et en branches du premier, second, troisième et quatrième ordre, puis enfin, en granules, qui, par leur réunion, forment des grappes et de très-petites poches ou follicules dont les parois sont enveloppées par un réseau de capillaires. L'on observe précisément les mêmes dispositions dans les poumons, — composés d'un canal appelé trachée, dont les branches du premier, second, troisième et quatrième ordre, sont les tubes bronchiques, qui, à leurs terminaisons ultimes, et après s'être subdivisés à l'infini, forment des grappes de petites cellules qui représentent les granules ou grappes de petits cryptes ou follicules. De même que les cryptes glanduleux, les vésicules aériennes ont leur beau réseau de capillaires, desquels sont sécrétés l'hydrogène et le carbone, ou l'acide carbonique et l'eau, sans qu'il existe quelque communication directe entre eux et les follicules eux-mêmes. Les poumons, cependant, sont destinés à quelque chose de plus qu'un organe glandulaire (1) : ils apportent au sang la matière propre à servir à sa purification, c'est-à-dire l'oxygène; etc. : car, que l'air atmosphérique introduit dans les poumons, soit simplement un véhicule propre à

___

(1) Toutes les sécrétions étant effectuées par l'action (galvanoïde) des nerfs, sur le sang, dans une série de tubes capillaires, il devient intéressant, comme étude physiologique, de rechercher comment le simple changement de forme dans chaque organe glandulaire — simplement par l'altération du nombre des capillaires et des nerfs qui sont modelés sur les ramifications du conduit excréteur, le véritable élément de la glande — produit des sécrétions si différentes en apparence, mais après tout, différentes seulement sous le rapport des atomes de leurs parties constituantes, carbone, hydrogène, azote et oxygène, que l'on trouve dans toutes avec une proportion différente des éléments salins du sang, appropriés à chacune d'elles.

enlever, selon Lavoisier, Laplace et Prout, le carbone
et l'hydrogène sécrétés du sang; ou que son oxygène
soit absorbé par le sang pour être ensuite sécrété sous
la forme d'acide carbonique et d'eau, ainsi que le pensent sir Humfry-Davy et la plupart des chimistes, — il
n'en est pas moins vrai, qu'outre leur analogie avec les
glandes, les poumons ont encore à remplir une fonction particulière. Je viens de montrer que dans un
organe sécréteur tous les capillaires s'anastomosent
librement entre eux et forment des vaisseaux de plus
en plus volumineux, pour constituer les veines, sans
communiquer en aucune manière (si ce n'est par des
pores que l'on ne fait nécessairement que supposer)
avec les tubes, cryptes ou follicules dans lesquels se fait
la sécrétion, de sorte que tout ce qui n'est pas sécrété
du sang revient au cœur. Mais il ne s'ensuit pas de
cette disposition anatomique que, là où la sécrétion est
diminuée, il existe de l'obstruction; au contraire, il
peut se faire que le fluide trouve un espace plus large à
parcourir, mais alors le courant est plus lent: car,
ainsi que je l'ai montré, la dilatation des capillaires
dans une partie, a pour effet de ralentir le flux du sang,
les artères qui leur donnent naissance restant les mêmes; plus les capillaires fournis par ces branches
seront volumineux, plus sera lent le courant. De là,
pour se rendre compte de la diminution des sécrétions,
il n'est pas nécessaire de supposer un « spasme» ou une
« error loci des particules rouges qui passent dans les
capillaires incolores. » Il suffit de considérer que le
fluide trouve, dans les capillaires élargis progressivement jusqu'à se terminer en veines, une issue plus
facile que par les pores des capillaires qui rampent sur

les ramifications ou culs de sac des tubes excréteurs, incapables que sont les capillaires de sécréter à cause de l'altération morbide de leur état physique (1), et surtout de leurs conditions dynamiques (galvaniques ou électriques) consécutive à l'altération de l'afflux dans la partie, de l'énergie nerveuse, cause primitive de tous les désordres.

L'amplification locale des capillaires explique cette diminution des sécrétions dans des cas où la force de la circulation n'est pas altérée : ici les capillaires étant relâchés par suite d'un défaut d'énergie nerveuse, le courant sanguin éprouve des modifications anormales. ainsi que cela arrive, par exemple, dans la peau enflammée ou soumise à un paroxysme de fièvre, ou bien encore dans les reins phlogosés et dans les capillaires dilatés par les cantharides, toutes circonstances qui, ainsi que je l'ai déjà dit, diminuent les sécrétions.

Dans quelques cas morbides, lorsque les sécrétions de la peau et des reins sont supprimées, on les rappelle par la saignée, la digitale, l'antimoine, etc., qui ralentissent la force du pouls, et par là diminuent la distension des capillaires, conformément aux principes

(1) Les pores sont nécessairement obstrués par le gonflement (l'épaississement) des parois des culs de sac ; de même qu'un liquide passera à travers des petits trous pratiqués dans les parois d'un tonneau ou d'un vase de bois quelconque desséchés, tandis que si le bois est gonflé par son immersion dans l'eau, les pores se fermeront. Il est évident que toutes les fois que, par suite du relâchement inflammatoire, tel qu'on l'observe dans l'hépatite, la néphrite, le réseau des capillaires qui environne les culs de sac, deviendra le siége d'une congestion, il est évident, dis-je, que ces derniers seront eux-mêmes rétrécis. L'on comprend aussi que les tubes eux-mêmes peuvent être épaissis au point que leur calibre soit oblitéré par le gonflement interne de leur tissu.

établis ci-dessus. D'une autre part, dans l'état de santé, les stimulants, tels que les liqueurs fermentées, en augmentant l'énergie nerveuse dans les reins, etc., et en accélérant ainsi la circulation, hâtent les sécrétions, surtout si, à ces stimulants, l'on ajoute, comme dans le punch par exemple, quelque astringent, tel que le jus de citron. De plus, outre l'influence qu'ils ont sur le pouls, certains médicaments, tels que l'uva ursi, la digitale, l'antimoine, déterminent un effet astringent local, lorsqu'ils sont introduits dans la circulation. Les stimulants ne peuvent pas augmenter les sécrétions en accélérant la circulation, lorsque les capillaires sont le siége d'une débilité ou d'une congestion morbide, et une des preuves qu'ils sont dans un état de congestion morbide, c'est que, dans ces cas, les sécrétions sont rappelées par l'application du froid sur les reins, et que dans la scarlatine, l'eau froide ou même l'air froid, par la constriction qu'ils déterminent, provoquent la sécrétion cutanée et la perspiration insensible, et par là ramollissent la peau congestionnée. L'augmentation des sécrétions est quelquefois accompagnée de la faiblesse du pouls; c'est ce que l'on observe dans les cas où, quoique la circulation soit faible, les capillaires ne sont pas congestionnés, comme dans l'hystérie, dans les sueurs hectiques, dans la période de sueur des fièvres intermittentes, après la disparition du stage de chaleur, de sécheresse et de congestion; mêmes phénomènes ici que ceux que nous avons observés plus haut sur l'effet du froid dans la scarlatine. Dans tous ces cas, il existe un défaut d'influence nerveuse qui, si le cœur agissait avec force, produirait de la rougeur dans les parties, ainsi qu'on le voit en effet dans l'hystérie, les

fièvres hectiques, où la peau est souvent alternativement pâle et colorée. Mais lorsque le cœur n'agit pas
vigoureusement et qu'un organe, le rein par exemple,
est le siége d'une débilité, d'une anémie, d'une flaccidité,
on peut combattre cet état en administrant, soit des stimulants diffusibles qui augmentent la force de la circulation, soit des stimulants locaux, tels que la térébenthine, etc., qui, portés dans le rein par la circulation,
rétablissent, en suscitant l'influence nerveuse, l'organe
à son état dynamique naturel, et diminuent ainsi la
sécrétion morbide, en même temps qu'ils en rendent le
produit moins limpide. Aussitôt que le stimulus local
de la térébenthine devient excessif, il détermine de la
douleur dans les régions lombaires, et diminue beaucoup
trop la sécrétion, circonstance qui montre que différentes doses d'un même médicament produisent des
effets entièrement opposés.

J'ai dit que dans l'état de santé, les artères effec-
tuaient leurs dépositions d'une manière graduelle et
continue, et cela, depuis la formation de l'os solide,
jusqu'à l'exhalation gazeuse. Proportionnellement à la
quantité de sang qui les traverse et qui revient au cœur
par les veines sans avoir subi aucun changement, ou au
moins sans être dépensé, les artères effectuent leurs dépositions d'une manière très-graduelle, de sorte que
l'économie a toujours à sa disposition un excédant abon-
dant de matériaux, qui précautionnent contre les
pertes de sang accidentelles ou artificielles.

Tant que s'exécutent les opérations que nous venons
de décrire, l'animal n'éprouve aucun trouble, — il est
en bonne santé; mais lorsqu'une cause mécanique,

accidentelle ou toute autre, vient à changer le mode
d'action des capillaires, soit en exerçant une impression
directe sur ces derniers vaisseaux, soit en lésant primitivement leurs nerfs, — les sécrétions s'altèrent
soit en plus, soit en moins, — la nutrition est tantôt
diminuée, de manière à produire l'émaciation, tantôt il
se fait une déposition excessive de matériaux, — les
exhalations vaporeuses sont diminuées jusqu'à siccité,
ou bien la quantité de fluide est accrue, — la matière
osseuse est déposée dans des régions qui n'en reçoivent
point, à l'état normal, ou bien cette matière osseuse est
remplacée par des particules albumineuses, graisseuses
ou autres, de manière à constituer des tumeurs, — les
nerfs des parties acquièrent une sensibilité morbide, d'où
résulte un désordre des fonctions de ces mêmes parties,
— des tissus, en perdant leur vitalité, subissent la décomposition spontanée et sont enlevés par les absorbants.

Mais ceci demande plus de détails : toute MALADIE
consiste en quelque *altération* de ces *actions* qui, lorsqu'elles sont parfaites, constituent le *bien-être* de l'animal ; dans quelques cas, par une prévoyance de la nature, l'action, altérée par suite d'une lésion, conduit
elle-même à la réparation du dommage, sans l'assis-
tance de l'art. Par exemple : les tubes qui conduisent
l'air dans les poumons sont, dans les circonstances ordinaires, à peine humides ; mais si des particules de poussière ou des insectes viennent à être inspirés, l'irritation
qui en résulte détermine de la sensibilité morbide suivie elle-même de l'extra-production de mucus, de gêne
pour le corps étranger et de l'expulsion de celui-ci par
la toux.

L'on observe aussi que dans les cas où une partie a

été divisée, les artères charrient une *lymphe coagulable*
qu'elles déposent en quantité suffisante pour agglutiner
et réunir les surfaces, si celles-ci sont mises exactement
en contact; c'est ce que l'on appelle, en termes tech-
niques RÉUNION par PREMIÈRE INTENTION ; plus même, l'on
sait que non-seulement une partie partiellement divisée se
réunira, mais encore qu'un fragment entièrement détaché, s'il est petit, et s'il ne reçoit pas à l'état normal des
vaisseaux un peu volumineux, se réunira par première
intention; c'est ainsi que l'extrémité d'un doigt, y compris même une portion de la dernière phalange, qu'un
paysan s'était tranchée, fut replacée et se réunit; phénomène auquel notre poète Butler fait si bien allusion
dans son Hudibras. Mais comme les occasions d'étudier
des faits semblables sont assez rares, il ne faut rien
moins que nos connaissances physiologiques, et les
expériences de Hunter pour y croire.

Lorsque du sang est maintenu en repos dans un vase, il
se dépose à la partie supérieure du caillot qui se sépare du
sérum, une couche d'un blanc jaunâtre ; voilà la lymphe
coagulable qui est charriée en abondance dans l'économie
pour réparer les dommages. Maintenant, si l'on s'oppose
à la réunion par première intention, il devient nécessaire que les surfaces soient réunies par l'interposition
d'une nouvelle substance : pour cela les parties divisées
laissent exsuder de petites gouttelettes de lymphe coagulable qui se concrètent aux extrémités des branches
artérielles capillaires d'où elles découlent, et avec lesquelles elles communiquent de manière à s'organiser
et à recevoir leur nourriture des capillaires qui gros-
sissent de plus en plus et finissent progressivement par
se continuer avec la lymphe; ces petits globules de

lymphe coagulable sont appelés GRANULATIONS, lesquelles, si elles ne sont point troublées dans leur développement, adhèrent entre elles et forment ainsi le ciment qui ré- unit les surfaces de la division ; quelquefois même une brèche considérable est comblée par des granulations développées sur des granulations. Cette masse spon- gieuse se condense graduellement et forme un tissu ferme, généralement visible, appelé CICATRICE. Toutes les fois que la solution de continuité de la. peau n'est pas guérie par première intention, il reste une cicatrice visible, parce que le nouveau solide formé ne jouit pas du même degré de vitalité que les tissus environnants. Les petites granulations de nouvelle formation sont re- couvertes, et ainsi protégées, par du PUS, fluide crémeux, épais, lequel, s'il possède une consistance convenable, est très-justement appelé, pus normal ; car pour être produit en quantité convenable, et pour posséder une bonne consistance, il faut que les capillaires qui le sécrètent soient dans un état normal. Si le pus ne dé- fendait pas les granulations contre l'action de l'air, celles-ci, au lieu de réunir et de réparer les parties, seraient sèches et deviendraient croûteuses. Si le produit sécrété est trop clair, ce qui indique une débilité des capillaires, les granulations sont, pour la même raison, faibles, spongieuses, ou même ne se forment pas du tout. Un ulcère qui, étant en voie de guérison, semble être pour un œil inexpérimenté, une plaie dégoûtante et de mauvais aspect, est appelée par le chirurgien, une belle surface de bonnes granulations, et souvent pour obtenir ce résultat, l'emploi des agents thérapeutiques tant à l'extérieur qu'à l'intérieur, requiert une grande habileté. Ces remarques suffisent pour faire comprendre combien il est nécessaire qu'un chirurgien se familiarise avec l'usage des moyens thérapeutiques généraux ; le plus adroit, après avoir pratiqué une opération, aura souvent à se louer de ses connaissances médicales pour combattre des symptômes généraux consécuifs. Il est des hommes d'une grande expérience qui pratiquent d'une manière bien empirique sans se donner la peine de raisonner ; mais celui qui commence d'abord par principes, et qui ensuite profite de l'expérience, deviendra à coup sûr, un praticien beaucoup plus habile. Que de médecins appliquent un cataplasme sur un ulcère, avec la certitude de l'amender, sans connaître, ou même sans chercher à connaître la raison des effets de ce topique !

L'étude des opérations de la nature, nous porte à les imiter par analogie. Outre qu'ils modifient la température, les *cataplasmes* ont encore pour résultat bienfaisant de s'opposer au développement *prématuré* des croûtes, par la douce humidité qu'ils déterminent dans les parties, humidité qui concourt avec le pus à protéger les granulations. L'EAU A PANSEMENTS des Allemands présente beaucoup d'avantages sur les cataplasmes ; la compresse trempée dans cette eau est plus légère que le dernier topique ; la soie huilée, surtout, conserve l'humidité et ce mode de pansement ne produit pas la chute de l'épiderme sur les parties environnantes, comme le fait souvent le cataplasme. Si les cataplasmes sont appliqués pendant trop longtemps, il se forme des FONGOSITÉS par le développement excessif, soit des granulations de bonne nature, soit de celles qui sont faibles et spongieuses. L'on détruit les granulations exubérantes, soit en appliquant un ASTRINGENT, tels que le vinaigre, le nitrate d'argent, le sulfate de cuivre, etc., qui, par la constriction qu'ils déterminent dans les vaisseaux, rendent les granulations plus petites ; soit simplement en plaçant sur la plaie une compresse A SEC qui absorbe la lymphe coagulable et arrête ainsi promptement l'accroissement des granulations. Ces considérations nous expliquent pourquoi les pansements faits à sec empêchent la cicatrisation de quelques ulcères, tandis qu'ils la hâtent dans d'autres, selon que les granulations ont besoin d'être réprimées ou non ; pourquoi, dans quelques cas, les pansements doivent être réitérés fréquemment, et dans d'autres, le plus rarement que possible. Les bandes de cuir de Baynton réunissent les avantages de conserver les granulations humides, et de SOUTENIR les parties ; mais appliquées inconsidérément, des accidents graves, causés par la compression, peuvent en résulter. M. J. Scott a bien démontré la différence qu'il faut établir, sous le rapport de la pratique entre le *soutien* et la *pression ;* les vaisseaux affaiblis ont besoin d'être soutenus mais ils ne pourraient être impunément comprimés.

J'ai employé ci-dessus le terme de développement *prématuré* des croûtes ; c'est qu'en effet la formation de ces croûtes est quelquefois utile ; ainsi par exemple, dans les ulcères qui marchent vers la guérison, elles servent de barrière à l'accroissement excessif des granulations, qui, autrement, s'élèveraient trop haut.

L'application d'une compresse sèche suffira, sans l'emploi d'aucun astringent, si les fongosités sont dues simplement au développement trop considérable des granulations de bonne nature, causé par l'usage trop longtemps prolongé des cataplasmes, mais si, en même temps, les granulations sont faibles, les astringents deviennent nécessaires ; cette faiblesse se reconnaît à une couleur livide de la plaie, et à la sécrétion d'un pus clair et délié; la débilité augmente-t-elle encore ? les granulations se flétrissent, disparaissent et les parties s'ulcèrent de nouveau. Or, une personne inexpérimentée supposerait que l'application du nitrate d'argent (pierre infernale) ou du vinaigre, aurait pour résultat d'augmenter la douleur; mais l'expérience apprend que bien que ces agents déterminent dans le moment une vive douleur, surtout s'ils sont employés à l'état de concentration, celle-ci disparaît bientôt, de sorte qu'un malade pourra se livrer au sommeil quelque temps après l'application du nitrate d'argent, alors que la sensibilité morbide occasionnée par son affection, l'avait privé antérieurement de tout repos pendant plusieurs jours et plusieurs nuits. Ces effets salutaires s'expliquent ainsi : les nerfs de la partie s'étant enflammés et leurs vaisseaux partageant la débilité de ceux des tissus environnants, les astringents diminuent l'inflammation des nerfs et font ainsi disparaître leur sensibilité morbide, en les plaçant dans les mêmes conditions que les nerfs d'une surface granulante de bonne nature, dans laquelle les granulations sont douées de sensibilité, mais à un degré normal. La térébenthine appliquée sur une brûlure agit d'après le même principe, c'est-à-dire en plaçant les nerfs dans les mêmes conditions que ceux d'une partie saine; cette substance n'a pas seulement une action astringente, mais de plus, elle suscite l'influence nerveuse dans une partie dont les forces vitales sont épuisées (p. 56 et 57).

Ces considérations aideront à éclairer la nature de la SENSIBILITÉ MORBIDE, désignée sous le nom vague d'IR-

RITATION. Cette sensibilité morbide ne s'observe point pendant le TRAVAIL RÉPARATEUR « inflammation normale » (1), les nerfs n'étant point ici enflammés ; mais l'inflammation .« morbide » (ainsi appelée lorsque le travail réparateur est interrompu) envahit les nerfs. Même pendant la réparation normale d'une lésion, la douleur peut être très-vive, lorsque les nerfs, sains du reste, ont été mis à nu et divisés ; mais le trouble général et l'insomnie seront beaucoup plus prononcés, si, par suite de l'inflammation (2) des nerfs eux-mêmes, il se déclare de la sensibilité morbide qui peut être locale ou bien se propager, par l'intermédiaire des nerfs, aux centres nerveux, que cette lésion ait pour siége les filets sensitifs ou organiques : dans ce dernier cas, la sensibilité peut ne se manifester que lorsque la lésion s'est propagée aux centres nerveux ; c'est ce que l'on observe, par exemple, dans le tétanos qui se déclare après la cicatrisation presque complète par première intention, d'une petite blessure, sans que la cicatrice fasse percevoir aucune douleur ; ou bien encore dans les convulsions symptomatiques de la présence dans les intestins de vers lombrics qui n'ont point causé de douleur.

Par un travail analogue à celui qui préside à la formation des granulations, de la lymphe coagulable, exsudée par l'inflammation entre des MEMBRANES SÉREUSES, s'organise quelquefois et forme des ADHÉRENCES.

(1) Autrefois j'employais quelquefois, pour me conformer à l'usage, le terme d'*inflammation normale*, comme synonyme de *travail réparateur*, mais c'était à tort : l'inflammation est, dans tous les cas, une *maladie*, puisqu'elle représente les phénomènes morbides qui précèdent le travail réparateur.

(2) Je ne connais pas d'autre mot pour exprimer leur lésion.

Les MEMBRANES MUQUEUSES passent très-rapidement de l'état sain à l'état morbide : une légère altération du mode. d'action des artères capillaires qui sécrètent un fluide propre à lubréfier et à protéger les surfaces de ces membranes, suffit, soit pour les rendre sèches, soit pour provoquer la sécrétion d'un fluide clair, salin, qui, loin de les protéger, les irrite ainsi que les parties qui se trouvent en contact avec elles. De plus, lorsque la membrane muqueuse a expulsé le fluide que je viens de décrire (dans le catarrhe par exemple) la consistance plus grande, la couleur opaque, blanchâtre que revêt le mucus (qui, en d'autres termes, se rapproche par ses caractères, du pus, et même dans quelques cas se transforme véritablement en ce dernier liquide), sont le résultat du travail réparateur ou restaurateur; et l'on sait que les diverses membranes muqueuses, celle de l'urètre, par exemple, versent, lorsqu'elles sont enflammées, un fluide ichoreux qui devient du véritable pus à mesure que le travail réparateur fait des progrès; j'en dirai autant de la membrane pituitaire.

Ainsi l'on voit que l'on peut avoir de la lymphe coagulable et du pus sans ulcération. Quelquefois de la lymphe coagulable est versée doucement par les capil-laires sur les surfaces muqueuses; elle se concrète et forme ce que l'on appelle des FAUSSES MEMBRANES; je citerai le croup. pour exemple. Les intestins expulsent quelquefois aussi de semblables fausses membranes qui ont été prises pour des fragments de la membrane muqueuse qui se serait détachée. Elles ont une forme tubuleuse différente de ces longs cordons vermiformes de mucus simplement condensé qui sont quelquefois expulsés par l'anus. Hunter a indiqué l'analogie com-

plète qui existe entre l'épanchement de lymphe coagulable dans l'inflammation (moi je dis, après l'inflammation)et la formation de la première tunique du fœtus, dans
l'utérus après la conception ; parfois même, outre les
fausses membranes semblables qui se forment dans le
vagin, dans le cas de dysménorrhée et d'hémorrhagie,
il s'en développe aussi, dans les mêmes circonstances,
une autre, dans l'utérus non imprégné, laquelle ne diffère des premières que par son volume et sa forme.
Ainsi donc la même lymphe coagulable, si utile pour
réparer les dommages et pour perpétuer l'espèce, tue
quelquefois, comme dans le croup, en oblitérant le canal
aérien, ou bien elle produit la cécité en rendant la
cornée opaque ; ou bien encore, elle agglutine ensemble
les intestins, après l'inflammation péritonéale. Enfin,
l'on observe sur les surfaces séreuses, non-seulement des
fausses membranes proprement dites, mais encore du
pus, sans que l'on puisse découvrir aucune trace de
déchirure. Les opérations de la nature sont uniformes
et simples, — le travail réparateur est uniforme et
simple. La déposition de la lymphe coagulable est analogue, dans ces cas, à celle qui a lieu dans le but d'effectuer une réunion par première intention, ou de
produire des granulations, bien que, à cause des régions
(la cornée, le conduit aérien, etc.,) dans lesquelles se
fait cette déposition, des accidents graves et même la
mort en soient quelquefois les résultats.

Si un coup ou quelque autre lésion, l'action d'un
caustique ou l'inflammation détruisent la vie dans une partie, celle-ci se décompose graduellement et se sépare des
tissus vivants ; quelquefois sous la forme d'une eschare
décolorée, les parties fluides s'écoulant lorsque celle-ci

est parvenue à la surface. La *séparation* est effectuée par la *décomposition*, et non pas par les *absorbants* de la partie vivante, ainsi qu'on l'a assuré ; au niveau de la ligne de séparation d'une eschare de la peau, par exemple, celle-ci se décompose plus rapidement, à cause de la chaleur et de l'humidité des tissus sains environnants, tandis que la partie centrale de l'eschare se dessèche souvent au point de ressembler à un morceau de cuir. Après la séparation d'une eschare sur la surface du corps, il reste une plaie béante, qui, si le travail réparateur se fait naturellement, se remplira bientôt de granulations, ainsi que je l'ai déjà expliqué. Si on laisse dans la plaie un corps dur (tel qu'un pois) il empêche la formation des granulations ; mais comme le travail réparateur n'en agit pas moins, les capillaires divisés sécrètent du pus, et aussitôt que le corps étranger est éliminé, des granulations commencent à se développer. Ici encore, il ne faut pas confondre le travail réparateur avec l'inflammation : un exutoire convenablement gouverné, n'est pas dans un état inflammatoire ; au contraire, il est bien reconnu que s'il s'enflamme, il faut enlever le pois pour l'*adoucir*, sans quoi la partie deviendra rouge, douleureuse, tuméfiée ; il se formera des fongosités, ou bien l'ulcération envahira les tissus.

L'ULCÉRATION est la mort des couches successives des parois d'une plaie béante, de quelque dimension qu'elle soit, la solution de continuité ayant été effectuée, soit par l'inflammation spontanée, et la décomposition, soit par cause mécanique externe ; les particules qui meurent successivement dans un ulcère, ne sont pas séparées des parties vivantes, ni enlevées par les absorbants, ainsi

qu'on l'a avancé généralement, mais elles se décomposent et sont éliminées au dehors. De plus, un ulcère
n'est pas nécessairement dans un état inflammatoire;
bien au contraire, lorsqu'il est en voie de guérison, il
est le siége d'un travail réparateur, et si l'inflammation
récidive, celle-ci cause une *nouvelle* ulcération. Cette
manière d'envisager la question, présente une légère
contradiction apparente, puisque le mot ulcère (*ulcus*)
signifie simplement une plaie béante qui s'est formée
sous l'influence d'autres causes aussi bien que sous celle
de l'inflammation ulcérative; mais, je le répète, quoique
le travail qui donne naissance à une ulcération soit
une inflammation ulcérative, il n'est pas moins vrai
qu'une fois formée, cette ulcération n'est pas nécessairement le siége de phénomènes inflammatoires, et
c'est même en évitant avec soin l'inflammation que le
chirurgien guérit l'ulcération.

Encore une fois, un *ulcère* n'est pas nécessairement
dans un état d'*inflammation;* c'est l'*espace* laissé par la
destruction d'une partie par l'inflammation; si la constitution est bonne et que l'ulcère ne soit point influencé par quelque poison morbide, il se couvrira de granulations et guérira, si, au contraire, l'inflammation se
renouvelle dans les tissus, chaque récidive peut causer
une nouvelle perte de substance, et l'ulcère devenir,
comme on le dit, phagédénique.

Lorsque toute la partie frappée d'inflammation se
sépare entière au lieu d'être dissoute et enlevée graduellement, on donne à la masse éliminée le nom de
BOURBILLON qui s'appelle GANGRÈNE, SPHACÈLE et MORTIFI-
CATION si le phénomène a été engendré par une inflam
tion spontanée. La mortification d'un tissu peut être

produite par un caustique ; on lui donne alors le nom
d'ESCHARE ; ou bien encore par un poison chimique.
C'est ainsi que j'ai vu toute la membrane muqueuse de
l'œsophage, se détacher chez un individu qui avait avalé
de l'acide nitrique.

Lorsque je dis que les absorbants n'effectuent pas la
séparation d'une eschare, je ne nie pas qu'ils puissent
enlever la matière décomposée ; car l'on sait que les
tissus situés un peu profondément sous la peau, sont
souvent, lorsqu'ils ont été frappés de mort, enlevés
graduellement par les absorbants ; mais dans les cas
d'une eschare produite par un caustique, ou dans ceux
d'une eschare gangréneuse, c'est la décomposition et
non les absorbants, qui effectue la séparation. Lorsque
quelque lésion produite par un coup, ou par l'inflammation, est assez intense pour causer la mort d'un tissu
profondement situé, la matière décomposée peut être
enlevée par les absorbants et les capillaires (veineux),
ainsi qu'on le voit dans le cas d'une extravasation sanguine ; mais en général, il se développe sous l'influence
du travail réparateur, de la suppuration, — il se forme
un ABCÈS. Ici encore, il faut avertir contre l'inexacti-
tude du langage ordinaire ; on dit que lorsqu'il existe
de l'inflammation, il faut empêcher la suppuration de
se former. Or, ce qu'il faut empêcher, c'est la mort de
quelque partie vivante ; si cette mortification survient,
la suppuration n'est qu'une matière de nécessité, une
partie du travail réparateur. Après ce que j'ai dit, il
est à peine nécessaire d'ajouter que je n'admets pas
que le pus soit le résultat de la destruction et de la
liquéfaction de la lymphe coagulable, ainsi que l'a assuré Laënnec en parlant de l'empyème, et que je rejette

également l'opinion de Dupuytren et d'autres qui veulent qu'une partie des eschares des abcès se dissolvent dans le pus.

La cavité de l'abcès est tapissée par une quantité plus ou moins considérable de lymphe coagulable, analogue aux granulations, aux fausses membranes et aux adhérences dont nous avons parlé plus haut. Cette lymphe tapisse le *kyste* abcétique, comme on l'appelle, qui n'est que le tissu cellulaire de la partie déployée sur le pus contenu ; le kyste n'établit point de limites à l'abcès, mais il est soumis passivement à la quantité de liquide épanché dans sa cavité. C'est l'étendue de l'inflammation qui décide du volume de l'abcès, et lorsque l'inflammation est diffuse et ramifiée, l'abcès est diffus et ramifié, ainsi que cela arrive dans l'INFLAMMATION DIFFUSE DU TISSU CELLULAIRE.

L'inflammation, a-t-on dit, « sert à réparer les lésions locales, et peut être considérée comme un principe réparateur. » Pour moi je soutiens que cette manière d'envisager l'inflammation est erronée ; que celle-ci est au contraire un phénomène morbide ; car, autrement, pourquoi parler de moyens thérapeutiques à lui opposer ? Et même, dans l'emploi de ces derniers, il est d'une grande conséquence pratique de savoir les suspendre à temps, car la période inflammatoire est souvent très-courte, et si le praticien ne sait pas juger lorsqu'elle a cessé, il peut faire beaucoup de mal en s'opposant au travail réparateur. La période inflammatoire de la pleurésie et de la péritonite est souvent si courte qu'il peut survenir au bout de trois ou quatre heures une destruction de tissus qui fera périr le malade, ainsi que nous l'avons vu quelquefois. En voici un exemple : Un jeune homme,

après s'être exposé au froid, se plaignit, pendant quelques heures, d'une vive douleur dans l'abdomen;
il fut pris de fièvre, de malaise et de constipation. Ce
ne fut qu'au bout de deux ou trois jours qu'il consulta
un médecin. A cette époque, il n'accusait aucune douleur dans l'abdomen, même par une pression modérée,
excepté toutefois vers l'hypocondre droit où cette pression déterminait un peu de sensibilité. Il mourut au
bout de quinze jours, bien qu'il eût été traité judicieu-
sement pour une péritonite. A l'autopsie, l'on trouva
tous les intestins agglutinés ensemble par de la lymphe
coagulable, et la cavité péritonéale contenait un peu de
pus.

Le praticien s'exposera à de graves accidents, si, dès
que l'inflammation est subjuguée, il ne cesse pas, ou
au moins ne relâche pas le traitement antiphlogistique
(non-seulement les saignées, mais encore l'usage de
certains médicaments, tels que l'émétique, les purgatifs, la digitale, le colchique, etc.). J'ai vu un malade
atteint de pleurésie avec épanchement considérable
dans un des côtés de la poitrine, dont la vie avait été
sauvée par des émissions sanguines actives, et d'autres
moyens thérapeutiques, donner de graves inquiétudes
par suite de l'administration de purgatifs et d'autres
agents antiphlogistiques, alors que l'inflammation avait
été subjuguée. L'emploi de ces moyens avait été basé
sur la douleur dont se plaignait le malade vers le côté
de la poitrine, douleur qui n'était que la sensibilité normale exaltée consécutivement à la lésion produite par
l'inflammation, et qui persista à un certain degré,
même pendant plusieurs mois.

D'un autre côté, dans quelques cas morbides de lon-

gue durée, alors que le malade ne se sent pas assez « indisposé » pour recourir à l'avis d'un médecin, l'on
trouve une inflammation latente qui requiert un traitement antiphlogistique très-actif et bien décidé, lequel
pourra surprendre le malade, mais dont il ressentira
bientôt les bons effets.

Un écrivain distingué sur l'inflammation a dit que
« l'inflammation adhésive qui précède l'acte de l'absorption ulcérative oblitérait les vaisseaux » de manière
à prévenir l'hémorrhagie. Comme énumération des
phénomènes, cette proposition est vraie ; comme interprétation rationnelle du travail qui a lieu ici, elle est
erronée. L'*inflammation* ne peut pas être appelée adhésive, puisque c'est un phénomène qui détruit la vie de
la partie, d'où résulte une séparation des tissus morts
que l'on a faussement attribuée aux absorbants. Le travail réparateur (adhésif) qui est intermédiaire, oblitère
les vaisseaux au moyen de la lymphe qui est alors déposée, prévient ainsi l'hémorrhagie et produit des granulations ainsi que de la suppuration. Les phénomènes
se succèdent en effet de la manière suivante : *inflammation,* —mort de la partie ; *travail réparateur (adhésif),*
— effusion de lymphe qui oblitère les vaisseaux ; puis
ulcération, — décomposition et séparation des parties
mortes. De cette manière, je puis me rendre compte de
la mortification, de la dissolution et de l'élimination
graduelle ou par fragments, d'un os, d'un tendon, du
tissu cellulaire et d'autres tissus, tandis que l'explication de leur élimination par les absorbants qui les ron-
geraient, pour ainsi dire, n'est ni intelligible, ni croya-
ble. De plus, le mot ulcération est employé par les
auteurs d'une manière encore plus contradictoire ; ainsi,

6

par exemple, outre son action d'érosion, l'on admet encore « un travail ulcératif propre à réparer les parties : » cette confusion est due à l'abus que l'on fait du mot inflammation (normale).

L'on me demandera peut-être comment il se fait que si l'épanchement de lymphe dans le tissu cellulaire n'est pas un phénomène de l'inflammation, on l'observe dans l'érysipèle ainsi que dans les cas d'inflammation de la cornée ou de l'iris, alors qu'au lieu de servir de travail réparateur, cet épanchement ne fait que s'opposer à l'exercice des fonctions de ces organes. Dans l'érysipèle assez intense pour déterminer un épanchement de lymphe, la desquamation prouve que les capillaires sont le siége d'une solution de continuité : de là la nécessité d'un travail réparateur, c'est-à-dire d'une effusion de lymphe. Il est permis de déduire par analogie que les capillaires du tissu cellulaire sous-jacent sont aussi le siége d'une solution de continuité. Au moment où ces vaisseaux se rompent, — cèdent à l'intensité de l'inflammation, — il se fait un épanchement de lymphe dont l'usage est de combler la brèche comme dans les cas de réparation d'une plaie par instrument tranchant. Lorsque la cornée est blessée, il se dépose de la lymphe pour réunir les capillaires ; de même encore lorsque les capillaires cèdent à l'inflammation dans une ou plusieurs des tuniques qui composent la cornée, sans perte de substance à la surface, la lymphe est épanchée pour réparer les dommages. L'inflammation est-elle superficielle ? l'ulcération qui en résulte est une preuve de la solution de continuité des capillaires.

Lorsqu'une partie reçoit un coup d'une certaine

force, il se fait une extravasation de sang des artères capillaires ou un épanchement de lymphe qui détermine du gonflement. Dans ce cas, les capillaires, sains d'ailleurs, sont forcés, par la cause mécanique, de laisser échapper les fluides qu'ils contiennent, lesquels fluides sont ensuite graduellement enlevés par les absorbants. Mêmes phénomènes dans les cas où ces mêmes capillaires sont malades : dans l'érysipèle, de la lymphe et du sérum sont épanchés ; ils produisent du gonflement et sont résorbés à mesure que le malade revient à la santé ; il en est à peu près de même dans l'hydropisie.

L'on peut, au moyen d'un onguent préparé avec de la sabine ou des cantharides, produire une inflammation, — un tel relâchement et une telle débilité des capillaires d'une partie, que ceux-ci se séparent des tissus vivants adjacents ; c'est ainsi que l'on fait disparaître les verrues. Ce qui se passe ici est analogue, en ce qui regarde le mode de séparation, au soulèvement de la peau par l'action d'un vésicatoire ordinaire. Ces phénomènes ont été attribués à tort à ce que la sabine et les cantharides produiraient « un degré d'action des vaisseaux plus élevé que ne le peuvent supporter les parties, » ce qui est tout à fait incompatible avec le véritable mode d'action des vaisseaux (p. 33 et *seq.*).

La cicatrice qui reste après la chute d'une verrue, et qui ressemble à la cicatrice d'une vésicule variolique, est quelquefois permanente ; mais il n'en arrive pas toujours ainsi ; de même aussi la cicatrice d'une tache variolique disparaît quelquefois, ou en d'autres termes, la variole ne « creuse » pas toujours. La raison en est que la vésicule variolique ne suppure pas toujours, bien qu'elle ait reçu improprement le nom de pustule : natu-

rellement la variole n'est qu'une vésicule remplie d'un
fluide séreux qui devient blanchâtre et opaque comme
du pus; mais si l'on en excepte la surface des membranes, il ne se forme de véritable pus que lorsque
l'inflammation a été assez intense pour causer cette
lésion des capillaires qui, pour leur réparation, requiert une effusion de lymphe; et lorsque c'est une
membrane muqueuse qui est le siége de cette lésion,
l'humidité générale empêche la lymphe de séjourner et
de former une fausse membrane qu'il est assez rare de
rencontrer sur les surfaces muqueuses, tandis que le pus
y est très-commun. Le croup est heureusement une
maladie comparativement rare; mais j'ai observé un
cas dans lequel il s'était formé dans l'urètre une fausse
membrane ou au moins de petits tubes de lymphe coagulable. En outre : la lésion étant la même, il arrive
quelquefois que sans qu'il se forme du pus, le travail
réparateur dépose une aussi grande quantité de lymphe
que pour produire des granulations ou pour effectuer
une réunion par première intention; c'est ce que l'on
observe souvent sur le réseau muqueux de la peau, à
la suite d'une légère excoriation, ou de l'application
d'un vésicatoire ordinaire; la lymphe déposée se dessèche sur la surface dénudée et l'épiderme est réparé
sans suppuration; mais quelquefois la peau est lésée et
il se forme du pus pendant le travail nécessaire à la
réparer. Dans quelques cas, après l'application d'un
vésicatoire, lors même que la peau n'est pas assez in-
téressée pour nécessiter de la suppuration, il se dépose
une quantité superflue de lymphe qui forme un épiderme ressemblant à une couche de gelée.

L'éruption variolique n'est, comme je l'ai dit, qu'une

vésicule, mais une vésicule réticulée, formée par la réunion d'autres vésicules plus petites, absolument comme la vaccine. La vaccine finit toujours par « creuser », parce qu'il existe une perte de substance dans le réseau muqueux, causée par l'intensité de l'inflammation; mais la petite vérole volante (*chicken-pox*) qui consiste en une vésicule plus simple et de plus courte durée, ne « creuse » pas toujours.

La cause de cette dépression particulière que l'on remarque dans le centre des vésicules varioliques et de la vaccine, est celle-ci : chaque bouton commence par un point, et ce point venant à s'enflammer avant ceux qui le suivent et l'entourent, est moins élevé et la lymphe coagulable commence à se dessécher pendant que la circonférence est encore fraîche et tuméfiée. J'ai entendu attribuer la tache noire centrale de la vaccine à la piqûre produite par la lancette; et la tache noire centrale de la variole à la présence, dans ce point, d'un conduit sébacé qui empêcherait la vésicule de se développer : mais la piqûre produite par la lancette se guérit par première intention avant le développement de l'inflammation spécifique, et il existe un grand nombre de conduits sébacés dans l'espace occupé, soit par une vésicule de vaccine, soit par une vésicule variolique.

L'inflammation a pour effet, ainsi que l'indique sa cause prochaine (le relâchement des capillaires), de *ramollir* le tissu qu'elle a envahi. A cause de la tension à laquelle elle est soumise, une partie enflammée paraît dure au toucher; mais il suffira de l'inciser pour constater que les tissus sont ramollis.

Telle que nous l'avons considérée jusqu'ici, l'inflammation est celle que l'on appelle AIGUE, dans laquelle les *parties*, ou parviennent à la *résolution*, ou *se détruisent — citą mors venit, aut victoria lœta*. — L'inflammation CHRONIQUE est celle dans laquelle la cause de l'inflammation continuant à agir, produit des lésions réitérées suivies d'un effort continuel du travail réparateur pour déposer de la lymphe coagulable ; tantôt celle-ci s'organise et produit des duretés matérielles telles que, tumeurs strumeuses et autres, nodus et excroissances syphilitiques, etc. ; tantôt il se forme un ulcère, un chancre, par exemple, dans. lequel se développe un travail réparateur, qui, par la lymphe qu'il dépose, épaissit les bords de la petite excavation, tandis que la cause de l'inflammation continuant à agir, l'ulcère reste béant par la mort successive des particules de son fond et de ses parois ; d'autres fois, bien que n'étant pas assez intense pour anéantir la vie dans les parties, l'inflammation suffit encore pour empêcher la guérison d'un ulcère, c'est-à-dire l'organisation de la cicatrice qui devient croûteuse, cette croûte étant tantôt unique et sous la forme d'une écaille, comme dans la couperose ; tantôt disposée en couches successives, comme dans le rupia ; tantôt enfin accumulée en masse, ainsi qu'on l'observe après les pustules développées sur la face.

C'est ainsi qu'un poison morbide, non-seulement modifie d'une manière désavantageuse une lésion, mais de plus, en adhérant, pour ainsi dire, aux tissus et à la constitution, il perpétue cette lésion jusqu'à ce qu'il ait été expulsé par quelque moyen thérapeutique. Mais tout ceci n'est que l'expression ou la description de certains phénomènes ; que l'on me permette de suivre mon penchant à rechercher les causes prochaines et par-dessus toutes choses, je préfère une analogie supportable.

Le travail de la fermentation me fournit cette analogie. Un peu de levain fait soulever toute la masse : la petite parcelle de virus variolique, prise au bout d'une aiguille, produit une inflammation semblable-à celle d'où elle est tirée. Qu'est cette inflammation, si ce n'est une décomposition chimique? La fermentation est-elle autre chose? Ce virus peut être absorbé et introduit dans la circulation, ou bien agir sur le système nerveux d'une manière chimique, et par conséquent, électrique ou galvanique, positive ou négative, d'où résulte de la sensibilité morbide qui se propage à toute l'économie. Le développement de douleurs vives dans le cordon spinal, le cerveau, etc., la langueur, les convulsions, etc., etc., et un trouble de toutes les fonctions, prouvent ce que j'avance ici.

Tous ces phénomènes disparaissent, comme on le sait, après un temps défini ; — de même, la pâte cesse de se soulever lorsque toutes les particules enflammées par le venin, ont été décomposées. Ainsi se terminent la variole, la rougeole, la scarlatine, le typhus, la peste, la fièvre pétéchiale, etc., dont les levains sont ou communiqués par contact, ou transportés par l'air dans les poumons.

Le virus syphilitique est différent et, ici, il me faut encore recourir à l'analogie. Sa décomposition destructive est d'une espèce différente, — d'une nature plus lente, plus permanente, — aussi inconnue pour nous, bien que nous puissions en analyser les phénomènes et les produits, que celle de la fermentation panaire ou acétique. De même que la fermentation acétique, bien que plus permanente est moins violente que la fermentation panaire ou vineuse ; de même la décomposition

syphilitique (l'inflammation) est graduelle, mais envahit constamment l'économie, si l'art ne vient à s'y
opposer.

Je ne puis m'empêcher de hasarder ici une théorie
sur l'hydrophobie. Cette horrible maladie serait-elle
produite par un levain qui empoisonnerait le système
nerveux, emploierait un temps considérable à fermen-
ter, et serait susceptible d'être combattu par quelque
agent médicinal propre à subjuguer la névrite, — peut-
être par l'arsenic, — peut-être par quelque narcotique?
Je serais porté à essayer, autant que pourrait le supporter la constitution, l'arsenic combiné à l'opium, ce
narcotique permettant au malade de prendre une plus
grande quantité d'arsenic que si l'on administrait ce
dernier médicament isolément. C'est un fait que j'ai
observé dans des cas invétérés de fièvre intermittente
et de dyssenterie que j'ai guéris au moyen de ce mélange, et il est encore prouvé par l'efficacité de l'opium
comme antidote de l'arsenic (1).

(1) Des individus, dans le but de s'empoisonner plus sûrement, mêlent souvent du laudanum avec de l'arsenic. Cette pratique est précisément ce qui leur sauve la vie; une expérience de plusieurs années
m'a convaincu de l'exactitude de cette observation. Plusieurs malades
qui avaient avalé de l'arsenic (acide arsénieux) ont été sauvés par l'administration à haute dose du laudanum et de la magnésie calcinée, accompagnée, selon les circonstances, de l'application de sangsues et
d'autres moyens qu'il n'est pas nécessaire d'énumérer ici. Si je ne me
trompe, c'est un M. Hunt qui, le premier, a publié ce mode utile de
traitement. La douleur (sensibilité morbide) indépendante de l'inflammation, est soulagée par l'opium, ainsi que je l'ai dit ailleurs en parlant
des affections goutteuses de l'estomac. Je dois ajouter pour les élèves
que la goutte de l'estomac est presque exclusivement une névrite;
mais que dans l'empoisonnement par l'arsenic, outre cette névrite, il
existe une inflammation très-vive des capillaires de la membrane muqueuse stomachale.

Jusqu'ici nous n'avons point encore obtenu la guéri-son du cancer par l'administration interne d'agents thérapeutiques ; mais aidés par les recherches de Kier-nan, Muller, Ure et d'autres pathologistes, l'on par-viendra, j'ose l'espérer, à ce résultat si désirable (*Me-dical Gazette*, mai et décembre 1836). Nous avons encore à chercher un remède contre les tubercules. Malgré les efforts des Andral, Carswell, Louis, etc., nous sommes loin de connaître leur véritable origine, et jusqu'à ce que nous ayons débrouillé ce chaos, ce n'est qu'un heureux hasard empirique qui peut nous faire réussir. Pour moi, le meilleur mode de traitement que l'on puisse employer contre les tubercules, est celui adopté dans les scrofules.

Quelquefois, par suite de causes mécaniques acciden-telles, il se forme des TUMEURS : il s'épanche de la lym-phe qui, sous l'influence d'un travail analogue à celui qui préside au développement des granulations, se vas-cularise, s'organise (jouit de vitalité), fait partie de l'a-nimal, et n'est point susceptible d'être éliminée par les absorbants, mais, au contraire, recueille les matériaux inorganiques ou, en d'autres termes, la matière morte. Quelques-unes de ces tumeurs ne subissent aucun changement, aucune altération ; d'autres suscitent, par leur présence, une inflammation par suite de laquelle les capillaires, soumis à des efforts réparateurs néces-sairement réitérés, déposent de plus en plus leurs ma-tériaux et ajoutent à la tumeur ; celle-ci s'accroît alors jusqu'à ce qu'elle ait été enlevée par des agents théra-peutiques ou par l'opération, ou bien elle épuise l'ani-mal et détruit la vie. Or, ce qui arrive ici par suite d'une lésion externe, a lieu quelquefois comme effet d'une

affection générale : des tumeurs se forment sponta-
nément avec ou sans fièvre et disparaissent quelquefois
par *résolution,* c'est-à-dire par la cessation de l'inflammation et la résorption subséquente ; tantôt elles sup-
purent et forment des abcès, tantôt elles restent indo-
lentes, d'autres fois elles s'accroissent de plus en plus,
mais sans changer de caractères ; ou bien encore elles
s'accroissent et s'ulcèrent en même temps, ainsi qu'on
l'observe dans les cancers et dans les autres affections
malignes. Les tumeurs sont modifiées par la partie
qu'elles occupent et par la constitution du sujet : le tissu
est-il graisseux ? les artères étant destinées ici à déposer
de la graisse, la tumeur sera graisseuse. Est-ce au contraire le périoste qui est malade ? la tumeur sera osseuse.
Enfin, la partie est-elle douée d'un haut degré de vas-
cularité ? la tumeur sera vasculaire. Les bandes dures,
résistantes, qui traversent les tumeurs graisseuses ou
autres, sont formées par les artères qui, dans les conditions ordinaires, auraient à nourrir des tissus membraneux, celluleux ou ligamenteux. Chez les sujets
d'une constitution STRUMEUSE OU SCROFULEUSE, c'est-à-
dire, dont les tissus sont faibles, débiles et relâchés.
une tumeur développée dans un ganglion lymphatique
ou dans une autre partie, revêtira des caractères de
débilité et de relâchement ; et dans les constitutions
CANCÉREUSES, viciées par la maladie, il se formera
dans quelques parties du corps des tumeurs cancéreuses, ainsi que l'a très-bien démontré Kiernan. L'on
peut en dire autant de l'affection tuberculeuse qui est
entièrement distincte de l'inflammation ordinaire.

Le même travail qui répare les dommages, produit,
s'il est suscité par une cause morbide, des excroissan-

ces anormales, telles que des tumeurs osseuses consécutives à une inflammation syphilitique ou autre des
membranes des os. Dans les cas d'odontalgie symptomatique d'une carie, la partie de la dent où siége la
lésion ne peut être réparée puisqu'elle manque de membrane ; l'inflammation envahissant alors la partie saine
de la dent, sa racine, il en résulte des dépositions inutiles, des excroissances morbides qui ne réparent pas
le mal puisqu'elles ne se développent pas là où siége la
lésion ; de là l'extraction de la dent devient nécessaire.
Les artères du périoste sont toujours prêtes à déposer
de la matière osseuse ; toutes les fois que, par accident
ou par maladie, les vaisseaux de cette membrane sont
distendus (avec ou sans rupture et extravasation) et que
la partie devient spongieuse, comme dans les nodus, il
y a là, sinon stagnation, du moins retard suffisant dans
le cours du sang pour empêcher la cristallisation de la
matière osseuse. Les artères cessent de déposer lorsque
les espaces laissés par un accident ou par une maladie
sont comblés : s'il ne se dépose pas assez de matière
osseuse pour réunir un membre fracturé, ou si la con-
solidation a été empêchée par le mouvement des parties, souvent le chirurgien frotte l'une contre l'autre
les extrémités des fragments, non pas pour agir sur
l'os lui-même, mais bien en réalité, pour produire une
lacération fraîche des parties molles, de manière à permettre une nouvelle déposition de matière osseuse et à
produire des espaces frais pour sa réception ; ici, bien
que la violence à laquelle on a recours excite nécessairement de l'inflammation , bien que la plupart des chirurgiens, en frottant ainsi l'une contre l'autre les extrémités des fragments, aient l'intention de susciter cette

inflammation, il n'en est pas moins vrai que si l'on pouvait produire sans ce phénomène morbide, un espace destiné à la déposition du cal, cela vaudrait beaucoup mieux; tout le monde sait, en effet, qu'une vive inflammation retarde la formation du cal et que l'on est obligé de la combattre par les sangsues et par d'autres moyens thérapeutiques.

Si les absorbants ne peuvent pas enlever les tissus organisés, comment éliminent-ils les tumeurs? Telle est la question que l'on peut se faire. Une tumeur ne jouit que d'une organisation imparfaite, et n'est, pour les artères existant préalablement, qu'une charge ajoutée à la tâche que ces vaisseaux ont à remplir : si ces artères ont augmenté de volume (et nous savons qu'il peut en arriver ainsi) par suite de l'inflammation qui a donné naissance à la tumeur, elles peuvent entretenir celle-ci; d'autres fois, et plus fréquemment, elles reprennent, après la disparition de l'inflammation, leur volume naturel, et font *mourir de faim*, pour ainsi dire, la tumeur, dont les parties constituantes, privées de leur soutien, se décomposent alors, se désorganisent et peuvent être ainsi éliminées par les absorbants; d'une autre part, il peut arriver que la tumeur soit trop bien organisée pour céder; elle continue alors à vivre d'une manière comparativement *indolente*, après la cessation de l'inflammation, et ne produit ni douleur, ni accidents, à moins qu'un coup ou toute autre cause ne renouvelle l'inflammation. Si les efforts de la nature ne suffisent pas pour faire disparaître une tumeur, on peut la diminuer par des moyens artificiels :

1° Le plus simple est d'établir sur la partie une compression — au moyen d'une lame de plomb, par exemple, — afin d'empêcher les particules nutritives de pénétrer dans ses vaisseaux (1).

2° Une compression assez douce pour ne pas *comprimer*, mais seulement *soutenir* les vaisseaux enflammés et distendus : par là on arrêtera d'abord l'inflammation ; puis l'on pourra avoir recours à une compression plus forte sans causer de douleur.

3° Le froid (lotions froides, etc.), appliqué constamment là où la compression ne pourrait être employée à cause de la douleur qu'elle occasionnerait, déterminera la constriction, le resserrement des vaisseaux.

4° L'emploi journalier ou au moins souvent répété des émissions sanguines au moyen des sangsues, etc., en ayant soin de ne point saper la constitution en tirant trop de sang.

5° L'établissement de sécrétions artificielles accompagnées de contre-irritation : — cautères, vésicatoires, émétique, onguents iodurés, etc.

6° L'usage de certains médicaments tels que le mercure, l'iode, etc., qui agissent sur les artères elles-mêmes, directement ou par l'intermédiaire de leurs nerfs, de manière à exciter les vaisseaux capillaires enflammés à se contracter, quel que soit du reste l'état de la *vis a tergo*, quelle que soit la quantité de fluide en circulation : car ces agents peuvent être nécessaires,

(1) C'est par les effets de cette compression que l'on peut, chez les enfants, rétablir les dents à leur rectitude normale, ainsi que le font souvent les dentistes. On a dit que, dans ces cas, c'étaient les absorbants qui produisaient ce résultat ; mais il n'en est point ainsi : les vaisseaux qui rampent sur l'un des côtés de l'alvéole, venant à être comprimés par la dent, se désorganisent ; les absorbants saisissent alors les particules inorganiques, et les vaisseaux de l'autre côté de l'alvéole remplissent l'espace laissé libre (*Voy.* p. 33).

lors même que la circulation est très-faible, puisque
dans quelques cas l'inflammation persiste malgré la débilité de la constitution, malgré la faiblesse du pouls (1).
C'est seulement la débilité approchant d'un état de mort
qui empêchera un vésicatoire de produire un soulèvement de l'épiderme, alors que le poison des cantharides
a relâché les vaisseaux; aussi faudrait-il que la perte
de sang fût énorme pour empêcher un vésicatoire de
produire ses effets ordinaires; ce qui prouve encore
que la cause prochaine de l'inflammation réside dans
les vaisseaux de la partie et non pas dans la force d'injection. Ces remarques montreront à l'élève qui a vu
combien les saignées générales actives sont utiles dans
les cas d'inflammation reconnaissant pour cause une
fracture de côte, qu'il ne peut pas toujours « juguler »
l'inflammation par la phlébotomie seule (2), bien que

(1) Elle est appelée alors par quelques auteurs, inflammation passive, en opposition à celle qui attaque un sujet d'une forte constitution ;
mais l'*inflammation* est toujours la *même débilité* des capillaires. Appe-
lons les choses par leurs noms propres, et ne faisons de l'état actif ou
passif qu'une indication du mode de traitement à employer.

(2) Je considère comme fausse l'opinion que le D. Hall émet en
parlant de certains cas d'inflammation traumatique qui se sont termi-
nés d'une manière fatale entre les mains d'autres praticiens. Il dit que
si ces cas avaient été réellement inflammatoires, ils auraient supporté
les émissions sanguines (*Voy.* sa leçon — *Lancet*, novembre 1837, p.
186). Je ne suis pas de cet avis, et je suis convaincu que l'inflammation,
soit idiopathique, soit traumatique, qui ne cédera pas aux émissions
sanguines employées dans des bornes rationnelles et aidées des médicaments antiphlogistiques, se terminera d'une manière fatale, soit
par la violence de la maladie, soit par l'étendue inévitable de la déplétion. Je dois faire aussi observer que, tandis que M. Hall sait juger
lorsqu'il doit s'arrêter, je craindrais que ses élèves ne fussent portés,
dans la pleurésie, etc., à pousser trop loin les émissions sanguines :
c'est ainsi que je fus appelé pour voir, quelques minutes avant sa mort,

l'ouverture de la veine soit, dans le commencement, de
la plus grande nécessité. Car, bien au contraire, quoi-

un étudiant en médecine, qui, après avoir assisté à une leçon faite par
un professeur bien connu, sur la méthode de « juguler » l'entérite par
les déplétions, se fit saigner par un de ses camarades d'étude au point
de tomber pour ne plus se relever. Le D. Hall dit qu'un confrère
de ses amis, atteint d'une fracture de côte, perdit par la phlébotomie environ huit pintes (3 kilogrammes $\frac{1}{2}$ environ) de sang-dans
l'espace de quelques jours, et il ajoute que, la pleurésie existant,
le malade aurait pu en perdre deux ou trois fois autant sans aucun
danger. Je pense, cependant, qu'aucun homme ne pourrait perdre
15 ou 16 pintes de sang (6 ou 7 kilogr.) en trois ou quatre jours
« sans aucun danger ». C'est ce qu'il appelle établir une distinction
entre l'irritation et l'inflammation!!! Quant à l'homme cité par lui et
qui succomba à l'hôpital de Saint-Barthélemy, à une fracture de côte
compliquée de lésion des poumons, je suis obligé d'émettre une opinion
contraire à celle du D. Hall qui regarde ce cas comme une irritation,
dans lequel l'homme mourut de l'épuisement causé par les émissions
sanguines, tandis, que selon lui, celles-ci auraient pu être supportées si
l'on avait eu affaire à une inflammation. Je ne puis reconnaître la distinction que le D. Hall établit entre l'inflammation et l'irritation, puisque, selon moi, l'inflammation de la plèvre ou des poumons, quoique
occasionnée par la fracture des côtes, est encore une véritable inflammation, et non pas une irritation, ou comme je l'appelle, une sensibilité
morbide. Dans l'observation rapportée à la page 79 de cet ouvrage, j'ai
indiqué l'époque à laquelle l'inflammation disparaît, et celle à laquelle
prédomine l'irritation (sensibilité morbide). Mais parce que dans les
cas de pleurésie traumatique, les émissions sanguines outrées accélèrent la terminaison fatale, le D. Hall semble douter de l'efficacité de la
phlébotomie modérée, comme s'il n'existait ici que de « l'irritation »,
tandis que l'on a affaire à une inflammation sérieuse. Il dit même
(*Principles of theory and practice*, 1837, p. 355): « Les fractures de côte
ne supportent pas les émissions sanguines comme les cas d'inflammation ; » nécessairement les fractures simples *n'exigent pas* les émissions sanguines; mais je soutiens que la pleurésie consécutive à une
fracture de côte requiert le même traitement antiphlogistique que la
pleurésie idiopathique, bien que, cependant, ici comme dans les fractures des autres parties du corps, il faille se rappeler que l'inflammation
ou la sensibilité morbide sont entretenues par une irritation mécani-

que de larges saignées soulagent tout d'abord le malade,
alors qu'il peut à peine respirer, il n'en est pas moins
vrai que la douleur et même l'oppression reparaîtront.
symptômes qui ne pourront pas être amendés par la
répétition des émissions sanguines, en supposant même
que le danger d'affaiblir la constitution ne rende pas
celles-ci inadmissibles. Enfin, lorsque la douleur et la
dyspnée sont intenses, l'on peut essayer les préparations d'antimoine, l'ipécacuanha, le mercure, l'opium,
la digitale, etc., variés et modifiés selon le degré des
symptômes fébriles qui accompagnent l'affection. J'a-
jouterai qu'en combinant un traitement médical actif
avec les émissions sanguines, il est rarement nécessaire
de tirer cinq ou six pintes de sang dans l'espace de plusieurs jours.

que. J'ai eu l'occasion d'observer moi-même un grand nombre de cas
chirurgicaux, et j'ai vu certainement des malades saignés trop copieu-
sement pour des pleurésies traumatiques; mais j'ai vu commettre la
même erreur dans des cas de pleurésie idiopathique, erreur qui n'était
pas due à un faux diagnostic, mais à un défaut de connaissance du
degré de déplétion que pouvait supporter la constitution; dans tous les
cas, il y avait de l'inflammation, ainsi que de « l'irritation ». Autant
j'approuve ce qui a été écrit sur la physiologie du système nerveux et
sur les « fonctions réfléchies », autant je ne puis supporter cette per-
version du mot « diagnostic » « par les émissions sanguines »; car
malgré les lettres italiques qui sont là pour répondre à toutes les objections anticipées, cette expression n'est propre qu'à embarrasser, sinon
tromper les élèves. Établir une distinction entre les maladies, afin de
leur opposer un traitement approprié, tel est le sens que l'on a toujours
attaché au mot diagnostic. Selon moi, avant de se décider à l'emploi
des émissions sanguines, le praticien doit avoir des idées bien claires,
bien arrêtées sur la nature de la maladie. Dans les précédentes éditions
de cet ouvrage, j'ai rapporté plusieurs exemples (que l'on trouvera ici
à leur place) de pure « irritation », qui n'ont pu supporter, ou plutôt,
qui n'ont éprouvé aucun bienfait des émissions sanguines.

L'observation démontre que les solutions de sels métalliques, tels que le nitrate d'argent, l'émétique (1), l'acétate de plomb, le bichlorure de mercure, etc., et quelques végétaux âcres (le bois gentil, etc.), agissent comme astringents sur les capillaires, mais que tous ces agents produisent, lorsqu'ils sont trop concentrés, un effet contraire, c'est-à-dire de l'inflammation et du relâchement. Nous savons aussi que des substances appliquées sur la surface des premières voies, sont absorbées et introduites dans la circulation ; d'après cela nous jugeons que ces sels métalliques, oxydes, etc., sont portés dans les capillaires des parties malades de manière à agir sur ces derniers comme astringents, à les fortifier et à les guérir. L'expérience nous a montré encore qu'ils sont appropriés à des cas différents. L'antimoine, par exemple, agit de deux manières ; d'une part il détermine des nausées et ralentit le pouls ; d'une autre part, *il agit d'une manière locale sur les capillaires, lorsque, par l'intermédiaire de la circulation, il parvient jusqu'à ces derniers vaisseaux.* Aussi, le prescrit-on avantageusement dans les affections aiguës, telles que les fièvres inflammatoires idiopathiques ou traumatiques, et il est d'une grande efficacité dans la scarlatine, lorsqu'on l'administre de manière à produire des nausées ou un léger malaise : il diminue l'inflammation des capillaires superficiels de la peau, des fauces, etc., qui ont été relâchés par le poison, et ralentit en même temps la circulation qui est trop active. Ou bien encore, dans les cas de fièvre lente, alors qu'il n'est pas néces-

(1) L'on emploie souvent très-avantageusement, comme lotion, une solution d'émétique, dans quelques affections de la peau.

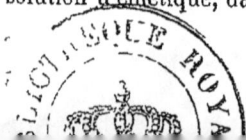

saire de ralentir le pouls, l'antimoine peut être donné à
petites doses répétées qui seront charriées par la circulation jusque dans les capillaires sans déprimer l'é-
conomie. Le mercure qui ne jouit pas de propriétés
nauséeuses, agit moins sur le pouls que l'antimoine,
mais il a peut-être plus d'action sur les capillaires que
ce dernier médicament; aussi, outre qu'on en fait un
grand usage dans les inflammations aiguës, pleurésie,
pneumonie, péritonite, le mercure est-il employé plus
souvent que l'antimoine dans les cas chroniques syphilitiques et autres. Ces observations expliquent pourquoi ces agents thérapeutiques guérissent l'inflammation là où il n'existe aucune indication pour l'emploi
des moyens déplétifs ou antiphlogistiques ordinaires.
Ce mode de guérison a été désigné sous le nom « d'é-
galisation de la circulation», mais c'est à tort, puisque
la circulation ne peut être inégale ; elle peut être irrégulière, plus forte ou plus faible, plus vive ou plus lente;
mais le sang circule toujours d'une manière égale dans
toutes les parties du corps, puisque avant toutes choses
il passe dans un canal unique, l'aorte, ainsi que je l'ai
dit (p. 57) en parlant de la *détermination du sang.*

Quoique les chimistes ne puissent pas découvrir dans
le sang l'antimoine ou le mercure qui ont été administrés comme agents thérapeutiques, cette circonstance
ne contredit pas ce que j'ai avancé jusqu'ici. Parce qu'il
leur est impossible de découvrir une quantité bien minime de ces substances, si on la compare à toute la
masse fluide du corps, il serait peu raisonnable de conclure que le composé métallique ne pénètre pas dans
le sang.

De ce qu'une inflammation ne cède pas aux émis-

sions sanguines, il ne faudrait pas en tirer cette conclu-
sion qu'elle n'est pas inflammatoire. Quelle déplétion
détruirait un nodus ou une iritis syphilitique, sans
mercure ou un autre médicament? Que ferait la phlébotomie contre les douleurs rhumatismales sans l'emploi de l'antimoine, du colchique, de l'opium, du
quinquina, du mercure? Par la constriction qu'ils exercent sur les capillaires, le mercure et l'iode (1) détruisent les productions morbides en les privant de
nourriture, et non pas en hâtant l'absorption, ainsi
que le pensent la plupart des auteurs. L'on nous dira
peut-être que le gonflement des gencives et des fauces
consécutif à l'usage du mercure, est en contradiction
avec ce que nous avançons ici; que dans nos explications médicales, nous semblons «passer du chaud au
froid.» Le mercure arrête l'inflammation dans un cas
par le même moyen qu'il la produit dans un autre,
c'est-à-dire qu'il fait contracter les capillaires, de telle

_____

(1) Par ses effets sur l'économie animale, l'*iode* ressemble beaucoup
au mercure. L'*iodure de potassium* est une substance très-avantageuse
et facile à manier. De même que le mercure, ce sel produit des effets
très-variables suivant les constitutions. Quelques sujets ne peuvent en
supporter sans inconvénients, plus d'un ou deux grains, (cinq ou 10
centig.) répétés trois fois par jour, tandis que d'autres peuvent en
prendre plus de dix fois autant. Son inconvénient le plus commun est
d'irriter l'estomac; il détermine dans la bouche et les fauces, une sensation de mauvaise odeur et quelquefois d'amertume, accompagnée
d'une grande langueur. J'ai été appelé dans deux cas où des doses im-
prudentes de ce médicament avaient produit, ainsi que le ferait l'arsenic, une gastrite qui céda bientôt aux sangsues et aux opiacés. Le
bichlorure de mercure, ou la liqueur arsenicale qui sont si utiles à petites doses, produiraient les mêmes accidents, s'ils étaient administrés
en excès. L'abus d'un remède ne prouve rien contre son usage thérapeutique.

sorte que tandis qu'une partie saine est enflammée et
même ulcérée par un agent qui fait contracter ses capillaires nutritifs *au delà* de l'état naturel, un ulcère
est arrêté dans sa marche par un agent qui fait contracter à l'état naturel ses capillaires relâchés. La *contraction des vaisseaux* n'exprime pas cependant la cause
immédiate de l'état spongieux des gencives : là, en effet,
existe de l'inflammation, du relâchement qui est le résultat *secondaire* de la contraction, la contraction excessive occasionnant la perte de la contractilité, ou, en
d'autres termes, la sur-activité finissant par anéantir
les forces ; ainsi, par exemple, le froid qui fait d'abord
contracter les capillaires, finit par détruire leurs propriétés contractiles, d'où résulte un relâchement, une
inflammation (engelure). Dans le ptyalisme, la membrane muqueuse de la bouche est le siége des mêmes
phénomènes morbides (1), que ceux que l'on observe
dans l'engelure ; l'air froid, la salive, etc., agissent sur
une membrane dont les vaisseaux sont dans un état
d'extra-contractilité ; le froid modéré produit sur un
tissu qui est le siége d'une extra-sensibilité, les mêmes
effets que détermine le froid intense sur un tissu doué
d'une contractilité ordinaire. C'est ainsi que pour analyser les phénomènes en médecine, il faut constamment avoir égard à la proportion dans laquelle se trouvent les composés d'un tout, — c'est-à-dire les deux
choses qui contribuent à produire un phénomène. Dans
l'exemple précédent, l'extra-contractilité est due à

---

(1) L'on sait que certains sujets ont la bouche si impressionnable
au mercure qu'ils ne peuvent faire usage de ce médicament, sous la
forme ordinaire, pendant un temps suffisant pour guérir les capillaires
des autres parties.

l'extra-sensibilité de la partie nerveuse de l'appareil (sensibilité organique de Bichat), qui est diminuée, sinon anéantie, lorsque l'inflammation vient à se développer, et dont l'augmentation est un moyen de remédier à l'inflammation ; ainsi une lotion froide peut amender une engelure qui est une inflammation produite par le froid ; ainsi l'air froid peut amender le ptyalisme.

Dans un grand nombre de cas l'on voit un agent thérapeutique, appliqué trop longtemps ou en trop grande quantité, devenir nuisible, en épuisant la vitalité de l'organe, c'est-à-dire en usant ou en forçant les rouages de ce dernier, de sorte qu'il ne peut plus répondre à l'influence nerveuse.

Mais en accordant même que la syphilis ou les fièvres intermittentes puissent être guéries par la diète, les émissions sanguines, et d'autres moyens généraux, et en supposant que la gale soit susceptible de guérison (ce qui n'est pas) sous l'influence de ce mode de traitement, et sans l'usage du soufre, la question n'est pas tant de pouvoir guérir, mais bien de guérir promptement, et sans altérer la constitution : que d'émissions sanguines il faudrait pour guérir un rhumatisme qui cède à des doses de colchique trop petites pour produire quelque évacuation sensible ! Ne voit-on pas d'aussi petites doses d'arsenic guérir des inflammations de la peau qui n'éprouveraient aucune modification de l'emploi des émissions sanguines et d'autres moyens thérapeutiques ?

J'ai été assez longtemps sans pouvoir me rendre compte des effets appelés *spécifiques* de certains médicaments, tels que le mercure, l'arsenic, le colchique, etc. Jusqu'ici nous pouvons comprendre que les membranes, le tissu cellulaire, la peau et en général tous les tissus très-vasculaires, s'altèrent rapidement sous l'influence de l'inflammation ordinaire, et que celle-ci peut être combattue par les moyens antiphlogistiques; mais lorsque les parties sont attaquées par une inflammation spécifique produite par un *virus*, et qui est lente dans sa marche, ou bien lorsque le tissu enflammé est dense et composé de capillaires très-fins, la déplétion, ou la soustraction de la *vis a tergo* a peu ou point d'effet sur ces vaisseaux; nous sommes alors obligés d'avoir recours aux médicaments appelés spécifiques tels que le mercure, l'arsenic, etc., qui excitent ces capillaires à se contracter. Or, dans les cas où le soi-disant spécifique échoue, ou ne peut être supporté par le sujet, nous sommes, par l'analogie, approvisionnés d'autres substances qui nous permettent de continuer la cure de la maladie; ce qui étant bien reconnu, l'usage spécifique du médicament cesse, — celui-ci cesse en fait d'être spécifique. Par exemple : il fut un temps où l'on ne connaissait pas d'autre médicament que le mercure à opposer à l'inflammation chronique produite par le virus syphilitique. Or, en suivant mes vues sur la cause prochaine, l'on déduirait *a priori* que l'iode peut guérir cette inflammation ou qu'un régime sévère et l'usage de certains médicaments, tels que le daphne mezereum, produiraient, par leur action sur les capillaires, le même résultat; c'est en effet ce qui a été prouvé d'une manière empirique. Mais, me dira-t-on, vous ne faites vous-même que de l'empirisme; au contraire, car bien que certain de la possibilité de réussir dans ce cas au moyen de l'arsenic, ce médicament ne peut nous ser-

vir d'exemple ici, puisque dans l'Inde on y a déjà recours
d'une manière empirique ; le fer conviendrait aussi ; mais
n'étant pas aussi puissant, il aurait besoin d'être combiné, comme dans l'emploi du bois-gentil, à une diète sévère qui serait désavantageuse. De plus, je ne doute pas,
qu'en principe, le colchique puisse être substitué au bois-
gentil ; ou à l'antimoine, l'argent ; le cuivre, à d'autres
agents thérapeutiques ; l'or a été essayé et a réussi. Mais
tout utile qu'il soit de posséder d'autres moyens, lorsqu'on ne peut mettre en usage ceux que l'on emploie
ordinairement, il n'est pas nécessaire de recourir à
une hachette ou à un canif pour couper du pain, lorsque l'on a à sa disposition un couteau de table, et de
préférer dans le traitement de la syphilis un autre agent
que le mercure, par l'appréhension de voir ce médicament échouer ou ne pouvoir être supporté par le malade, parce que, une fois sur cent ou sur mille, il a produit ce résultat. Il vaut mieux apprendre à le modifier,
en le combinant avec l'opium, etc., afin de corriger les
légers inconvénients qu'il peut produire.

Le spécifique qui m'embarrassa le plus longtemps
fut le soufre employé contre la gale ; mais maintenant
le mystère est éclairci et l'on comprend pourquoi un
agent plus puissant, pris à l'intérieur, ne guérirait pas
cette affection. Celle-ci, en effet, étant causée par la présence d'un animalcule parasite, est facilement guérie
par des frictions sulfureuses qui tuent l'animal dans son
gîte, tandis que ce dernier n'éprouverait aucun mal de
l'administration à l'intérieur de certains médicaments,
qui, introduits dans la circulation, guérissent les affections cutanées dont la cause réside dans une altération des capillaires. Or, puisque d'autres substances

ont la propriété de tuer l'animalcule, moins bien peut-être que le soufre (le sublimé corrosif, par exemple, amène quelquefois de la salivation avant la cure complète de la gale), voilà encore un spécifique rayé de notre liste. Quant à la spécificité du colchique contre la goutte ou le rhumatisme, elle est aussi peu véritable : nous possédons plusieurs autres moyens efficaces contre cette affection. En outre, il n'existe pas un seul spécifique contre le tic douloureux : la liqueur arsenicale a guéri des cas de cette maladie dans lesquels le fer avait échoué, *et vice versâ*; j'ai guéri avec le carbonate de fer combiné avec le galvanisme, un tic douloureux contre lequel avaient échoué tous les modes ordinaires de traitement (1). Cette affection est aussi combattue quelquefois avec plus de succès par la quinine et par l'opium combiné avec le quinquina, que par tout autre médicament ; parfois le mercure, etc. sont nécessaires. Le quinquina n'est pas plus un spécifique contre la fièvre intermittente ; on peut la guérir au moyen de l'arsenic et d'autres agents qui combattent avec succès la névralgie ou la névrite, dans laquelle classe de maladies se range, en effet, la fièvre intermittente.

A tout ce que je viens de dire j'ajouterai quelques observations : l'*influence nerveuse* est *dégagée* de plusieurs manières : 1° en mettant en jeu l'*action nerveuse*,

_____

(1) Le carbonate de fer avait été déjà employé en grande quantité; mais la maladie était évidemment entretenue par un état d'engourdissement (*torpid state*) du foie qui avait résisté au mercure et à d'autres médicaments. L'application prudente et répétée du galvanisme sur l'organe, produisit, au bout d'une semaine, une sécrétion abondante de bile et améliora la santé générale ; après quoi, l'usage du fer, continué pendant quelque temps, guérit la névralgie.

telle que la perception ou la réflexion ; 2° en faisant agir l'*action organique* — des capillaires, du cœur ou des intestins ; 3° en *combinant les actions nerveuse et organique*, — d'où résulte le mouvement volontaire. Si la consommation excède le produit ou la sécrétion effectuée par la partie grise du système nerveux, l'épuisement qui en résulte, se manifeste par divers phénomènes : dans l'état de santé, par le sommeil ; dans l'état de maladie, par le délire, la torpeur, ou la mort. La chaleur du feu produit d'abord une sensation de plaisir, puis de douleur, si elle est prolongée trop longtemps : ce dégagement de l'influence nerveuse ne cause aucun mal si le sujet est en bonne santé, parce qu'il est maintenu dans des bornes convenables par les appareils du cerveau et du système nerveux en général qui lui donnent naissance ; mais si le sujet est soumis à un accès de fièvre, ou si le système nerveux est en désordre, ce dégagement d'influence nerveuse allume l'incendie et ajoute à l'épuisement, ainsi qu'à la débilité. Enfin, même dans l'état de santé, l'exposition habituelle du corps au feu amène de la langueur ; l'exercice trop fréquent de la sensation nerveuse, « balnea, vinum, venus », produit de la débilité.

Voulez-vous des phénomènes pour établir votre jugement ? les effets que produit l'alcohol sont dus au dégagement de l'influence nerveuse qu'il détermine ; de même que le feu, la présence de cet agent excite un dégagement plus prompt de cette influence. Ici encore, tant que la constitution se trouve dans de bonnes conditions, l'influence nerveuse est renouvelée à mesure qu'elle est dépensée, et il ne survient aucun mal ; dans le cas contraire, les abus du vin ou des liqueurs spiritueuses, amènent tôt ou tard de l'épuisement, d'où résulte un état pyrexique ou irritable, analogue à la fatigue corporelle produite par une trop grande consommation d'influence nerveuse nécessaire pour faire contracter les muscles dans la marche ou pendant un exercice laborieux quelconque.

La dépense de l'influence nerveuse est déterminée, avons-nous dit, par l'exercice de l'*action nerveuse,* telle que la volonté et les autres fonctions du sensorium : la *cessation* de cette dépense d'influence nerveuse, l'*action organique continuant à s'exercer,* constitue le SOMMEIL qui revient périodiquement, par cette raison toute simple que l'influence nerveuse est, dans les circonstances ordinaires, dépensée plus promptement qu'elle n'est engendrée.

Tous les nerfs recevant en commun l'influence nerveuse des centres nerveux proprement dits, il en résulte que les organes reçoivent d'autant moins de cette influence qu'elle est dépensée en plus grande quantité dans une partie particulière. La production du mouvement volontaire comporte avec elle un certain exercice du cerveau ; mais si le cerveau et les muscles sont mis en action simultanément, ainsi que cela arrive chez une personne qui, ayant l'esprit vivement occupé, se livre à une marche un peu considérable, la dépense de l'influence nerveuse sera beaucoup plus rapide et l'épuisement plus considérable. De plus, les études sérieuses, le tracas des affaires, surtout si à ces causes se joint une affection morale, dépensent une telle proportion d'influence nerveuse que les organes digestifs ne conservent plus leur énergie ordinaire ; aussi les soucis, les passions sont-ils une source féconde d'affections stomachales et de goutte, surtout si, comme cela arrive dans les grandes villes, la bonne chère ajoute au travail de l'estomac.

Tout le monde sait que la digestion produit de l'indolence et une sensation de froid ; ces phénomènes sont dus à la diminution de l'énergie du cerveau et à la soustraction de l'influence nerveuse que reçoit la peau dans les circonstances ordinaires.

Il est nécessaire de bien faire comprendre les différences qui existent entre les *stimulants*, les *sédatifs*, les *narcotiques* et les *toniques*, car il a régné sur ce sujet une grande confusion. Par exemple, un médicament qui améliorait la santé sans agir d'une manière sensible sur les intestins, les reins, etc., fut appelé tonique, et il jouissait d'autant plus de propriétés toniques qu'il donnait de la force à la constitution. Or, le vin produit si souvent ces résultats chez les sujets débiles, faibles, qu'il n'est pas étonnant que les stimulants et les toniques soient devenus presque synonymes; enfin, l'habitude d'administrer le quinquina dans du vin ne fit qu'augmenter l'erreur, de sorte que le quinquina fut rangé parmi les stimulants. D'un autre côté, il est très-difficile de distinguer les qualités des médicaments, plusieurs d'entre eux renfermant, ainsi que je le dirai tout à l'heure, deux principes essentiellement différents ; la matière médicale possède cependant des sédatifs, des stimulants, des narcotiques et des toniques à peu près exempts de tout mélange.

Un STIMULANT est un agent qui, par l'intermédiaire du système nerveux, active l'action du cœur et des autres organes, en suscitant dans ceux-ci l'influence nerveuse, ou en facilitant son dégagement : — le vin, l'eau-de-vie et les autres liqueurs spiritueuses, par exemple.

Un *stimulant* active l'action du cœur : par conséquent, outre qu'il agit directement sur le cerveau, charrié qu'il est dans cet organe par la circulation, il détermine un envoi plus considérable de sang vers la masse cérébrale et provoque la gaieté, s'il n'existe pas çà et là quelque affection latente; pris en trop grande quantité, il produit de la stupeur. L'eau-de-vie produit de la stupeur en déterminant un excès de stimulus, en épuisant ainsi l'influence nerveuse, et en annihilant les perceptions cérébrales, de même que l'exposition de l'œil aux rayons du soleil anéantit, par un excès de stimulus, les fonctions du nerf optique, et qu'un bruit trop intense cause une surdité temporaire, bien que la lumière et les sons soient agréables lorsqu'ils sont modérés.

Les effets des stimulants peuvent être rapportés à une double opération, — sur le cerveau et la moelle épinière, — sur le cœur. Chacun de ces systèmes, nerveux et circulatoire, est influencé par une action *locale* et par une action *générale* du stimulus sur leurs organes respectifs. Aussitôt qu'il a été absorbé et mêlé avec le sang, le stimulant (l'eau-de-vie, par exemple) est mis en contact avec la surface interne du cœur ; il agit sur cet organe localement et par « réflexion » (1), et le force à augmenter d'activité ; de là les particules spiritueuses, mêlées au sang artériel, sont poussées vers le cerveau

_____

(1) Il est probable que le stimulant exerce encore, par sympathie, une influence au moyen des branches du plexus solaire qui sont situées entre l'estomac et ce dernier organe.

qu'elles excitent à dégager et à distribuer plus rapidement l'influence nerveuse : la respiration ou la décarbonisation du sang dans les poumons est plus parfaite; le cœur, de même que les autres organes, fonctionne avec plus d'énergie, tant sous le rapport de la vitesse que sous celui de la force; les centres nerveux reçoivent par conséquent une proportion plus considérable de sang artériel ; le sensorium, si le cerveau n'est pas le siége de quelque affection latente, est excité à la gaîté ; les nerfs perçoivent plus subtilement toutes les impressions ; les idées naissent et se succèdent plus rapidement ; la volition est plus prompte ; tous les organes glanduleux, ainsi que la peau et les membranes muqueuses sécrètent avec plus d'activité, d'où résulte une accélération de l'absorption et de la défécation. Tels sont les effets que détermine une quantité modérée de stimulus. Celui-ci est-il en excès? l'on observe des phénomènes dont plusieurs sont entièrement opposés à ceux que nous venons d'énumérer : le cerveau est empoisonné par les particules spiritueuses avec lesquelles il est mis en contact; le principe nerveux qu'il contient est dépensé et il ne s'en dégage plus de nouveau. Cet épuisement de l'influence nerveuse a nécessairement pour résultat de rendre les capillaires plus *distensibles;* l'imagination devient faible, les idées et les perceptions confuses. Le cerveau sera accablé sous le poids du sang que lui envoie le cœur dont l'action est accrue par le stimulant; car, quoique le sang artériel soit la source d'où les capillaires du cerveau tirent leur principe nerveux, l'*injection excessive* de cet organe diminue cette sécrétion (comme dans les reins, etc.). Remarquons seulement qu'une simple augmentation de l'action du cœur ne produit pas les mauvais effets d'une injection excessive; il faut en même temps que les particules spiritueuses agissent localement sur le cerveau de manière à amener une distension des capillaires, etc. Enfin, un envoi trop considérable de sang au cerveau enlevant à toutes les autres parties du corps l'énergie nerveuse, l'usage immodéré des stimulants diminue les sécrétions et donne naissance au phénomène appelé excitation fébrile ; à la longue il peut amener la stupeur, le coma et même une apoplexie mortelle.

Tels sont les effets sensibles des stimulants lorsqu'ils sont administrés chez des sujets qui jouissent d'une bonne santé (*effets physiologiques*) ; ceux que l'on observe chez homme malade sont semblables, bien qu'ils soient modifiés par la maladie elle-même (*effets pathologiques*).

Un SÉDATIF est un agent qui ralentit l'action du cœur et d'autres organes en réprimant l'influence nerveuse. Je donnerai pour exemples la digitale, et le thé vert qui a été rangé parmi les stimulants par quelques thérapeutistes, mais qui produit des effets semblables à ceux de la digitale, ainsi que l'a prouvé le docteur E. Perceval (1) : pris en excès, le thé vert produit en effet un sentiment d'anxiété et d'oppression dans la poitrine, il affaiblit le pouls, rend ce dernier intermittent, et provoque des nausées, etc.

On a dit qu'il n'existait pas de sédatif direct, mais

(1) Les travaux de Rush, de Rasori et de Tommasini devraient, ce me semble, faire admettre généralement que la digitale est un sédatif (« contre-stimulant ») ; et cependant, il ne se passe pas une année que les journaux périodiques ne soient remplis d'articles dans lesquels on voudrait prouver que ce végétal est un stimulant.

que l'effet sédatif n'était que le résultat de l'épuisement
consécutif à une action stimulante du médicament.
Ceux qui ont émis cette opinion se sont appuyés sur
l'hébétude que l'on observe dans les cas d'ivresse produite par les liqueurs fermentées et par l'opium (1) lequel, à petites doses, est stimulant, et ne produit de la
torpeur que lorsqu'il est pris en certaine quantité. L'observation démontrant ainsi que l'épuisement succède
à l'ivresse, ou à quelque autre abus du stimulus, plusieurs médecins ont adopté comme axiome que les effets
sédatifs sont toujours secondaires, qu'ils sont toujours
le résultat d'une excitation préalable ; et j'en ai connu
qui s'efforçaient de prouver que la digitale produit d'a-
bord un effet stimulant. Le seul argument, fondé en apparence, qu'ils pourraient avancer, c'est que la digitale
et d'autres sédatifs rendent quelquefois le pouls plus vif
qu'il n'était auparavant ; mais tout médecin qui a saigné quelques malades doit avoir observé que le pouls
devient plus vif à l'approche de la syncope. La simple
augmentation de la fréquence du pouls ne prouve donc
rien touchant la question que nous discutons ici : car
personne, que je sache, n'appellera stimulante une saignée poussée jusqu'à la syncope. L'on pourrait cependant arguer que dans les maladies inflammatoires, le
pouls devient, pendant l'administration de la digitale,
non-seulement plus fréquent, mais encore plus dur,
c'est-à-dire qu'il acquiert de la force ; mais cet effet n'est
point dû à la digitale : car, lorsque le malade ne prend

(1) Il faut se rappeler en pratique que l'opium contient deux principes, l'un narcotique, l'autre stimulant. Par malheur, le véritable narcotique a reçu le nom de *morphine*, et l'autre principe, celui de *narco-
tine*.

pas assez de ce médicament, lorsqu'on ne lui en administre que quelques gouttes chaque fois, par exemple,
ou lorsque la saignée et les autres moyens antiphlogistiques sont négligés, ou bien encore lorsque l'inflammation résiste à toute espèce de traitement (même entre
les mains des plus habiles), la phlogose fait des progrès
et le pouls devient dur, ce qui n'est pas plus l'effet de la
digitale que celui de la phlébotomie.

Tout praticien expérimenté a dû voir le pouls acquérir
plus de dureté après une saignée qui n'a pas suffi pour
subjuguer l'inflammation, et ce même pouls devenir
plus mou après la répétition de l'émission sanguine; les
mêmes phénomènes s'observent avec la digitale. Sans
aucun doute la digitale peut, aussi bien que la phlébotomie, *élever le pouls*, lorsqu'il a été déprimé au delà
de son état naturel par l'*inflammation;* mais donne-t-on
à la phlébotomie le nom de stimulante? Il faut bien se
garder d'attribuer aux moyens curatifs, les changements
du pouls qui sont dus aux progrès de la maladie.

Un *sédatif* direct ralentit l'action du cœur et du système nerveux; à haute dose, au lieu de provoquer la
gaieté il détermine de l'anxiété, de la dépression; le
système nerveux ne pouvant plus, à cause de l'affaiblissement de son action, diriger les muscles, le malade est
pris d'étourdissements, il chancelle, et même la rétine
est tellement débilitée qu'elle ne reçoit plus distinctement l'image des objets, de telle sorte qu'un individu
peut chanceler ou « voir double » sans être soumis à
une ivresse : les mêmes phénomènes peuvent être produits par les pertes de sang. Il est bon que l'élève sache
bien que des états opposés peuvent donner naissance à
des phénomènes semblables, puisque le remède qui

guérirait l'un, ne procurerait aucun soulagement à l'autre : par exemple, le coma des enfants qui reconnaît pour cause l'inanition et qui peut être pris pour un état pléthorique des vaisseaux internes, est combattu avec succès par les stimulants, ainsi que l'a si bien dit Gooch. La maladie appelée DELIRIUM TREMENS présente plusieurs symptômes qui lui sont communs avec les affections que l'on combat avec succès au moyen de la phlébotomie et des sédatifs ; mais elle-même requiert l'usage des stimulants, soit seuls, soit associés aux narcotiques.

Lorsque la dépense de l'influence nerveuse égale celle qui est nécessaire pour amener le sommeil, c'est-à-dire la suspension de l'action du sensorium, cette suspension est retardée si quelque irritation, telle qu'un mal de dents, etc., renouvelle les sensations, ou si, comme cela arrive dans les cas d'émotions morales très-vives, l'extra-excitation produite par l'anxiété, continue à dégager l'influence nerveuse dans le cerveau ; cette continuation de l'action cérébrale (insomnie) est encore aidée par l'introduction dans l'estomac d'un sédatif tel que la digitale, le thé vert, qui, en diminuant la force du pouls et en exerçant une influence sur le cerveau, s'opposent à la pléthore qui amènerait le sommeil. Mais observons que par ces moyens les facultés naturelles sont forcées ; car l'influence nerveuse continuant à être dépensée en même temps que diminue l'énergie du cœur et des premières voies, le cerveau deviendra plus faible, de sorte que, malgré l'excitation des facultés intellectuelles, les idées seront vagues et les perceptions fausses. Cet état de sensibilité morbide de l'économie est appelé état nerveux et s'observe chez les personnes qui

ont passé la nuit, soit auprès d'un malade, soit à lire,
et qui, après s'être forcées, pour ainsi dire, à la marche,
qu'elles aient ou non usé de thé, de café, ou de tabac à
priser (1), deviennent paresseuses, tressaillent au plus
léger bruit, et éprouvent des craintes involontaires sur
un danger qui n'existe même pas. Se mettent-elles au
lit sans que les draps aient été chauffés? fréquemment
elles ne peuvent dormir, ou bien leur sommeil est accompagné de cauchemars très-fatigants (2) ; tandis
qu'un lit bien chaud en diminuant les sensations trans-
mises de la peau, et en activant en même temps la circulation, renouvelle dans le cerveau une pléthore favorable au sommeil; il en sera de même du vin, des
liqueurs spiritueuses introduits dans l'estomac, pourvu
cependant que le cerveau ne soit point malade; ou
même d'une simple tasse de tisane chaude.

Une dose ordinaire d'un sel purgatif rend une personne plus pâle, détermine une sensation de froid dans
tout le corps, et engourdit les facultés intellectuelles;
— voilà encore un exemple de sédatif direct. Ce médicament n'est pas un simple sédatif, puisqu'il fait évacuer;
à quelque compte que ce soit, il n'est pas stimulant. J'ai

(1) Les effets de ces superfluités, qui produisent souvent des bienfaits
réels, ont été généralement mal compris : ainsi le thé et le café (sédatifs)
contrebalancent les mauvais effets du vin et autres liqueurs fermentées; le tabac est dans le même cas, qu'il soit prisé ou mâché. D'une
autre part, l'on rencontre des sujets, des femmes surtout, qui affaiblissent et énervent leur constitution par un excès de café sans liqueurs
fermentées ; et dans plusieurs cas l'excès du tabac altère la santé par
degrés imperceptibles.

(2) Le cauchemar est causé par toutes les causes qui font agir le sensorium dans le sommeil; mais il peut être produit par une indigestion,
par le froid de la surface du corps, par le froid aux pieds.

entendu appeler stimulants des émétiques ; mais je ne
pourrai admettre cela tant que je ne verrai pas une
forte dose d'ipécacuanha ou de tartre stibié produire,
chez un sujet indisposé ou non, une augmentation de
la chaleur animale, un bien-être général, et donner de
la force au pouls. Après la cessation du vomissement
et par suite de l'amélioration occasionnée par un émétique, l'on voit disparaître la sensibilité morbide, les
frissons et la dépression, dans les fièvres intermittentes, dans l'influenza et les inflammations en général ;
or, c'est par ce vomissement et non pas par une opération
stimulante directe de l'émétique, que le malade éprouve
un bien-être général, une douce chaleur, et qu'il est
débarrassé de ses frissons et de son anxiété, précisément
comme par la phlébotomie.

Les sédatifs étant opposés aux stimulants, diminuent
la quantité de sang poussée au cerveau, en même temps
qu'ils répriment l'influence nerveuse ; de sorte que la
cause prochaine du délire, de la torpeur ou du coma
produits par les *sédatifs* est l'*inanition*, tandis que la
cause du délire et du coma produits par les *stimulants*,
est la *congestion* ou *pléthore*.

Par là s'explique une des causes de la confusion qui
règne dans le langage médical : les *sédatifs* sont quelquefois appelés improprement stimulants, lorsqu'ils
font disparaître les vertiges, la stupeur ou le coma
produits par les stimulants, lorsqu'ils diminuent l'indolence qui suit une fatigue corporelle, lorsque, en un
mot, ils amendent une pléthore quelconque, parce que
l'on dit, en parlant des individus qui éprouvent ce soulagement, qu'ils sont *excités*, *réveillés* ; telle est dans ces
cas l'action du tabac en poudre, de la digitale, du

thé (1). Un stimulant, au contraire (vin), donné à une personne fatiguée, détermine une propension au sommeil, s'il n'occasionne point de pyrexie.

Le café semble produire parfois un effet contraire à celui des sédatifs; ainsi chez quelques sujets, il favorise le sommeil, résultat que l'on peut attribuer à cette circonstance que le sommeil est souvent troublé par l'accumulation du sang dans le cerveau, produite par l'ingestion de boissons stimulantes, telles que le vin, etc., ou par une surexcitation à laquelle l'organe a été soumis dans une soirée passée près d'une société agréable, au théâtre, ou dans une discussion, toutes causes qui troublent l'état ordinaire des capillaires du cerveau.

Dans d'autres cas, le café et le thé favorisent le sommeil en agissant contre un état pléthorique habituel du cerveau, dépendant d'une particularité constitutionnelle, et d'une activité morbide de la fonction cardiaque dont la tendance à causer l'insomnie peut être augmentée par la position horizontale.

(1) Il est quelquefois difficile de convaincre des personnes qui ont l'habitude de recourir au café ou au thé, dans le but de disposer leur esprit à une occupation sérieuse, que ces agents sont des sédatifs et qu'ils diminuent l'action du système nerveux; ils opèrent seulement en agissant contre l'état pléthorique du cerveau amené lui-même par une stimulation d'action continue; et, de cette manière, ils rétablissent seulement le cerveau à son état naturel. Les mêmes personnes ne recourent pas au thé le matin à leur lever, pour se disposer à l'étude, parce qu'alors le cerveau se trouve dans des conditions normales; pris à cette heure du jour, le café ou le thé un peu forts produiraient des nausées et ne feraient que distraire l'esprit; d'un autre côté, quelques personnes dont le cerveau est le siége d'une pléthore, pour ainsi dire habituelle, commencent en se levant par prendre du thé ou du café, afin de se disposer à la marche.

De toutes ces observations, le lecteur pourra déduire cette remarque si souvent répétée, que des causes opposées en apparence, produisent sur l'économie animale les mêmes effets. Nous avons montré que l'insomnie pouvait reconnaître pour cause l'envoi au cerveau d'une quantité de sang excessive ou insuffisante ; que les liqueurs fermentées (stimulants), et le thé, le café, la digitale (sédatifs), pouvaient, selon les circonstances, produire un effet hypnotique ou des résultats entièrement opposés.

Par le mot *sédatif*, il *ne* faut *pas* comprendre un agent qui *porte au sommeil,* ce que fait un *narcotique,* mais bien un agent qui, en faisant disparaître la pléthore, produit pour quelque temps sur le système nerveux, un effet semblable à celui que déterminerait un sommeil réparateur. Mais cet agent ne jouit pas des propriétés réparatrices du sommeil ; au contraire, bien que les idées soient rendues d'abord plus dégagées, l'épuisement produira à la fin un engourdissement des facultés intellectuelles, le délire ou le coma par inanition ; le sédatif, en effet, outre qu'il participe de l'influence réparatrice du sommeil, affaiblit encore davantage le sensorium, tant par son action locale sur le tissu nerveux que par ses effets sédatifs sur le cœur, et diminue la quantité de sang artériel poussée au cerveau.

Le principe NARCOTIQUE diminue la sensibilité du système nerveux, affaiblit la perception et suspend la volition ; — par là il calme la douleur et provoque le sommeil. Les narcotiques doivent être distingués, d'une part des stimulants, de l'autre part des sédatifs ; cette

distinction est d'autant plus nécessaire que, dans la nature, le principe narcotique est généralement combiné
avec un ou plusieurs de ces derniers agents, et quelquefois même avec une substance âcre, irritante qui
rend très-difficile l'appréciation exacte de son action
sur l'économie : de là les rapports contradictoires
et peu satisfaisants qui ont été faits sur la valeur des
effets narcotiques et la difficulté éprouvée dans leur application, par ceux qui ne savent pas pourquoi l'opium
convient dans un cas, la jusquiame dans un autre. Il
est très-commun de voir des médecins essayer d'abord
l'un de ces médicaments, puis, s'il ne réussit pas, recourir à l'autre; mais quiconque sait que l'opium contient, dans son état naturel, des principes *stimulants* et
narcotiques (1) combinés, ne le prescrira pas lorsque la
peau est sèche, chaude, avec accompagnement de soif,
de délire et d'autres symptômes d'une fièvre (*pyrexia*)
symptomatique; mais il préférera la jusquiame qui contient un principe *sédatif* combiné avec le narcotique.

Quelques médecins sont parvenus à connaître d'une
manière empirique, l'action souvent opposée de chacun
de ces médicaments; mais ceux qui n'ont pas encore
acquis assez d'expérience, doivent se rappeler que des

(1) Il est bien reconnu maintenant que l'opium contient deux principes, l'un stimulant, l'autre narcotique, puisqu'ils ont été séparés chimiquement et que la partie narcotique (la morphine) peut être employée
pour provoquer le sommeil, sans la partie stimulante. On a dit que la
stupeur occasionnée par l'opium était l'effet sédatif consécutif à l'épuisement déterminé par du stimulus, ou qu'elle était même produite par
cet épuisement; mais c'est une erreur, puisque la partie stimulante
étant enlevée, la morphine amène aussi sûrement le sommeil, et réa-
lise ainsi le désir tant de fois exprimé, de posséder un opiacé non stimulant.

« doses hypnotiques » sont stimulantes et d'autres sédatives; qu'un malade plongé dans le sommeil par l'o-
pium, peut, en se réveillant, éprouver autant de soif,
autant de malaise, autant de fièvre qu'auparavant, alors
que la jusquiame l'aurait calmé et soulagé.

La poudre de Dower est un mélange judicieux dans
les cas où un narcotique, ni sédatif, ni stimulant est
indiqué : le sulfate de potasse et l'ipécacuanha étant sédatifs, s'opposent à l'action de la partie stimulante de
l'opium, de sorte que la poudre de Dower agit presque
comme un simple narcotique.

Il est plusieurs cas dans lesquels la jusquiame déprimerait trop le système, si elle était administrée à dose
suffisante pour produire l'assoupissement, et il en est
d'autres où l'opium serait trop stimulant; de sorte que,
lorsque nous avons besoin d'un narcotique qui ne soit
ni stimulant, ni sédatif, nous ne pouvons employer ces
substances à l'état naturel et sans être combinées avec
quelque autre agent. On a vu la jusquiame tromper l'attente du praticien et produire du delirium tremens au
lieu de sommeil; ce que j'attribue à l'union du *sédatif*
avec le narcotique. Cette circonstance rend compte encore de l'utilité bien reconnue de la jusquiame dans des
cas médicaux et chirurgicaux, lorsque la peau est
chaude et le pouls dur, et explique l'avantage que présente toujours la morphine qui est maintenant employée d'une manière empirique par la plupart des médecins, mais qui doit ses avantages à son défaut de
propriétés stimulantes.

L'expérience prouve que la préparation de Battley
« liquor opii sedativus » est analogue à la poudre de
Dower, mais qu'elle convient mieux que cette dernière

à plusieurs constitutions ; car la partie stimulante de l'opium brut contenu dans la poudre de Dower est moins bien supportée par certaines constitutions que par d'autres. L'on peut combiner avec avantage la digitale et l'opium ; mais la digitale et l'eau-de-vie qui sont, l'une un sédatif direct, l'autre un stimulant direct, ne peuvent produire aucun effet combiné parce qu'elles neutralisent réciproquement leur action ; de même que le café ou le thé vert, tendent à contre-balancer l'action vénéneuse de la teinture d'opium, ainsi que les effets enivrants du vin et des autres liqueurs fermentées.

Les stimulants provoquent le dégagement de l'influence nerveuse, ainsi que le prouve l'augmentation de l'activité générale ; les sédatifs agissent dans un sens entièrement opposé. Les narcotiques ne paraissent pas altérer la quantité de l'influence nerveuse, mais bien s'opposer simplement à sa communication : la morphine, par exemple, empêche la perception de la douleur développée dans une partie ; elle produit une indolence à toute espèce de mouvement musculaire ; elle n'altère point la force du cœur, ainsi que le font la digitale ou le vin, mais elle la rend indolente en retardant l'innervation. Les narcotiques détruisent la faculté conductrice des nerfs, et pour bien faire comprendre leur manière d'agir, je ne puis me servir d'une meilleure comparaison que l'exemple suivant : — Si le bras est appuyé sur le dossier d'une chaise, ou comprimé dans un point de son étendue d'une manière quelconque, la main devient, comme on le dit, engourdie, par suite de la pression exercée sur les nerfs ; la sensation et la motilité sont anéanties, ou au moins diminuées dans la partie, et l'on éprouve une sensation d'engourdissement, de fourmillement. Ces derniers phénomènes sont dus à l'interruption de la faculté conductrice des nerfs produite par la compression, qui, exercée sur un point de ces cordons, en refoule la substance médullaire. Si celle-ci est seulement légèrement désunie, l'influence nerveuse est encore transmise, mais par saccades, comme des étincelles électriques, et l'on éprouve du picotement; mais si la brèche ou l'espace vide qui résulte de la compression, est trop grande, aucune sensation n'est transmise à la main. Dans ce dernier cas, si l'on frotte le bras de manière à refouler la substance médullaire vers le point qui en manque, le fourmillement revient graduellement et à mesure que l'espèce de solution de continuité de la partie conductrice du nerf est comblée. J'ai vu la main rester paralysée pendant plusieurs mois chez une personne qui s'était endormie la tête penchée sur l'avant-bras, celui-ci étant en même temps appuyé sur le dossier d'une chaise, et cette paralysie disparaître sous l'influence de frictions faites sur le point qui avait été comprimé. Dans ce cas, la cause des accidents était évidemment mécanique et indépendante de quelque affection du cerveau, puisque les muscles fléchisseurs de l'avant-bras et même tous ceux qui étaient situés au-dessus du point qui avait été comprimé, agissaient parfaitement; il n'existait non plus ni douleurs ni d'autres symptômes qui eussent pu faire soupçonner une altération inflammatoire des nerfs dont les fonctions étaient suspendues. C'est pourquoi, à en juger d'après les phénomènes que je viens de décrire et d'après d'autres qui sont bien connus de tous les médecins, les narcotiques paraissent interrompre la fa-

culté conductrice de la substance médullaire ; et comme,
ici, il n'existe aucune compression mécanique, l'on ne
peut se-rendre compte des phénomènes produits par ces
agents thérapeutiques, qu'en admettant qu'ils agissent
ou qu'ils se combinent chimiquement avec la substance
médullaire, de manière à altérer ses propriétés (galvaniques ou électriques).

Des narcotiques différents varient quant à leurs effets. Une petite quantité (pas même un grain) d'extrait
d'aconit (sédatif narcotico-âcre) dissous dans la bouche
et avalé, produit une sensation de picotement et une
diminution de la force des muscles du pharynx, de
manière à rendre la parole et la déglutition difficiles.
La belladone (narcotique sédatif) agit d'une manière
semblable, en causant moins, cependant, un sentiment
de picotement que de sécheresse.

Mais revenons à la différence qui existe entre les
narcotiques et les stimulants d'une part, et entre les
narcotiques et les sédatifs d'une autre part; les sédatifs
diminuent l'action, mais n'interrompent pas la faculté
conductrice ; car le thé vert ou la digitale tendent à
rendre les perceptions plus vives et ne produisent pas
de l'assoupissement, mais bien de l'insomnie : ce n'est
que lorsque l'influence nerveuse est actuellement é-
puisée, de manière à n'être point dégagée en quantité
suffisante pour mettre en jeu l'action, que les perceptions deviennent fausses et qu'il survient du délire,
mais non du sommeil. L'aconit, la belladone et le tabac
qui ne contiennent, comparativement à la partie sédative, qu'une très-petite proportion d'un principe vraiment narcotique, ne sont jamais employés comme narcotiques parce qu'ils produisent du delirium tremens,

tandis que la jusquiame, qui renferme une proportion
suffisante de narcotique, ne produit jamais ces accidents, à moins toutefois que sa propriété *sédative* ne
convienne pas dans le cas pour lequel on administre ce
médicament ; d'un autre côté l'opium, qui est narcotique
et stimulant, ne produit pas non plus le delirium tremens, bien qu'il puisse ne pas procurer du sommeil, à
cause de sa propriété *stimulante*. Ainsi, par exemple,
administré dans des cas où il existe de la fièvre, l'opium,
par la petite quantité de stimulant qu'il contient, augmente souvent la sensibilité morbide, et annihile par
là son influence narcotique.

Ces trois classes d'agents thérapeutiques peuvent être
considérées physiologiquement aussi bien que pathologiquement, c'est-à-dire que leur action peut être étudiée
sur le sujet sain et sur le sujet malade. Nous arrivons
maintenant à la quatrième division, aux *toniques*, qui
ne peuvent être considérés que pathologiquement, c'est-
à-dire sous le rapport seulement des propriétés qu'ils
possèdent de combattre un état morbide.

Les TONIQUES sont bien différents des stimulants et des
sédatifs : les stimulants suscitent, dégagent l'influence
nerveuse ; les sédatifs la répriment ; les toniques donnent au système nerveux la faculté d'engendrer ou de
sécréter cette influence par laquelle toute l'économie animale est mise en jeu. L'action des toniques (qui peut
être étudiée par les effets qu'ils produisent sur le système nerveux) est graduelle : c'est pourquoi si le pouls
acquiert de la force immédiatement après leur administration, il ne faudrait point attribuer ce résultat aux
propriétés toniques, puisque le pouls variera avec la

maladie, suivant que celle-ci sera modifiée par l'emploi ou la négligence d'autres moyens thérapeutiques. Aussi cette dureté du pouls, que l'on a généralement attribuée jusqu'ici à l'effet d'une action stimulante des toniques, est occasionnée, soit par les progrès de l'inflammation, soit par la négligence dans l'emploi d'autres moyens curatifs, soit enfin par l'administration des stimulants conjointement avec les toniques. Bien plus même, lorsqu'un tonique n'est pas supporté par l'estomac, il déprime le pouls, produit des nausées et agit alors comme sédatif direct, et, dans les cas où il rend le pouls plus vif, ce qui arrive quelquefois, ce phénomène est dû simplement à une sensibilité morbide dyspeptique. L'émétique lui-même, que tout le monde s'accorde à regarder comme l'opposé des stimulants, donne naissance, lorsqu'il agit d'une manière sédative trop intense, ou lorsqu'on en continue l'usage trop longtemps, au même état de sensibilité morbide général qui a été quelquefois désigné sous le nom de « fièvre antimoniale. »

Les effets de la quinine, du fer, de l'arsenic, dans les névralgies, etc., nous prouvent assez que ces médicaments agissent directement sur les nerfs. Il existe une analogie parfaite entre l'action du nitrate d'argent, du sulfate de cuivre, de l'arsenic, etc., appliqués sur des ulcères, et les effets qu'ils produisent sur la constitution lorsqu'ils sont introduits dans la circulation. Ils feront du mal dans tous les cas s'ils sont employés sans ménagements : à l'extérieur, au lieu de resserrer les tissus et de guérir, ils deviendront caustiques, à l'intérieur ils empoisonneront ; mais le quinquina et le carbonate de fer qui ne produisent pas de décomposition chimique, ne courent pas le risque d'agir comme caustiques ou poisons.

Quelques toniques, pris en excès, sont donc vénéneux, aussi bien que les stimulants et les sédatifs. L'arsenic produit une inflammation, s'il est prescrit à dose vénéneuse ; mais cela ne prouve rien contre les bons effets toniques du minéral pris à petites doses : tandis qu'une dose tonique d'arsenic modifie avantageusement les propriétés vitales, une dose caustique ou vénéneuse du même médicament a pour effet de détruire la machine. Il n'existe aucune analogie entre les effets du tonique donné à doses convenables, et l'état morbide qu'il détermine lorsqu'il agit comme caustique. Appliquée convenablement, la pierre infernale guérira la peau ; employée sans ménagements, elle y formera des escharres. Celui qui ne sait pas manier le nitrate d'argent ou le sulfate de cuivre aime mieux se borner à l'écorce de chêne ou à l'alun qui ne peuvent corroder ; celui qui ne sait pas comment on peut modifier l'arsenic ou l'huile de Croton tiglium aime mieux se confier exclusivement à l'écorce du Pérou et à l'huile de ricin, quoique moins efficaces dans beaucoup de cas difficiles. Mettez le lithotome de M. T. Blizard entre les mains d'un chirurgien ; si celui-ci est adroit, il pratiquera facilement son opération ; dans le cas contraire, il préférera se guider au moyen d'un gorgeret. De même encore, un rustique laboureur trouvera dans une charrue, montée sur des roues, un instrument beaucoup plus sûr pour tracer des sillons que dans un soc dont l'action est entièrement soumise à une manœuvre habile, mais qui, lorsqu'il est bien guidé, est beaucoup plus efficace, surtout dans les circonstances difficiles et sur un terrain rocailleux.

La thérapeutique et la toxicologie requièrent des mo-

des d'investigation bien différents. Et quoique les expériences que l'on a faites sur les poisons soient très-
intéressantes et très-utiles pour trouver des antidotes.
elles ne nous ont pas beaucoup avancés sur l'usage thérapeutique de ces agents.

Dans quelques cas, les stimulants, en excitant temporairement le système nerveux affaibli, donnent pour le
moment plus de force aux organes digestifs; de cette
manière, les stimulants et une alimentation généreuse
font réellement partie d'un traitement tonique, et,
comme les stimulants sont souvent administrés conjointement avec les toniques, l'on a pensé que ceux-ci
étaient stimulants. Il est de la plus grande conséquence
de savoir qu'il n'en est point ainsi; car autrement on
pourrait craindre de les administrer dans les cas où,
combinés avec les évacuants et les sédatifs, ils seraient
de la plus grande utilité; c'est ainsi que la quinine et
d'autres toniques peuvent être employés avec avantage
conjointement avec la digitale et les émissions sanguines
d'une part, ou avec le vin d'une autre part. Par exemple,
il est bien reconnu que la fièvre intermittente attaque
les constitutions les plus opposées et que quelques malades ont besoin d'être *soutenus*, tandis que d'autres, au
contraire requièrent les sédatifs, tels qu'une saignée,
des évacuants et des émétiques, en même temps que
les toniques (arsenic ou quinquina) sont indiqués dans
les deux cas.

Les médecins étaient autrefois tellement imbus de
l'idée que le quinquina était stimulant qu'ils prépa-
raient, comme ils le disaient, leurs malades par un traitement antiphlogistique, avant de se hasarder à commencer l'usage du tonique; mais l'expérience pratique

a depuis longtemps fait justice de cette appréhension et de cette méthode ; et, de nos jours, il est peu de médecins qui fassent précéder les toniques de quelque autre médication et des émissions sanguines, excepté toutefois lorsque l'état du pouls et d'autres symptômes les indiquent. C'est pourquoi, les toniques n'étant, d'une manière intrinsèque, ni stimulants, ni sédatifs, peuvent être utilement combinés avec l'un ou l'autre de ces derniers agents ; car, soit que l'on ait besoin de ralentir le pouls dans l'inflammation, soit qu'il faille au contraire lui donner plus d'énergie, ainsi qu'à l'appétit, dans la débilité, il est aussi important de donner en même temps du ton et de la force au système nerveux, parce que le ton et la force du système nerveux n'augmentent point l'action du cœur, à moins que celle-ci ne soit mise en jeu par les stimulants. Observons bien cette différence : les toniques donnent la force ; les stimulants la mettent en jeu ; un homme peut être très-fort sans faire preuve de sa force ; nous ne courrons aucun danger de rétablir par les toniques le système nerveux dans l'ordre ; mais il faut prendre garde d'exciter par les stimulants, lorsqu'il existe, soit de l'inflammation, soit de la fièvre. Les stimulants provoquent l'action ; mais l'action n'est pas la force ; bien au contraire, nous verrons, en parlant de la fièvre, qu'un surcroît d'action augmente l'épuisement.

Toutes ces distinctions sont très-utiles en pratique et il est important de s'en bien pénétrer. A la suite des déplétions sanguines nécessaires pour réduire une inflammation, la constitution peut se détériorer si l'on n'a pas le soin d'entretenir un ton convenable; mais l'on peut obtenir ce résultat sans stimulation. Les mécomptes qu'éprouvent souvent les praticiens, résultent

de la mauvaise habitude que l'on a de mêler le quinquina au vin : voyant l'inflammation se rallumer, ils
sont obligés d'abandonner le stimulant ; mais comme le
tonique est mélangé avec ce dernier agent, ils abandonnent aussi le tonique, et négligent par là la base du
traitement ; ou bien encore sachant par expérience que
s'ils abandonnent le tonique, le malade succombera
certainement, ils continuent à tout hasard l'usage des
deux médicaments, jusqu'à ce que l'inflammation et le
stimulant réunis amènent une terminaison fatale par la
fièvre qu'ils déterminent.

Il ne faudrait pas cependant s'imaginer, ainsi que le
font souvent les élèves, que tous les malades peuvent
être sauvés ; l'anatomie pathologique et l'expérience
les convaincront que plusieurs affections sont au-dessus
de toute la science humaine ; mais en même temps, les
bons résultats que l'on obtient dans des cas excessivement graves, les encourageront à pratiquer avec assu-
rance, d'après des principes rationnels, et empêcheront
leur incertitude dans des cas, qui, bien que très-tena-
ces, sont cependant susceptibles de guérison.

Les toniques, tels que le quinquina, etc., en communiquant de l'énergie aux artères capillaires, sont donc
avantageux dans l'inflammation (l'érysipèle et le rhumatisme, par exemple), lors même que les émissions
sanguines et les sédatifs sont nécessaires pour ralentir
l'action du cœur ; mais tant que cet organe se contractera plus vigoureusement qu'à l'état normal, les stimulants seront pernicieux. Quelquefois, alors même que
la période d'acuité de l'inflammation a décliné ou a été
subjuguée, les forces de la constitution sont tellement
réduites, que le travail réparateur dégénère et que la

maladie ne marche pas vers la guérison : de là les avantages des *toniques* pour prévenir cet état autant que possible, et si la constitution paraît le demander, ce qui n'empêche pas en même temps de ralentir le pouls au moyen des saignées, des sédatifs et des cathartiques ; mais il ne faudrait en aucune manière administrer des stimulants dans la période aiguë. Cependant, aussitôt que celle-ci est passée, et que commence le travail réparateur, ou la période passive de résolution, il faut bien observer le moment où les stimulants sont nécessaires pour prévenir l'affaiblissement du travail réparateur, affaiblissement dont les symptômes locaux sont la lividité, la diminution de température, etc., et les symptômes généraux, la faiblesse du pouls et l'anorexie. Comme les toniques n'agissent que lentement, il pourrait arriver, s'ils n'étaient pas donnés de bonne heure, que l'on n'eût plus le temps de les introduire dans l'économie, lorsque la période d'acuité a été subjuguée ; tandis que, d'un autre côté, les forces vitales pourraient être tellement affaiblies que les stimulants et l'alimentation ne pussent travailler au rétablissement.

Il est évident que les toniques sont entièrement distincts des stimulants et des sédatifs, puisque l'on ne peut guérir une fièvre intermittente, soit par les stimulants, soit par les antiphlogistiques, sans toniques. Légères, ces affections guérissent quelquefois, il est vrai, par les seules forces de la nature, mais je parle ici des cas intenses et tenaces.

Le mot tonique peut s'appliquer à tous ces médicaments qui, sans être ni stimulants, ni directement sédatifs, ni déplétifs, guérissent l'inflammation chronique. Il est des cas dans lesquels les émissions sanguines,

les cathartiques, les émétiques, et les autres agents sédatifs, non-seulement ne peuvent arrêter l'inflammation, mais encore concourent avec la maladie, à détériorer la constitution : dans ces circonstances, l'on a
communément recours au mercure. Il est aussi d'autres
cas dans lesquels l'arsenic, le quinquina, l'opium ou
d'autres médicaments seraient préférables ; mais la
grande panacée a été le mercure ; et cependant, malgré
son utilité incontestable, il est difficile de se rendre
compte de sa manière d'agir. Il est souvent appelé stimulant quoiqu'il guérisse l'inflammation et alors que
tous les stimulants sont soigneusement évités ; sous ce
point de vue, il coïncide par son action avec les sédatifs,
et peut être aussi justement appelé sédatif ; mais il guérit
aussi l'inflammation chez les sujets débilités, alors que
le vin et d'autres stimulants sont nécessairement administrés. Aussi, selon moi, le mercure n'est-il ni stimulant, ni sédatif, mais bien tonique ; c'est-à-dire que
par son action spécifique sur les capillaires, soit directement sur leur tissu, soit par l'intermédiaire de leurs
nerfs, il fait contracter ces vaisseaux, qui, malgré la
diminution de la force du cœur produite par les sédatifs, n'avaient pu s'oblitérer : introduit dans l'économie,
le mercure est porté par la circulation jusque dans les
capillaires ; il leur communique une tonicité propre à
les faire contracter, et agit alors absolument comme un
astringent appliqué extérieurement sur un ulcère. La
liqueur arsenicale, le nitrate d'argent, les sulfates de fer
et de cuivre, le daphne mezereum, la douce-amère, le
colchique, etc., ont une action semblable ; remarquons
cependant que quelques-uns de ces médicaments sont,
dans des cas particuliers, plus avantageux que les autres.

Ce que nous venons de dire du mercure s'applique encore à l'action des agents dits altérants, et de ceux qui sont appelés stimulants des sécrétions des organes internes. Lorsque les capillaires des organes sécréteurs sont affaiblis, le mercure rétablit leur ton et rappelle ainsi les sécrétions ; mais il ne faudrait pas oublier que le mercure, de même que les autres toniques, devient un poison s'il est pris en excès, et qu'il peut enflammer d'autres parties telles que les gencives, par exemple, d'après ce principe que j'ai déjà émis ; savoir, qu'un certain degré de contraction est nécessaire pour subjuguer l'inflammation, mais que plus forte, cette contraction anéantit la nutrition et produit des ravages, des maladies : c'est ainsi que la syphilis a été quelquefois guérie aux dépens de la constitution. L'iode, l'arsénic et le sulfate de cuivre produisent parfois de la salivation, et sont, sous d'autres rapports encore, analogues, par leur mode d'action au mercure. L'inflammation rhumatismale des tissus fibreux et autres, dont les capillaires sont très-petits, résiste souvent aux moyens antiphlogistiques ordinaires, et cède au contraire au colchique, au mercure, à l'antimoine, au quinquina, etc., portés dans les capillaires par la circulation.

La propriété tonique est fréquemment combinée avec la propriété astringente ; mais bien évidemment elles ne sont pas identiques, puisque la quinine, qui ne contient point de tannin, et le quinquina, qui en renferme très-peu, sont fortement toniques, tandis que le tannin, l'écorce de chêne et le cachou ne le sont que très-légèrement. Cependant nous cherchons en vain à concevoir quelque autre effet qu'un effet astringent les toniques peuvent produire primitivement ; c'est même à cette

influence que j'attribue l'efficacité universelle de l'antimoine comme antiphlogistique. Dans les cas aigus, en
effet, ce médicament présente un double avantage, celui
d'agir d'une manière sédative sur le cœur et le pouls,
et de produire en même temps des effets locaux, toniques ou astringents sur les capillaires des parties enflammées ou congestionnées, aussi bien que sur ceux
de tous les organes sécréteurs. De là encore son efficacité à petites doses répétées, dans les cas où il existe
une grande débilité de l'économie; car il agit alors
d'une manière tonique sur les capillaires dont le relâchement est la cause de l'état du système en général.
Bien plus même, l'on peut obtenir tous les effets antiphlogistiques de ce médicament, sans avoir l'inconvénient des nausées, en le combinant avec une petite
quantité d'opium ou de substance aromatique.

De l'efficacité égale des toniques contre les inflammations chroniques et les affections névralgiques, l'on
peut, ce me semble, en inférer que ces dernières ne sont
qu'un état inflammatoire chronique du tissu nerveux,
bien que, à cause de la finesse des capillaires de ce tissu
nerveux, il nous soit impossible, quant à présent, de
découvrir cet état inflammatoire.

Ainsi que je l'ai déjà fait observer, les toniques doivent donc être toujours considérés quant à leur action
dans les maladies : ainsi différentes substances, qui,
étudiées physiologiquement, c'est-à-dire dans l'état de
santé, appartiennent à des classes opposées, deviennent
dans l'état de maladie, des toniques. Les narcotiques
eux-mêmes deviennent fréquemment, mais d'une manière indirecte, des toniques excessivement utiles; c'est
ce que l'on observe lorsque la sensibilité morbide d'un

ulcère, par exemple, empêche toute espèce de repos.
Dans ce cas les stimulants ne procureront point de sommeil ; les sédatifs ne seront point indiqués, ou plutôt
seront contre-indiqués ; quelquefois une seule dose d'un
narcotique, en procurant une nuit bien tranquille, rap-
pellera l'énergie réparatrice de l'économie. Les chirurgiens connaissent bien l'efficacité de petites doses répétées d'opium dans les affections périostales chroniques, et dans les ulcères appelés irritables ; les médecins
aussi n'ont qu'à s'en louer dans les maladies chroniques
des membranes muqueuses, etc. Les avantages que
présente l'opium dans les ulcères irritables, prouvent
bien que l'efficacité de ce médicament est due à sa propriété narcotique, bien qu'elle soit attribuée à une qualité stimulante dont il jouirait, par les chirurgiens
mêmes qui savent très-bien qu'ils obtiendront des effets
beaucoup plus marqués en administrant depuis 2 jusqu'à 5 centigrammes d'opium, deux ou trois fois par
jour, qu'en donnant du vin, des liqueurs spiritueuses,
etc., qui sont beaucoup plus stimulants. D'un autre
côté, lorsque la constitution est plutôt affaiblie qu'irritée
(sensibilité morbide), comme dans les affections strumeuses, les liqueurs fermentées sont beaucoup plus
avantageuses que l'opium : dans le catarrhe, rien n'est
plus efficace que l'opium ; mais, pénétrés de l'idée que
cette substance est stimulante ou excitante (ce qui paraissait surtout évident, lorsque l'opium resserrait les
intestins), tous les praticiens expérimentés la mêlaient
autrefois avec de petites quantités de jalap, d'ipécacuanha, lorsqu'ils la prescrivaient dans les affections
catarrhales.

Je saisis cette occasion d'indiquer une erreur com-

mune en ce qui concerne l'opium. Il faut, avant tout,
acquérir une notion claire de la nature des agents thérapeutiques et les appeler par leurs véritables noms ;
ainsi, par exemple, ne point qualifier l'opium de stimulant, mais comprendre ses usages sous son véritable
nom de narcotique. L'opium doit ses avantages à sa
propriété narcotique dont l'action est de calmer cette
sensibilité morbide qui empêche le sommeil, s'oppose à
l'exercice régulier des digestions et des autres fonctions
réparatrices : tel est le *principe* qui doit présider à l'administration des narcotiques. J'ai déjà indiqué le choix
qu'il convient de faire entre l'opium, la jusquiame, la
morphine, la teinture d'opium, la poudre Dower, etc.
Sir Astley Cooper recommande de prescrire l'opium
dans les cas où l'on emploie le mercure, précaution judicieuse, puisque ce dernier médicament, bien que primitivement tonique, tend à produire une sensibilité
morbide secondaire. Dans un petit ouvrage très-utile,
sur le traitement des ulcères, M. Skey a publié des faits
qui viennent à l'appui des explications que j'ai données
de l'utilité de l'opium, bien qu'il paraisse penser que
les bienfaits de ce médicament sont dus à son action
stimulante sur les capillaires.

L'opium est d'un prix inestimable pour l'accoucheur
qui l'emploie pour calmer la sensibilité morbide consécutive à la parturition. Les uns le prescrivent pendant
le travail de l'accouchement, comme « cordial », d'autres comme « sédatif », ceux-ci dans le but de « provoquer l'action », ceux-là pour « l'apaiser » ; ainsi, par
exemple, pour aider le travail lorsqu'il languit, ou bien
au contraire pour s'opposer aux contractions trop violentes de l'utérus. Tant que l'accoucheur aura pour but

de *calmer la sensibilité morbide,* il sera toujours certain d'obtenir de bons effets de l'opium; qu'il soit du reste obligé de combiner le narcotique avec les stimulants, dans certains cas, ou avec la déplétion et les sédatifs dans d'autres.

Cette distinction des médicaments en *stimulants, sédatifs, narcotiques* et *toniques*, aide à comprendre le mode d'action des moyens thérapeutiques, dans les diverses maladies, en se rappelant que les agents qui sont employés comme purgatifs et comme émétiques, tels que les sels purgatifs, le séné, le jalap, l'émétique, le calomel, l'ipécacuanha, etc., agissent d'une manière sédative. En prescrivant l'émétique, l'on se propose quelquefois d'agir simplement d'une manière locale, de vider l'estomac; dans ce cas on le donne à haute dose; mais quelques lecteurs seront peut-être surpris d'apprendre que l'émétique agit comme sédatif général et qu'il diminue le malaise. Ainsi, par exemple, l'inflammation de la membrane muqueuse des intestins est accompagnée de nausées et de malaise général (1) ; ces symptômes sont quelquefois combattus, sans même saigner, au moyen de petites doses fréquemment répétées de tartre stibié, appelées par quelques pathologistes, doses fébrifuges.

Les agents thérapeutiques agissent, comme on le voit,

____

(1) On admit à l'hôpital de Londres un malade qui était atteint depuis deux jours de diarrhée et de vomissements pour lesquels il avait pris une mixture calcaire, du cachou, des opiacés, etc., sans éprouver aucune amélioration notable. Sa peau était chaude et sèche, le pouls petit, filiforme, et la bouche sèche. Je prescrivis un seizième de grain d'émétique toutes les deux heures. Les vomissements cessèrent après la seconde dose, et la santé se rétablit promptement.

d'une manière entièrement opposée selon les quantités proportionnelles que l'on en donne et selon l'état morbide que l'on veut combattre ; de là la nécessité de séparer avec soin les causes des phénomènes et de les apprécier à leur juste valeur. Toute la pratique de guérir est, en apparence, pleine de contradictions : l'opium rend le pouls dur ou non, provoque ou anéantit l'appétit ; les mêmes moyens paraissent dans un cas stimulants, dans un autre sédatifs ; la phlébotomie rend le pouls tantôt plus petit, tantôt plus développé. Mais lorsque nous disons que des médicaments sont stimulants, sédatifs, narcotiques ou toniques, nous avons en vue leur action modérée, alors qu'ils agissent sur les forces naturelles des organes, et non pas leurs effets exagérés, alors qu'i's commencent à exciter, soit de l'inflammation, soit de la sensibilité morbide ; ou bien encore lorsqu'ils suspendent les fonctions vitales, ainsi que le font les sédatifs pris en excès, dans lequel cas ces derniers agents ont été appelés improprement narcotiques ; je citerai pour exemple, le colchique, la digitale, l'acide hydrocyanique, etc., qui, bien que pouvant produire, en excès, des vertiges et de l'insensibilité, n'amènent pas du sommeil, mais bien la syncope ou la mort. Pris en petite quantité, et par un sujet en bonne santé, le vin et l'eau-de-vie agissent comme stimulants sur les nerfs de l'estomac, etc. ; en excès, ils déterminent sur l'organe une impression nuisible : la sensibilité naturelle est pervertie, et les nerfs du cœur, etc., subissent un effet sédatif, de telle sorte qu'un individu ivre éprouvera du malaise accompagné de sueurs froides et de faiblesse du pouls, quoique le vin et l'eau-de-vie soient stimulants. En outre, un médicament administré chez un sujet malade, semble souvent agir d'une manière très-différente que sur une personne en bonne santé, d'où résultent des déceptions quant à la nature de ce médicament, c'est ainsi que dans l'inflammation, qui, par son intensité, rend le pouls faible, l'eau-de-vie affaiblira encore ce pouls par cela seul qu'elle augmente la phlogose; tandis que d'un autre côté, les sédatifs, tels que la digitale, l'antimoine et les saignées, en diminuant l'inflammation, donneront de la force au pouls.

Des toniques, même les plus doux, tels que le quinquina et le fer, exciteront des nausées si l'estomac est le siége de cette sensibilité morbide qu'ils guériront éventuellement s'ils sont introduits graduellement dans l'économie; d'autres, tels que l'arsenic, etc., pris en excès, donneront naissance à une sensibilité morbide et à une inflammation de la membrane muqueuse gastrointestinale, ce qui, au premier abord, paraîtrait confirmer l'opinion de Broussais. Néanmoins, malgré l'anathème que ce pathologiste a lancé sur l'arsenic, les sels purgatifs, le séné, le tartre stibié, etc., l'on peut produire, sans danger, des effets largement toniques ou sédatifs, si l'on administre les agents qui jouissent de ces propriétés en quantités convenables et dans des circonstances appropriées. Rasori et ses partisans, Thommasini et d'autres nous fournissent des myriades de faits qui viennent à l'appui de ce que j'avance ici, et notre pratique anglaise nous en présente tous les jours de semblables. Les acides sulfurique, nitrique et oxalique concentrés, produisent, de même que l'arsenic, une inflammation mortelle; suffisamment étendus d'eau, non-seulement ils deviennent une boisson agréable et

rafraîchissante, mais de plus ils sont efficaces pour
calmer l'inflammation.

L'on se rendra compte des variétés de l'inflammation en se rappelant toujours que le cœur agit contre les
artères et que le cœur et les artères ne sont mis en jeu
que par l'influence nerveuse. Il arrive de là que l'inflammation peut se déclarer alors que le pouls est très-
faible, et que le cœur agit beaucoup moins vigoureusement que de coutume : seulement, les artères, étant
encore plus faibles que l'organe central de la circulation, cèdent, ainsi qu'on le voit chez les sujets étiolés,
chez lesquels l'inflammation est guérie par les stimulants qui élèvent le pouls, mais qui, en même temps,
améliorent les digestions, excitent l'appétit, et par là,
nourrissent le système nerveux, et augmentent son
énergie, de manière à communiquer aux capillaires un
ton et une force propres à leur faire recouvrer leur action normale et à leur permettre de résister à la force
du cœur. Dans quelques cas, au moyen d'une bonne
alimentation, par l'usage des toniques, tels que le quinquina, etc., et sans employer de stimulants, l'on parvient à communiquer au système nerveux une énergie qui rétablit à son état normal l'action des artères
capillaires; c'est cette distinction des cas où les stimulants doivent être réunis aux toniques, et ceux où il convient de prescrire des évacuants conjointement avec les
toniques, qui constitue l'habileté à diriger le traitement constitutionnel de plusieurs maladies. Ainsi, c'est
en ayant égard à l'état relatif de l'action du cœur et des
artères, et en se gravant bien dans l'esprit, la dépendance de ces organes avec le système nerveux, que l'on

comprendra comment les toniques, en communiquant de la force aux artères capillaires, par l'intermédiaire des nerfs, sont utiles dans plusieurs cas où les stimulants, en augmentant l'action du cœur, seraient pernicieux. Les toniques sont aussi avantageux, combinés avec les émissions sanguines : ils entretiennent l'énergie nerveuse et par là rétablissent l'action normale des capillaires.

Les commençants seront surpris de voir traiter l'inflammation de différentes manières; le praticien lui-même éprouve des difficultés; mais cette contradiction apparente disparaîtra pour ceux qui possèdent une idée claire et nette du *modus operandi* des médicaments, et qui auront égard aux conditions variées dans lesquelles se trouvent, dans l'inflammation, les organes et la constitution en général.

Afin de démontrer la justesse des réflexions et des remarques précédentes, étudions quelques-uns des phénomènes les plus communs de l'inflammation, ainsi que les moyens qui leur sont applicables, en commençant par les formes les plus simples de cette inflammation, par celles qui sont exemptes de toute espèce de trouble constitutionnel, pour arriver ensuite aux formes les plus graves et les plus sérieuses de la maladie. Soit, par exemple, l'œil ou la peau soumis, le premier à l'influence d'un courant d'air froid, la seconde à l'action de la chaleur, mais à une chaleur assez modérée pour exciter simplement de la douleur sans vésication; ou bien encore à celle d'un cataplasme sinapisé ou d'un emplâtre cantharidé, enlevé avant qu'il ait eu le temps de soulever l'épiderme; dans tous ces cas, les parties deviennent le siége du premier et du plus léger degré de l'inflammation, c'est-à-dire qu'elles acquièrent une couleur rouge, accompagnée d'un certain degré de tuméfaction des vaisseaux et de douleur, ou d'une sensation de chaleur et de démangeaison. Soit encore une membrane muqueuse, celle des fosses nasales ou du conduit aérien, par exemple, légèrement lésée par un changement subit de température, etc.; on observe alors, soit une sécheresse incommode, soit une augmentation de la sécrétion muqueuse, accompagnée de picotement ou de démangeaison, symptômes qui indiquent le plus léger degré de l'inflammation de ces parties, et dont l'ensemble a reçu ordinairement le nom de catarrhe. La membrane muqueuse intestinale est-elle mise en contact avec des aliments de mauvaise nature, tels que des fruits aigres, du vin falsifié, etc., il survient de la diarrhée, c'est-à-dire une sécrétion abondante d'un fluide muqueux ou aqueux, acccompagnée de tranchées.

Je viens de dire que la distension des capillaires produisait tantôt une augmentation de la sécrétion muqueuse, tantôt de la sécheresse; il est nécessaire d'expliquer ici cette assertion en apparence contradictoire. A l'état normal, les membranes muqueuses ne sécrètent qu'une petite quantité de fluide; — elles sont simplement lubréfiées et humectées; mais le premier degré de leur inflammation a pour effet, à cause du relâchement des capillaires exhalants, de déterminer une séparation plus rapide de la partie séreuse du sang, de donner naissance à l'exhalation d'un fluide séreux, plus délié, plus clair que le mucus doux et filant qui est sécrété dans les circonstances ordinaires; mais à mesure que l'inflammation diminue, les vaisseaux, en se *recontractant*, sécrètent de nouveau un fluide normal,

tant sous le rapport de ses caractères physiques et chimiques que sous celui de sa quantité : tels sont les phénomènes bien connus de ce léger degré d'inflammation appelé catarrhe, que l'on observe si souvent dans
les saisons froides et qui ne dure parfois que quelques
heures. Un degré plus élevé de l'inflammation de la
membrane muqueuse produit de la sécheresse — suspend la sécrétion (ainsi que je l'ai expliqué p. 60 et
seq.), et a reçu par Laënnec le nom de « catarrhe *sec*
(flux sec !)» ; mais l'ancienne dénomination de bronchite
est la seule qui soit correcte. Laënnec a sans doute été
conduit à rejeter cette qualification, par cela seul qu'il
n'aurait pu concilier le mot *bronchite* avec le traitement stimulant, utile dans plusieurs cas de catarrhe, et
qu'il étendit lui-même parfois à la bronchite; car, bien
qu'il ait mentionné d'une manière empirique l'emploi
des stimulants, il n'a nullement expliqué cet emploi, ni
donné aucune règle satisfaisante pour guider le praticien dans le choix des sédatifs ou des stimulants dans
le « *catarrhe sec* », ce qui a même conduit quelques
médecins à douter du caractère inflammatoire du catarrhe. Que l'on se persuade bien que le catarrhe « sec »
est une bronchite, et qu'ici les stimulants doivent être
soigneusement évités ; mais dans le catarrhe simple,
c'est-à-dire dans les cas de congestion et de relâchement des capillaires, l'augmentation de l'action du
cœur que peuvent déterminer les stimulants est de
beaucoup compensée par les bons effets que produisent
ces agents sur les capillaires, en communiquant plus
d'énergie aux nerfs. C'est ainsi que les stimulants combinés à l'opium guérissent ordinairement le catarrhe,
et aggravent fréquemment la bronchite.

Nous ne pouvons trouver une meilleure occasion de parler des règles qu'il convient de suivre dans le régime; l'on verra que bon nombre des adages populaires, basés sur l'expérience, ne sont pas dépourvus de vérité : « nourrir le rhume et affamer la fièvre », a-t-on dit depuis longtemps. Généralement parlant, il n'est pas nécessaire de *réduire* une fièvre *par la famine*, puisqu'un des premiers symptômes d'une fièvre, même légère, est un défaut d'appétit (anorexie). Les instincts naturels sont trop souvent contrariés; il est beaucoup trop commun de soumettre d'une manière empirique les malades à une diète sévère, et parmi les classes élevées et les plus instruites de la société, l'on en voit trop se priver eux-mêmes et sans nécessité d'une alimentation convenable. Combien de fois ai-je été consulté par des personnes atteintes d'un catarrhe, et qui, disaient-elles, « allaient de pis en pis, malgré le régime sévère qu'elles suivaient, et l'abstinence complète de vin », peut-être même malgré les évacuants ! Les nerfs et les capillaires qui auraient recouvré leur ton et leur énergie sous l'influence d'une alimentation ordinaire étaient ainsi entretenus dans une débilité préjudiciable par un traitement sédatif inutile.

Tous ces cas de légère inflammation locale que je viens de passer en revue, peuvent être guéris en quelques heures au moyen d'une nourriture animale, d'un verre de vin ou autre liqueur fermentée, et d'une dose ou deux de quelque opiacé, à moins peut-être que l'estomac blessé ait fait perdre l'appétit, dans lequel cas un traitement tonique est indiqué. Ainsi donc (autant qu'un instinct naturel peut servir de guide), toutes les fois qu'un malade *peut manger*, il ne faut point s'y opposer; car s'il était soumis à quelque fièvre, même légère, *il ne pourrait manger.* Cette remarque nous guidera encore sur l'usage du vin, etc.; car, puisque la perte d'appétit est un symptôme de la fièvre, il convient, lorsque le malade ne demande point d'aliments, de s'abstenir de toute espèce de stimulants, à moins toutefois que l'on ait affaire à une affection chronique ou à une convalescence de longue durée chez des sujets délicats : ici l'estomac a besoin d'un certain stimulus. D'une autre part, tant que l'appétit continue à être bon, les liqueurs spiritueuses peuvent être mises en usage; mais comme il n'y a point de règles sans exceptions, il est des cas inflammatoires, médicaux et chirurgicaux, dans lesquels, quoique l'appétit se fasse toujours sentir, il est nécessaire d'interdire les stimulants.

Ces cas de simple maladie locale sont dus à un changement morbide, c'est-à-dire à une dilatation des petits capillaires de la partie affectée, dilatation produite elle-même par une diminution de ton de ces vaisseaux, soit qu'ils aient été lésés eux-mêmes par une cause mécanique externe, telle qu'un coup, une chute, etc., soit que leurs nerfs aient été primitivement influencés par un excès de froid ou de chaleur, ou par l'action d'une matière âcre appliquée sur eux.

Dans tous ces exemples, les parties se rétablissent généralement par les seules forces de la nature, c'est-à-dire que leurs vaisseaux se contractent graduellement de manière à reprendre leur volume ordinaire; ou sinon, l'on obtient ce résultat au moyen d'une simple application locale de lotions froides et astringentes, de sangsues, pour dégorger les vaisseaux; par l'emploi interne de liquides stimulants ou astringents ; par des fomentations externes qui agissent par l'intermédiaire des nerfs. Ou bien l'inflammation disparaît sous l'influence de ce traitement, ou bien elle décline, sans l'emploi de ces moyens, par le phénomène appelé résolution.

Dans tous ces cas de simple inflammation locale, je n'ai point fait mention des symptômes constitutionnels : le système nerveux, le cerveau, le cordon spinal, les nerfs ganglionnaires n'étaient point affectés d'une manière sympathique ; l'action du cœur, en tant que mesurée par le pouls, n'était point altérée ; le système digestif était intact ainsi que l'appétit ; les fonctions des intestins et des reins s'exerçaient comme de coutume.

Soit maintenant un degré plus élevé de lésion locale dans lequel les artères capillaires ont tellement souffert qu'elles ne peuvent se rétablir d'elles-mêmes, ni à l'aide de simples applications locales. Ici l'on observera les premiers symptômes d'un trouble constitutionnel, c'est-à-dire de l'agitation, un malaise général, et le cœur agira avec plus de force que de coutume, tous symptômes qui indiquent que le système nerveux participe à la sensibilité morbide des nerfs de la partie enflammée, et que le cœur, dont l'irritabilité est accrue par la susceptibilité plus grande des centres nerveux, devient plus impressionnable à son stimulus ordinaire. Dans cette période de l'inflammation, un effet très-commun du désordre du système nerveux est une diminution du sommeil, que l'on attribue quelquefois à la douleur, mais qui, en réalité, dépend du degré auquel le système nerveux est affecté ; car de deux individus, l'un soumis à une douleur vive, l'autre à une douleur peu intense, le premier jouira souvent de plus de repos que le dernier. Quoi qu'il en soit, dans l'exemple que nous avons choisi ici, outre l'affection locale qui existe comme dans le premier cas, le symptôme le plus marqué est une augmentation de la force du cœur, et comme cette augmentation de la force d'injection du cœur, tend à entretenir et à aggraver la maladie locale, il est nécessaire de diminuer l'action de cet organe. Pour diminuer la *vis a tergo*, l'on peut, soit tirer du sang par la veine, soit appliquer un plus grand nombre de sangsues que dans le premier cas (dans celui de simple affection locale, sans trouble constitutionnel), et par là ralentir le pouls en même temps que l'on soulage la plénitude, la congestion de la partie enflammée; après avoir ainsi ralenti le pouls, il convient d'éviter tout ce qui peut le relever, et comme l'exercice et une alimentation généreuse ont pour effet de produire ce dernier résultat, le repos et la diète font essentiellement partie du traitement anti-inflammatoire ou antiphlogistique. Sans même tirer du sang, nous possédons des moyens, qui, combinés avec le repos et la diète, peuvent ralentir le pouls ; je veux parler des sédatifs, des émétiques et des purgatifs, dont deux de ces médicaments, en diminuant l'action du système nerveux (outre leurs effets évacuants ordinaires) ont une tendance à produire une débilité temporaire et à ralentir le pouls. C'est plus par leur action sédative sur le système nerveux que par la propriété qu'ils possèdent de vider l'estomac et les intestins, que les émétiques et les purgatifs sont utiles dans les affections inflammatoires : aussi, dans les cas où nous ne voulons ni tirer du sang, ni prescrire des cathartiques ou des émétiques à doses évacuantes, administrons-nous les antimoniaux, les sels neutres, etc., à petites doses répétées de manière à ne procurer ni purgation, ni vomissements. La digitale jouit de la propriété de réprimer l'action du cœur; mais, malgré ces avantages, ce médicament n'agit pas d'une manière assez certaine, et il n'est pas assez facile à manier, pour qu'il puisse remplacer les émissions sanguines, dont les effets salutaires sont ordinairement instantanés, tandis que quelques heures au moins sont nécessaires pour que la digitale produise ses effets. D'un autre côté, introduite rapidement dans l'économie, et alors qu'elle commence à ralentir le pouls, la digitale ne peut pas être continuée longtemps, car elle déprimerait trop l'économie. En résumé, dans les affections aiguës, la digitale peut aider les émissions sanguines, mais généralement elle ne peut les remplacer, tandis que d'un autre côté, elle est très-utile, lorsqu'il n'est pas permis de tirer du sang.

Les considérations que j'ai émises jusqu'ici, rendront compte des bons effets de l'opium après la disparition de l'inflammation, lorsque, ce qui arrive souvent, il reste de la sensibilité morbide qui consumerait lentement le malade et finirait par le faire succomber, quoique l'inflammation ait été arrêtée, soit par les émissions sanguines, soit par d'autres moyens. L'opium, que l'on considère comme inadmissible pendant l'inflammation et tant que les émissions sanguines n'ont pas été mises en usage, présente le grand avantage, lorsque cette inflammation a été subjuguée, de soutenir l'économie pendant le travail réparateur d'une lésion considérable. L'opium a été vanté par les meilleures autorités, dans la péritonite, la pneumonie, etc., lorsque l'inflammation commence à décliner, et pendant la réparation des parties malades. Dans ces cas on l'administre immédiatement après les émissions sanguines : celles-ci arrêtent l'inflammation et l'opium enlève la sensibilité morbide; la chaleur et la sécheresse de la peau indiquent-elles le retour de l'inflammation, on aura recours de nouveau à l'opium et aux antiphlogistiques combinés. Il faut ici diriger toute son attention vers les symptômes fébriles, de peur que les anodins, en calmant la douleur, ne trompent le praticien (danger qui est plus grand entre des mains inexpérimentées), et que l'inflammation ne se rallume, ce qui arrivera si l'on n'administre pas des agents antiphlogistiques, tels que l'antimoine, la digitale, les sels neutres, etc., pour tenir la phlogose en échec; ces médicaments seront donnés à doses graduelles et non pas largement comme dans le premier cas.

L'opium a été fréquemment employé d'une manière empirique, combiné avec les antiphlogistiques, pour calmer la douleur; mais dans plusieurs cas, il est lui-même antiphlogistique; car, en apaisant la sensibilité morbide, il combat l'action désordonnée du cœur (p. 144, 145) caractéristique de l'inflammation, et empêche ainsi le pouls d'acquérir de la dureté. Bien plus même, la morphine agit, dans certains cas, d'une manière antiphlogistique très-puissante; je dirai même sédative secondairement (1); car en suspendant l'appé-

_____

(1) Tel est même l'effet de l'opium brut sur quelques constitutions; aussi a-t-il été employé fréquemment par plusieurs praticiens, tandis que, d'autres ayant observé que certains de ses éléments irritaient plus leurs malades, proportionnellement parlant, qu'ils ne les calmaient, ont évité d'en faire usage.

tit et la digestion, et en déprimant l'action du cœur, par la diminution de l'innervation, le malade est bientôt débilité. En effet, la morphine, administrée à larges doses et combinée avec le mercure, l'antimoine, le colchique, etc., dans le commencement de l'inflammation, rend quelquefois la lancette inutile, surtout chez les sujets dont la constitution est telle que les pertes de sang rendraient la convalescence très-longue. La débilité produite par la morphine, le mercure, l'antimoine, etc., lorsqu'elle ne résulte pas de quelques effets évacuants de ces médicaments, est indirecte et peut être facilement combattue. Parfois les malades deviennent si faibles sous l'influence de doses répétées de morphine, qu'il est nécessaire de recourir au vin.

L'on peut, ce me semble, expliquer la diversité des rapports qui ont été publiés sur les mauvais effets de l'habitude de « *manger de l'opium* », sur la constitution, en ayant égard aux diverses circonstances de régime et d'exercice qui accompagnent ce vice. Les indolents asiatiques qui prennent leur dose d'opium, et se livrent au repos, en se laissant aller à leurs rêveries, négligent de prendre de la nourriture, ou bien leur appétit et leurs digestions sont presque nuls, de sorte que chez ces peuples, toute la machine se détruit peu à peu; mais dans cette contrée (1), et parmi les classes inférieures de la société, chez lesquelles cette habitude de manger de l'opium peut bien être considérée presque comme une vertu, si on la compare au vice si commun de l'ivrognerie, la nécessité des travaux journaliers, donne nécessairement de l'exercice, aiguise l'appétit et excite à

_____

(1) L'Angleterre.

manger, d'où il résulte que l'opium altère peu ou même point du tout la constitution.

Quoique l'on ait dit autrefois que les *sédatifs diminuaient l'assoupissement* qui reconnaissait pour cause une pléthore générale, il n'en est pas moins vrai que la *digitale procurera du sommeil* dans les cas où l'irritation générale et l'insomnie seront entretenues par l'inflammation du cerveau; par la congestion des poumons, etc., lorsque le pouls sera dur, plein, tel qu'on l'observe dans l'hypertrophie du cœur, dureté du pouls, qui devra être combattue, après les émissions sanguines, par la digitale. Les maladies du cœur étant organiques, les émissions sanguines, quelque fortes qu'elles soient, ne sauraient les guérir complétement, mais ces affections peuvent être amendées par la digitale, l'acide hydrocyanique, etc., sans qu'il soit nécessaire de faire perdre au malade une grande quantité de sang.

Il est inutile de multiplier ici les exemples : l'élève devra se rappeler au lit du malade, les règles générales que j'ai formulées dans les pages précédentes, et la mémoire de tout homme expérimenté qui lira ces lignes, lui fournira assez de cas pour leur application.

Le lecteur a pu voir encore ci-dessus un exemple d'agents thérapeutiques d'une certaine classe, agissant, dans des circonstances particulières, à la manière de ceux d'une classe différente; car, bien que par leur influence sédative, et par la propriété qu'elles ont de ralentir la circulation, la digitale et la saignée puissent provoquer le sommeil, ni l'une ni l'autre ne sont narcotiques. De plus, la digitale et la phlébotomie ne diminuent pas toujours l'activité de la circulation ou la force d'injection; nous avons déjà dit (p. 136), que quelque-

fois elles élèvent le pouls, et qu'ainsi leurs propriétés
sédatives sont nulles. De là, la nécessité d'en référer
toujours à la cause prochaine de l'inflammation — à
l'état des capillaires ; car dans les cas dont j'ai parlé
plus haut, la guérison de l'inflammation est effectuée
par l'action des moyens curatifs sur les capillaires, et
non pas par leurs effets sur la circulation : — la phlébotomie soulage les capillaires d'une manière mécanique, en diminuant la quantité de sang ; les sédatifs,
par leurs propriétés astringentes, provoquent la contractilité des vaisseaux.

Dans certains cas tels que la coqueluche, la phré-
nite, etc., l'acide hydrocyanique est un sédatif très-
avantageux, et peut être employé comme tel lorsque la
digitale n'est pas supportée par l'estomac, et qu'elle agit
sur le cerveau. Dans l'hypertrophie du cœur, la digitale,
tout en ralentissant les battements de ce dernier organe, produit souvent des nausées et de la cardialgie ;
elle peut être alors remplacée par l'acide hydrocyanique
qui calmera quelquefois les contractions excessives du
cœur et améliorera en même temps les digestions. L'a-
cide hydrocyanique est encore un médicament très-utile
pour combattre la dyspnée qui reconnaît pour cause
une hyperémie des premières voies, et je ferai observer
ici que si l'on dirigeait mieux son attention à découvrir
la cause de ce désordre de la respiration, l'on verrait
qu'il n'est pas si difficile à guérir qu'on le croit généralement. Enfin, la dépression que détermine la digitale
sur les facultés intellectuelles et sur les fonctions digestives, constitue fréquemment une objection sérieuse
contre l'emploi de ce médicament, auquel on peut substituer alors l'acide hydrocyanique, ainsi que nous l'a-

vous déjà dit, ou bien encore la morphine, qui, bien
que narcotique, agit secondairement d'une manière sédative ; néanmoins il est plusieurs cas dans lesquels le
praticien expérimenté, préférera la digitale à l'un ou
l'autre de ces médicaments.

Dans les premier et second cas ou degrés d'inflammation que j'ai étudiés jusqu'ici, les tissus atteints de
phlogose locale, tels que l'œil, la peau, les membranes
muqueuses de la poitrine et de l'abdomen, étaient de
même nature; nous n'avons pris pour exemples que
l'ophthalmie, l'érysipèle, la bronchite, le catarrhe, et la
diarrhée, à un léger degré, susceptibles d'être guéris
avant de produire les phénomènes appelés constitutionnels ; et parmi les agents thérapeutiques mis en usage,
nous n'avons point mentionné les vésicatoires et les
autres moyens contre-irritants, ni les bains chauds, etc.;
nous étant contenté des exemples les plus simples pour
élucider la question.

Nous avons vu que l'élévation du pouls était due à
la propagation de la sensibilité morbide d'une partie enflammée. Avant de passer outre, il est nécessaire d'étudier plus particulièrement cet état morbide des nerfs,
partiel ou général, auquel le mot « irritation » a été
ordinairement appliqué ; mais pour lequel j'ai préféré
la dénomination de SENSIBILITÉ MORBIDE. Par le mot de
sensibilité morbide, je veux indiquer cet état des nerfs
ou des centres nerveux qui rend ces derniers plus susceptibles aux impressions qu'à l'état normal. Mais, si
nous voulons comprendre les formes variées sous lesquelles se présente la sensibilité morbide et son développement dans différents organes, il nous faut admettre

que les nerfs sensitifs, les nerfs organiques et les filets incidents qui ont été démontrés anatomiquement par Grainger à l'appui de sa théorie de la réflexion, peuvent tous manifester de la sensibilité morbide, ou être affectés par elle à la périphérie du corps ou à leur origine.

J'ai dit (p. 43) que la *sensibilité* constitue une propriété caractéristique du nerf, et que la « sensibilité organique » de Bichat, indépendante des nerfs, n'existe pas. C'est pourquoi, s'il existe dans une partie, et sans être accompagné de douleur, un certain état morbide, appelé « irritation », dont le cordon spinal prend connaissance et qui se manifeste ultérieurement par des contractions musculaires anormales, il s'en suit que le cordon spinal est *devenu sensible* à cet état morbide, c'est-à-dire qu'il a participé à la sensibilité morbide, bien que le *cerveau* n'ait point pris connaissance de cette dernière ; et comme je ne connais pas d'autre mot que celui de *sensibilité* morbide (*susceptibilité* à l'impression, *impressionnabilité*) qui soit également intelligible, et qui puisse s'appliquer à l'*état* morbide du cerveau, du cordon spinal ou des nerfs sensitifs, organiques, incidents, appelé « irritation » je n'hésite pas à l'employer.

Si les nerfs *sensitifs* deviennent le siége d'une sensibilité morbide, les causes les plus ordinaires, telles que la pression exercée, soit par des corps extérieurs, soit même par les parties qui environnent les nerfs, produisent de la douleur, alors que dans l'état normal, ces causes n'exercent aucune influence sur eux. Cette sensibilité morbide des nerfs de la *sensation* n'est pas toujours limitée aux nerfs de la partie enflammée : souvent, elle se propage, *directement,* ou par l'intermédiaire des

centres nerveux, proprement dits, aux branches nerveuses qui communiquent avec ces nerfs, d'où résulte
de la sensibilité morbide *sympathique*, ainsi que de la
sensibilité à la pression sur ces mêmes branches nerveuses. Nos connaissances anatomiques sur le mode d'ar-
rangement des fibrilles nerveuses nous apprennent que
ces fibrilles ne s'anastomosent point entre elles, mais
qu'elles sont simplement juxtaposées sous la forme de
tubes cylindriques ou variqueux, à peu près comme les
tuyaux d'un orgue ; d'une autre part, les lois qui ré-
gissent la transmission des impressions, nous apprennent encore que cette transmission est seulement *cen-
tripète* dans les nerfs sensitifs, c'est-à-dire qu'elle se fait
de la périphérie du corps et des diverses surfaces internes *au* cerveau.

Eh bien ! malgré ces faits d'anatomie et de physiologie, l'expérience et l'observation semblent démontrer
que les douleurs sont produites par quelque influence
qui s'est propagée ou communiquée directement d'un
nerf sensitif à d'autres branches du même nerf, ou à des
nerfs différents siégeant dans le voisinage. Ainsi, par
exemple, dans les cas où un des filets du nerf maxillaire
supérieur est irrité par l'altération d'une dent, il se développe quelquefois de la douleur, non-seulement dans
quelqu'autre nerf dentaire, ou dans tous à la fois, ainsi
que dans les rameaux qui vont se distribuer à la joue,
du même côté, mais encore dans la branche frontale
correspondante de la cinquième paire, de sorte qu'une
personne atteinte d'une odontalgie peut éprouver de la
sensibilité par une pression exercée sur la tempe, et,
ce qui est encore plus extraordinaire, ressentir quelquefois des douleurs dans les branches dentaires du côté

de la mâchoire, opposé à celui où existe la dent cariée, voire même dans le maxillaire inférieur.

Le plus souvent ces sympathies morbides se manifestent sans que l'inflammation se communique à la partie qui sympathise, mais d'autres fois il n'en est pas ainsi; — la joue, par exemple, se tuméfie et s'enflamme dans l'odontalgie ; les glandes inguinales dans l'inflammation du canal de l'urètre, etc.

Quelque incontestable que soit en physiologie cet axiome qui veut que chaque filet d'un nerf sensitif conserve partout son individualité, et que son extrémité périphérique corresponde à une partie particulière du cerveau qu'il affecte douloureusement ou agréablement, suivant l'impression qu'il a reçue, — telle une corde donnée d'un piano est mise en vibration lorsque le doigt vient frapper la touche d'ivoire qui lui correspond, — il n'en est pas moins indisputable que tous les filets d'un nerf qui prennent naissance dans l'organe central, les uns près des autres, et même ceux qui ne sont pas voisins à leur origine, peuvent, jusqu'à un certain point, s'influencer réciproquement. Je suis d'opinion que l'état morbide du nerf se communique à cette partie du cerveau où ce dernier prend naissance, que de là il se propage à la racine d'un autre nerf, voisin ou éloigné, et suscite ainsi de la douleur, laquelle, bien que siégeant *dans* le cerveau, est rapportée à la partie dans laquelle se distribue ce dernier filet nerveux ; c'est ainsi qu'un malade éprouve de la douleur dans une main paralysée, alors que cette douleur est causée par une lésion cérébrale siégeant à la racine des nerfs de la main, et que dans l'odontalgie, les différents nerfs du trijumeau sont, ainsi que nous l'avons déjà dit, souvent douloureux simultanément. C'est ainsi encore que certaines impressions reçues par la moelle épinière, affectent des filets moteurs et produisent des contractions musculaires involontaires.

Il arrive parfois que la partie dans laquelle la *sensibilité morbide* s'est développée primitivement n'est pas douloureuse, et que cette sensibilité morbide s'irradie et se transporte des parties qui ne reçoivent que des filets du grand sympathique, à celles dans lesquelles se ramifient seulement des nerfs cérébro-spinaux ; ainsi, dans les affections internes, la pression exercée sur l'abdomen excite de la douleur ; ainsi, les maladies du foie sont accompagnées de douleur dans l'épaule droite. Ici, l'on ne peut supposer que deux choses : ou bien la sensibilité est réfléchie *via* de la moelle épinière et du cerveau ; ou bien, de même que dans l'exemple cité plus haut, des nerfs du trijumeau, cette sensibilité n'est pas réfléchie, mais les phénomènes qu'elle détermine sont dus simplement à ce que les racines des nerfs qui vont se distribuer aux parties dans lesquelles la douleur se fait sentir, ont été influencées.

Quant à la propagation de la sensibilité morbide d'un organe qui reçoit des filets sympathiques, à un autre viscère qui est sous la dépendance d'un nerf semblable, elle s'explique facilement, lorsqu'on réfléchit que la marche irrégulière du nerf grand sympathique, et la connexion qui existe entre toutes ses divisions, facilitent beaucoup la propagation ou l'irradiation de cette sensibilité morbide.

Enfin, la participation d'un viscère, tel que le cœur, qui ne reçoit que des nerfs ganglionnaires, à la sensibilité morbide (avec ou sans douleur) , affectant une partie qui reçoit des nerfs cérébro-spinaux, la main, le pied, par exemple, ne peut se concevoir qu'en admettant le transport de cette sensibilité morbide au cerveau ou au cordon spinal, et sa réflexion, de ces organes sur le cœur, au moyen, soit des filets sensitifs et organiques, soit des filets incidents, à moins cependant que, dans ce cas, la propagation de la sensibilité morbide soit due simplement à la présence, dans toutes les parties du corps, de filets ganglionnaires ou organiques, et alors il serait inutile de recourir, pour résoudre la difficulté, à deux ordres de filets (incidents, efférents), séparés les uns des autres, ou à la route du cordon spinal.

Je pense cependant avec Muller que le nerf *sympathique* n'explique rien touchant les sympathies, et que, comme *nerf ganglionnaire, considéré à part les branches sensitives et motrices* qui l'accompagnent dans toutes ses excursions, il n'a aucun rapport avec les sensations et les mouvements musculaires; qu'il est simplement le nerf de la vie organique ou végétative, présidant aux fonctions de sécrétion, de nutrition, exécutées par les capillaires; — qu'il est, en un mot, *le véritable nerf des capillaires*. Il reste à déterminer si le vrai nerf ganglionnaire est sous la dépendance des ganglions, s'il tire de ces derniers renflements l'action graduelle, constante (galvanoïde) qu'il entretient dans tous les capillaires, et si, différent en cela des nerfs cérébro-spinaux, il fournit autant de divisions qu'il existe d'anastomoses artérielles.

Muller admet que les ganglions sont la source de l'influence nerveuse de ce nerf, et que, de même qu'il fournit des branches qui accompagnent les nerfs cérébro-spinaux, il emprunte à ceux-ci et s'approprie des filets sensitifs et moteurs. Cette manière de voir semble être corroborée par les observations microscopiques d'Ehrenberg et d'autres auteurs.

Suivant Hall et Muller, les nombreux phénomènes que l'on observe dans l'état de santé et dans l'état de maladie, et qui, pour quelques auteurs, sont le résultat de l'exercice des « fonctions réfléchies, » dépendraient réellement de l'existence de deux ordres de filets décrits par Hall sous le nom de filets excitateurs et réfléchis ; mais cette opinion a besoin d'être confirmée ou rejetée par des anatomistes ultérieurs.

Après s'être propagée de quelque partie du corps au cerveau ou au cordon spinal, ou bien après s'être développée primitivement dans ces centres nerveux, la sensibilité morbide, a-t-on dit, est *disséminée* dans un ou plusieurs organes de l'économie ; mais il est bien plus simple et plus rationnel de supposer dans ce cas qu'elle réagit sur les racines des nerfs près desquelles elle siége dans le cerveau ou dans le cordon spinal, et que ces nerfs nous informent de son existence dans les centres nerveux : les nerfs sensitifs par de la douleur, les nerfs organiques par l'excitation ou le désordre fonctionnel des organes qui reçoivent ces nerfs particuliers ; et les nerfs moteurs, par un désordre partiel ou général de l'action musculaire. En d'autres termes, lorsque le pouls devient plus vif, le cœur n'est pas lui-même primitivement affecté, mais simplement le cordon spinal, à la racine des nerfs qui vont se distribuer de ce centre nerveux à l'organe central de la circulation.

Ces considérations physiologiques suffiront, je le pense, pour permettre de se rendre compte de la douleur (1) et d'un désordre fonctionnel sympathique, comme on l'appelle, sans que l'organe qui sympathise soit malade : c'est ce que l'on voit, par exemple, pour le colon et le cœur dans l'hystérie et la dyspepsie; pour l'estomac dans la néphrite; pour les muscles gastro-cnémiens dans la diarrhée; pour les autres muscles dans le tétanos; et pour un grand nombre d'autres cas familiers à tous les praticiens, dans lesquels, s'ils sont récents, on applique les agents thérapeutiques sur l'organe primitivement affecté, tandis que, s'ils sont invétérés, ou si le cordon spinal est devenu secondairement malade, l'on est obligé, outre l'emploi des moyens précédents, d'appliquer des sangsues, des contre-irritants, etc., sur les vertèbres. Je me suis trouvé dans plusieurs consultations où l'on discutait si, dans des cas de douleurs éloignées et de troubles viscéraux qui avaient incontestablement leur origine dans l'utérus, la maladie était, à cette période, parvenue ou non à l'épine; la sensibilité à la pression et à la percussion exercées sur les vertèbres, montrait assez que le cordon spinal était physiquement affecté, bien que d'abord il ne l'ait été que sympathiquement, c'est-à-dire, fonctionnellement.

---

(1) Tout le monde sait que, souvent même plusieurs années après l'amputation d'une jambe, l'opéré perçoit une fausse idée de douleur dans les orteils; cette douleur est causée par la sensibilité morbide des nerfs du moignon et corrobore, plus que tout autre argument, les remarques que j'ai émises dans les pages précédentes, puisque l'organe sympathisant n'existe même pas.

Trop souvent l'on méconnaît la dépendance d'une douleur avec une affection siégeant à la racine d'un nerf; trop souvent des douleurs des extrémités, causées par une affection du cerveau ou du cordon spinal (ainsi que le prouve le développement ultérieur de la paralysie), sont traitées comme un rhumatisme ou comme une névralgie de la partie.

Dans ces cas, les symptômes ou les sympathies produits par une affection du cordon spinal lui-même, ont été enlevés par des applications thérapeutiques sur l'épine ; mais si l'on ne prend pas soin de guérir l'affection latente de l'utérus, les symptômes morbides récidiveront bientôt, à moins que, comme cela arrive quelquefois, le traitement adopté guérisse en même temps la moelle épinière et l'utérus.

Je dois faire observer ici que je ne considère rien de plus faux que le mot « stimulant » (local) appliqué aux rubéfiants, tels que les cantharides, le capsicum indicum, l'huile de croton tiglion, etc., à moins cependant que l'on admette que l'inflammation est le résultat d'une « augmentation d'action des vaisseaux. » La première erreur provient de la seconde ; car, ayant admis que l'inflammation était due à une *augmentation d'action*, les agents qui produisaient des phénomènes inflammatoires furent nécessairement appelés *stimulants* ; mais, puisque j'ai prouvé que l'inflammation est causée par une *diminution d'action* des capillaires, il est évident que ces mêmes agents sont des *relâchants*, soit directement, soit secondairement, et que les remèdes qui produisent réellement une *augmentation locale de l'action des capillaires*, sont : le froid, les astringents, les substances salines, etc., qui sont aussi sédatifs de la circulation générale. Les mots *stimulants* et *sédatifs* ne devraient point être employés pour indiquer l'action locale des agents sur les capillaires, mais bien leurs effets généraux ou constitutionnels, c'est-à-dire, sur le cœur et les centres nerveux ; et lorsque je veux parler des effets locaux qu'ils déterminent sur les capillaires, je préfère les mots *relâchants* et *astringents*, puisque j'ai montré que les agents qui sont stimulants pour le cœur relâchent les capillaires lorsqu'ils sont transportés dans ces vaisseaux par la circulation, et que, *vice versa*, ceux qui font contracter les capillaires diminuent l'action du cœur. C'est pourquoi je reprends la proposition que j'ai émise dans les premières pages de cet ouvrage; savoir, que la nature de l'inflammation ne devient intelligible qu'autant que l'on admet que le cœur et les artères agissent l'un contre l'autre (p. 48, 49 et 138), et j'en conclus que tout ce qui augmente l'action du cœur doit tendre à contrebalancer l'action des artères. Une des grandes erreurs en pratique a été de ne point faire attention si le traitement devait être dirigé d'une manière générale — sur la circulation; ou d'une manière locale — sur les capillaires. Ainsi, des sujets ont été saignés jusqu'à la mort pour quelque inflammation intense, par ceux qui ne pensaient qu'à diminuer la *vis a tergo*, tandis qu'en introduisant dans la circulation une certaine quantité d'un constringent local, tel que l'antimoine, le mercure, les sels neutres, etc., les capillaires se fussent contractés, et par là l'inflammation eût été arrêtée, sans que l'on eût été obligé de répandre autant de sang. J'ai déjà montré que, outre leur action locale, ces agents diminuaient la *vis a tergo*.

Il est encore une autre circonstance à prendre en considération; c'est que les agents qui sont en apparence des *relâchants locaux directs* (« rubéfiants, » « stimulants locaux »), n'agissent ainsi que par suite d'une vive action; car, étendus d'eau, ils sont constringents; des solutions faibles de capsicum indicum et de moutarde sont constringentes; mais concentrées, elles produisent rapidement un relâchement secondaire, c'est-à-dire de l'inflammation, ainsi que je l'ai expliqué en parlant de la production de l'engelure par le froid, et sont le moins stimulantes que possible, malgré l'opinion contraire que l'on a professée.

Il n'y a rien de contradictoire dans ces différents phénomènes produits sur des organes différents, par les mêmes agents, et par l'intermédiaire de la même influence nerveuse. L'action des muscles et des capillaires est mise en jeu par l'influence de leurs nerfs respectifs, mais d'une manière différente pour chacun de ces organes moteurs et vasculaires : le muscle est excité à se contracter soudainement, comme par l'effet d'une décharge électrique (1) ; mais à cause de l'action constante de leurs nerfs organiques, analogue à l'action galvanique qui est continue, les capillaires se contractent d'une manière constante. Dans les phénomènes électriques et galvaniques, l'agent est le même, et cependant son mode d'action, de production et de distribution est bien différent : l'un est soudain, requiert pour sa production de la sécheresse ; l'autre a besoin d'humidité. De même, l'action galvanoïde des capillaires, qui n'est point musculaire, est augmentée par des sédatifs, c'est-à-dire par des agents qui affaiblissent l'action du cœur, et d'autres muscles, *et vice versa ;* tandis que les médicaments qui mettent en jeu l'action électroïde des muscles, et qui, pour cette raison, sont nommés stimulants,

(1) A la page 42, je me suis servi de l'expression « décharge » de l'influence nerveuse pour faire saisir une analogie intelligible ; il reste, cependant, à déterminer si, après le choc, l'organe dans lequel s'est faite cette « décharge », est laissé *plus* ou *minus,* — c'est-à-dire si l'appareil nerveux y a conduit quelque chose, ou en a au contraire enlevé quelque chose : mais, quoi qu'il en soit, l'analogie n'en reste pas moins exacte.

11

affaiblissent et même anéantissent l'action galvanoïde des capillaires.

L'on comprendra maintenant pourquoi les stimulants qui augmentent la force électroïde du cœur, mettent obstacle à la force galvanoïde des capillaires du cerveau. Examinez le pouls fort, rénitent d'un homme ivre, dont le cerveau est le siége d'une débilité enfantine par suite des effets relâchants de l'alcohol sur le réseau capillaire qui pénètre la substance cendrée (1) : — voyez combien sont différents les effets que produisent deux quantités semblables d'alcohol, mais dont l'une est incorporée dans le vin (dans les vins rouges surtout), tandis que

(1) La manière d'agir de l'alcohol, de l'électricité, et du calorique sur les réseaux capillaires et sur les tissus nerveux, mérite d'être étudiée avec beaucoup d'attention. L'emploi thérapeutique de l'électricité et du galvanisme demande beaucoup de prudence, sans quoi, au lieu de mettre en jeu l'action, on déterminera un épuisement rapide de l'influence nerveuse, — un relâchement. L'emploi du calorique est, de nos jours, on peut le dire, empirique, et quant à l'alcohol, on ne se doutait guère, il y a quelques années, qu'il pouvait servir de remède contre les maladies elles-mêmes auxquelles il donne naissance. Lorsque je parle de l'alcohol, je n'entends point l'alcohol pur, concentré, mais bien tel qu'il existe dans les liqueurs fermentées, ou étendu d'eau. Le mode d'action de l'alcohol sur les nerfs, est transitoire, c'est-à-dire que l'excitation momentanée qu'il produit, est bientôt remplacée par le relâchement consécutif à l'épuisement, à moins que, cependant, en administrant convenablement cet agent, on le fasse agir comme tonique. L'électricité, le galvanisme, le calorique et l'alcohol agissent sur les tissus capillaires, d'une manière temporaire, et par conséquent épuisent. Les fonctions sensoriales (la volonté) sont le résultat d'une action électroïde; il en est de même des sympathies (la coloration des joues, par exemple) qui se développent sous l'influence d'une émotion morale, et de celles qui, par suite d'une terreur, font contracter les sphincters. Les travaux des phrénologistes jetteront probablement quelques lumières sur ce sujet, ainsi que sur le diagnostic des régions précises du cerveau qui sont malades dans les affections paralytiques et autres.

l'autre est mêlée avec de l'eau; la première étant charriée vers le cerveau, combinée avec l'astringent, produit
l'ivresse beaucoup moins rapidement que la seconde, et
devient par là beaucoup moins pernicieuse pour la
santé, excepté toutefois chez certains sujets dont l'estomac ne peut supporter aucune espèce de vin. Observez
les effets du thé vert, sédatif constringent, sur l'action
galvanoïde des capillaires du cerveau ; les stimulants ou
la fatigue cérébrale ont-ils relâché ces vaisseaux, et causé
de l'assoupissement ? Le pouls est affaibli, tandis que
les facultés intellectuelles reprennent leur énergie ordinaire; mais si l'astringent, qui avait d'abord resserré
les capillaires à leur état normal, est pris en excès, il
finit par anéantir la contractilité de ces vaisseaux, et
par produire de la faiblesse (delirium) par inanition,
absolument comme le delirium tremens attaque les
ivrognes, lorsque ceux-ci viennent à cesser l'usage des
boissons spiritueuses auxquelles le cerveau était depuis
si longtemps accoutumé ; — le pouls devient faible et
les capillaires se contractent beaucoup trop, d'où résulte
le délire (tremens) par inanition, que l'on combat avec
avantage au moyen des stimulants qui relâchent (distendent de nouveau) les vaisseaux à leur état normal.

Nous avons vu que les sédatifs avaient toujours pour
résultat de resserrer les capillaires et de diminuer l'inflammation, indépendamment de leur action sur la *vis
a tergo*, d'où il suit que bien qu'il soit nécessaire de
prendre en considération l'influence que le cœur exerce
sur le pouls (1), il nous faut continuellement en référer

(1) La digitale présente, dans ses effets diurétiques, une anomalie,
en apparence contradictoire, que l'on comprendra facilement après tout

à l'action locale que les moyens thérapeutiques exercent sur les capillaires, lorsqu'ils parviennent, par la circulation, jusque dans ces vaisseaux.

Rappelons-nous aussi que la sensibilité morbide accompagne quelquefois des états opposés des capillaires; qu'elle peut être le résultat, soit d'une distension excessive de ces vaisseaux produite par l'inflammation, par les rubéfiants, tels que le feu, les cantharides, ou le poivre d'Inde; soit d'une contraction excessive déterminée par les sédatifs, tels que le froid, les astringents, etc. Ceci nous conduit à expliquer la tolérance d'un traitement sédatif dans les cas où il existe de l'inflammation, et la non-tolérance dans ceux où il n'existe que de la sensibilité morbide, ainsi que les affections nerveuses nous en offrent des exemples. Lorsque, dans

ce que je viens de dire. Withering et d'autres auteurs ont observé que tout en ralentissant le pouls, ce médicament échouait parfois comme diurétique, chez des malades hydropiques dont le pouls était fort et la constitution excellente, tandis qu'il excitait la sécrétion rénale chez d'autres, qui, par la faiblesse de leur pouls, ne semblaient pas requérir l'usage de la digitale. La cause en est que l'action locale constringente d'une quantité donnée de sédatif sur les capillaires affaiblis des reins, doit être d'autant plus efficace que la force d'injection du cœur est plus faible; et il devient facile de s'expliquer par là pourquoi, lorsque les diurétiques administrés seuls ne provoquent point la sécrétion rénale, les saignées ou même les purgatifs, les aident à produire cet effet. Je ferai encore une observation sur les astringents employés comme diurétiques. L'uva ursi et la teinture de muriate de fer sont, comme on le sait, utiles, par l'action diurétique qu'ils exercent, lorsqu'il existe dans les conduits du rein et dans les uretères, de petits graviers, qui, par l'irritation qu'ils causent, amènent un état de congestion, d'inflammation, et par conséquent de gonflement de la membrane muqueuse de ces tubes, qui alors sont rétrécis. Dans ces cas, un astringent puissant fait contracter les vaisseaux de la membrane enflammée : le gonflement disparaît, le calibre du conduit ou des conduits est élargi, les graviers peuvent passer librement et les accidents disparaissent.

les fièvres symptomatiques d'une inflammation locale,
ou dans celles qui reconnaissent pour cause un poison
morbifique, l'influence nerveuse n'est plus dégagée par
suite d'une lésion et d'une débilité du système nerveux,
les indications curatives consistent, d'abord à rétablir
la contractilité des capillaires dans les parties enflammées, puis, quelquefois, à diminuer cette contractilité
dans les parties saines ; c'est ainsi par exemple, que,
dans le dessein d'augmenter l'action péristaltique des
intestins, de provoquer des tranchées et des vomissements, nous excitons, pour des raisons curatives, de la
sensibilité morbide sur la membrane muqueuse gastrique et intestinale, au moyen des émétiques et des purgatifs. Mais dans l'exemple que nous avons choisi ici,
c'est-à-dire dans le cas de défaut d'influence nerveuse,
par suite d'une lésion et d'une débilité du système
nerveux, il devient nécessaire, pour rétablir les capillaires malades à leur état normal, ou pour diminuer la
contractilité de ces vaisseaux dans les parties saines,
d'administrer une plus grande quantité de sédatif approprié que dans d'autres circonstances.

Par contre, lorsque l'influence nerveuse est intacte,
une plus petite quantité du même sédatif produira cet
effet de contraction. Il existe donc moins de tolérance
des médicaments dans l'état de santé que dans celui de
maladie, et cette circonstance explique l'erreur dans
laquelle sont tombés plusieurs médecins, en prônant
plus qu'elles ne le méritent, les propriétés de nouveaux
médicaments (1). Par exemple, une dose minime de

(1) Que l'on ne suppose pas que je considère le croton tiglion ou le
colchique comme étant réellement « *sub sole novus.* » On trouve la

colchique donnée, par essai, à un sujet en bonne santé
et d'une forte constitution, produira une dépression
bien plus grande que si elle avait été administrée à un
malade affaibli, atteint d'un rhumatisme ou d'une inflammation quelconque. Chez un sujet en bonne santé,
le simple contact sur la langue du bouchon d'une fiole
contenant de l'huile de croton tiglion, suffira pour produire des effets purgatifs, tandis qu'une personne atteinte d'une fièvre sera obligée peut-être d'en prendre
deux ou trois gouttes pour ressentir les mêmes effets.
Il en est ainsi des sédatifs, des stimulants et des narcotiques. Tout le monde sait quelles fortes doses d'émétique peuvent être tolérées dans les maladies inflammatoires et fébriles, et qu'il en est tout autrement dans
l'état de santé ou dans les affections chroniques; de
même encore, de grandes quantités d'opium et d'eau-
de-vie sont nécessaires pour produire quelque effet dans
le délirium tremens, la goutte de l'estomac, etc.

Les tranchées produites par les purgatifs, déterminent de la langueur, agissent d'une manière excessivement sédative sur les capillaires et engendrent de la
sensibilité morbide, mais ne causent ni inflammation,
ni pyrexie. Sans aucun doute, l'application outrée d'un
sédatif, tel que le froid, excite, en débilitant les nerfs,
de l'inflammation (engelure) ; il en est de même de l'é-
métique à l'extérieur, et des purgatifs drastiques donnés
à l'intérieur en quantités *excessives;* mais encore est-il
que les dangers des purgatifs ordinaires, qu'appréhen-

description exacte du croton tiglion dans l'*Apparatus medicamentorum* de
Murray : seulement cette substance resta pendant un siècle sans être
employée en thérapeutique ; quant au colchique, il a été préconisé par
Dioscoride contre la goutte

dent tant les Broussaisiens, n'existent pas, puisque le mouvement péristaltique des intestins s'oppose au contact permanent du sédatif sur quelque point de ce canal (1). Appliqué sur le dos de la main, un grain (cinq centigrammes) de poivre d'Inde cause une inflammation, tandis que quelques personnes avalent impunément une cuillerée à café de cette substance, laquelle étant mêlée aux ingesta, et n'étant point appliquée d'une manière permanente sur la membrane muqueuse, n'altère point cette dernière. Nous en dirons autant de l'huile de croton tiglion, de la moutarde, de la scille, de l'émétique, etc.

Je suis heureux de pouvoir proclamer ici publiquement les bienfaits que l'ouvrage du docteur Hamilton sur les purgatifs, a rendus à la science, en détruisant les préjugés que plusieurs auteurs anciens avaient répandus sur ces médicaments. On a, il est vrai, exagéré les préceptes que donne l'auteur, et son ouvrage est ainsi devenu, dans des mains ignorantes, la source de l'usage imprudent et sans distinction des purgatifs; mais le docteur Hamilton n'en a pas moins le mérite de s'être élevé contre cette méthode de recourir en tout et partout aux opiacés qui étaient autrefois un remède universel et empirique pour soulager les malades, et qui ne servaient parfois qu'à augmenter l'inflammation, — non pas par les opiacés eux-mêmes, mais bien par le

---

(1) Il existe cependant des exceptions à cette règle : ainsi, dans une des nombreuses autopsies cadavériques qui ont été faites par suite de l'administration imprudente de médicaments, par des charlatans, on trouva dans le colon une quantité considérable de pilules qui avaient causé une ulcération mortelle des surfaces sur lesquelles elles s'étaient logées.

calme trompeur qu'ils produisaient, lequel faisait né-
gliger l'emploi des antiphlogistiques, et permettait ainsi
à l'inflammation de faire des progrès. Il est un abus,
cependant, qui, selon moi, est trop sérieux, pour que
je le passe sous silence : je veux parler de l'administration mal jugée des purgatifs chez les femmes pendant la
fièvre puerpérale. Après un travail ordinaire, l'utérus,
bien que non inflammé, se trouve nécessairement dans
un état de sensibilité morbide ; et l'affaiblissement de la
femme par les purgatifs, n'a pour résultat que de provoquer des attaques d'hystérie ; alors surviennent des
douleurs sympathiques dans l'abdomen, accompagnées
de sensibilité à la pression, de rougeur de la peau, d'insomnie, etc. Le médecin inexpérimenté ou ignorant,
prenant ces accidents pour des symptômes inflammatoires, a recours à la lancette et aux autres moyens déplétifs ; l'hystérie fait des progrès, la douleur devient
plus vive, la faiblesse plus grande, il survient de l'agitation, tous symptômes qui plongent le praticien dans
un embarras sérieux, s'il n'arrive rien de pis. Des accidents semblables sont fréquemment causés par l'administration intempestive des cathartiques chez des femmes non mariées et hystériques.

Les personnes qui ont pris l'habitude de recourir
sans nécessité et pour la plus légère indisposition aux
médecines évacuantes, trouvent qu'une demi-once ou
une once (16 ou 32 grammes) de sulfate de soude
purge assez ; mais nous savons que si ces mêmes personnes étaient atteintes de quelque maladie, cette
quantité de sel ne suffirait pas, et que pour tenir les intestins libres, il en faudrait peut-être deux ou trois fois
autant. De même encore, chez un sujet en bonne santé,

une très-petite dose de calomel produira des nausées, de telle sorte que ceux qui se purgent eux-mêmes et sans nécessité, et qui ont observé que le calomel « agit sur eux d'une manière excessive » alors qu'ils étaient en bonne santé, prient souvent leur médecin, lorsqu'ils sont malades, de ne point leur prescrire ce médicament. Le jeune praticien comprendra par là la nécessité de ne point accéder à de telles demandes, et d'agir selon ce que son jugement lui suggérera.

Les personnes délicates, au contraire, celles des classes élevées de la société et dont le système nerveux est affaibli, présentent souvent une grande tolérance pour les purgatifs et ont continuellement recours à eux; mais les toniques, administrés à doses convenables, fortifieront le système nerveux et maintiendront les intestins dans l'ordre d'une manière beaucoup plus certaine et plus efficace. Les stimulants auront la même action pourvu qu'il n'existe pas de fièvre. L'emploi des toniques est d'une haute importance dans les maladies les plus communes telles que les aigreurs d'estomac et la constipation habituelle. On sait qu'un alcali (tel que la soude), ou un absorbant (nom que l'on donne à la magnésie et à la chaux), neutralisent les acides qui se développent dans l'estomac et soulagent momentanément; mais pour guérir radicalement, il est de toute nécessité d'empêcher, par les toniques, la formation de l'acide. Rien ne convient mieux dans ce cas que l'acide sulfurique étendu d'eau, soit seul, soit combiné avec la quinine ou d'autres toniques; j'ai fréquemment guéri la constipation habituelle, en prescrivant un quart de grain ou un demi-grain, de sulfate de quinine, à répéter trois fois par jour.

Il a régné, selon moi, de grandes erreurs touchant le régime que doivent suivre les dyspeptiques : souvent l'on prive ces derniers de substances alimentaires, tels que les fruits, les végétaux, les vins et la bière, dont on redoute les propriétés fermentescibles. En défendant ces aliments aux dyspeptiques, l'estomac parvient, dit-on, à recouvrer ses conditions normales, et à digérer toutes les substances qui lui sont appropriées, et telles que la nature nous les présente. Il est vrai que chez les sujets dont l'estomac est affaibli, soit par maladie, soit par l'épuisement de ses forces naturelles consécutif aux excès en tous genres, et surtout à l'usage immodéré des vins trop généreux, et des liqueurs spiritueuses, une telle alimentation permettra le développement d'un acide, dans le ventricule ; mais en persévérant à éviter les liqueurs alcoholiques, et en mettant en usage des toniques appropriés, tels que le bismuth, les acides sulfurique, nitrique et hydrocyanique, la gentiane, la cascarille, les substances nutritives mentionnées plus haut, et qui sont si censurées, deviendront les meilleures à cause de leur « *légèreté.* » Les personnes qui, pour empêcher la formation d'un acide dans l'estomac, ne se nourrissent que de pain et de viande, et qui ne boivent que des vins généreux, ne réussissent pas, car en peu de temps ces vins eux-mêmes, que ce soit de l'Oporto, du Xérès ou du Madère, produisent de l'acidité ; on essaye alors l'eau-de-vie affaiblie par l'eau, mais sans aucun résultat. En outre, rien n'est plus pernicieux que cette « *régularité* » dans le régime : car l'identité dans l'alimentation amène une paresse des intestins pour laquelle des aliments variés sont le meilleur remède. Tout changement de régime, tantôt l'usage des stimulants,

tantôt leur cessation, tantôt la bière, tantôt le vin, etc.,
excitera le mouvement·péristaltique .qui languit sous
l'influence d'une alimentation toujours la même. Il
n'existe pas de meilleures boissons pour les dyspeptiques, qu'une infusion de gingembre, ou de la bonne
bière qui se rapprochent, par leurs propriétés, des liqueurs fermentées, mais qui présentent sur ces dernières, le grand avantage de ne point contenir d'alcohol.
Loin de produire des aigreurs, les fruits mûrs rafraî-
chissent le malade et·fortifient l'estomac. Observons
encore que le citron, quoique aigre, est un fruit mûr et
qu'il n'est pas désagréable comme les oranges aigres et
les autres fruits qui ne sont·point parvenus à leur maturité. Malgré ce qu'en disent beaucoup de praticiens,
j'accorde des fruits (mûrs) aux sujets goutteux et cal-
culeux qui souffrent·de ·la soif. Les affections dont ils
sont atteints, ont leur source dans les mauvaises digestions ; or, puisque les végétaux et les fruits mûrs hâtent
ces dernières, et qu'ils apaisent la chaleur fébrile, ils
aideront, plutôt qu'ils ne·retarderont la cure de ces maladies, en même temps qu'ils rafraîchiront le patient.

Des observations physiologiques et pathologiques,
nous pouvons déduire que l'influence nerveuse produit
les trois phénomènes suivants : contraction musculaire
(volontaire et involontaire), sensation, et contraction capillaire. Nous avons vu que quelques-uns de ces phénomènes prédominent alternativement dans différentes
parties, tant dans l'état de santé que sous l'influence
des agents médicinaux et autres. Nous avons vu aussi
d'une manière uniforme que dans les cas où l'*action
capillaire* est *suspendue* ou *diminuée*, les branches sen-

sitives qui accompagnent les nerfs organiques des capillaires, sont simultanément altérées, et que cette altération est indiquée par la douleur, le picotement, etc.
Indépendamment des lésions *mécaniques*, *chimiques*, ou
autres causes *destructives*, l'action capillaire est suspendue de deux manières : soit en privant les nerfs et
conséquemment les capillaires de leur influence nerveuse ordinaire, — par une chaleur excessive, par l'é-
lectricité, les rubéfiants, les relâchants (appelés stimulants locaux) tels que les cantharides, le poivre d'Inde,
dans un état de concentration ; soit en augmentant l'action capillaire, — par les astringents, le froid, etc. Cette
seconde espèce de cessation de l'action des capillaires
n'est pas causée par une contraction excessive ; mais
puisque la présence du sang dans les capillaires est nécessaire pour que l'action de ces vaisseaux soit mise en
jeu, nous pouvons en inférer que lorsqu'ils sont vidés
par la contraction, ils cessent de pouvoir se contracter
de nouveau. L'action excessive détruit donc la propriété
contractile des capillaires et l'inflammation *peut* en résulter ; conséquemment, après la sensibilité qui est le
premier symptôme, nous aurons de la rougeur, de la
tension, une perte de force, — de la congestion. Mais si
la constitution se trouve dans de bonnes conditions, la
suspension temporaire des fonctions des capillaires ne
produit pas nécessairement de l'inflammation, que cette
suspension fonctionnelle reconnaisse pour cause l'application d'une chaleur considérable, d'un cataplasme
sinapisé, ou l'action du froid ; c'est ainsi que sous l'influence de ce dernier agent, les doigts deviennent
blancs, *morts*, comme on le dit, sans devenir le siége
d'une inflammation ultérieure. Cette inflammation se

déclare-t-elle? Il en résulte une engelure. La douce chaleur qui accompagne la coloration des joues causée par
une émotion morale; le picotement qui accompagne
une diminution d'action dans la peau ou dans une autre
partie, avec congestion ou inflammation commençante;
l'augmentation de la douleur dans les cas d'une diminution plus considérable de l'action capillaire, — toutes
ces modifications des sensations peuvent *se comprendre*,
si l'on fait attention que chaque degré dépend de l'impression concomitante qui est exercée sur les nerfs
sensitifs.

C'est en ayant égard à l'action directe ou sympathique des nerfs sur les capillaires, que le chirurgien sera
guidé dans l'application du froid ou de la chaleur, et
comprendra pourquoi un excès de froid, appliqué sur
une tumeur, fait plus de mal que de bien; si par exemple,
chez un sujet sain, une cause mécanique externe vient
à exciter de l'inflammation dans une partie quelconque,
la force d'injection du cœur, quoique naturelle, est encore trop grande pour les vaisseaux lésés et affaiblis de
la partie; dans ce cas, le froid, en les resserrant et en
diminuant la sensibilité des nerfs, amènera ordinairement du soulagement. Mais si, par suite de l'altération
de la constitution, ou par d'autres causes, la vitalité est
diminuée, ou si le système nerveux est affaibli, la chaleur, en aidant les nerfs débilités des capillaires à entretenir la chaleur animale, soulagera dans la majorité
des cas. Un collyre préparé avec la teinture d'opium et
un astringent est utile dans les cas où la belladone serait trop sédative. J'ai vu prescrire ce dernier médicament dans des cas où l'énergie nerveuse était en défaut; il ne fit nécessairement qu'augmenter la débilité

qui fut ensuite combattue avec succès au moyen d'un
traitement plus stimulant. Les agents appelés communément stimulants locaux agissent dans le même sens
que la chaleur; car en excès ils dépriment l'influence
nerveuse, de manière à enflammer une partie saine;
mais employés avec modération, ils sont utiles dans
quelques cas d'inflammation locale, alors que les nerfs
sont le siége d'un état de langueur. Tout stimulant général (diffusible), en produisant l'ivresse et en élevant
le pouls, serait pernicieux; c'est ainsi que, dans l'es-
quinancie et la scarlatine, le poivre d'Inde est excessivement bienfaisant pour la membrane muqueuse de
l'œsophage et du pharynx, tandis que le vin, en augmentant la *vis a tergo*, aggraverait la fièvre concomitante, aussi bien que l'inflammation. En général, on ne
fait pas assez attention à cette distinction, et on ne la
met pas assez en pratique; aussi les élèves ne peuvent-
ils comprendre pourquoi le poivre cubèbe guérit la leu-
corrhée, la gonorrhée, etc., affections dans lesquelles
les capillaires des parties malades sont le siége d'un relâchement. Souvent, le poivre commun est interdit
comme condiment dans différents cas où il serait avantageux, en excitant les digestions et en prévenant les
flatuosités. Pour prouver que le poivre n'est pas pernicieux dans les écoulements, je préparai (en combinant
les propriétés térébenthine et pipérine) un cubèbe artificiel, composé de deux parties de baies de genièvre,
et d'une partie de poivre noir triturées ensemble; je
prescrivis ce mélange dans plusieurs centaines de cas,
et j'obtins les mêmes résultats qu'avec le cubèbe, ce
qui encouragea plusieurs médecins et plusieurs chirurgiens à l'essayer. Une des raisons qui ont fait supposer

que le poivre commun était propre à déterminer des accidents inflammatoires, c'est qu'un genre de vie luxurieux produit ce résultat ; mais cela n'est point dû au poivre que nous mêlons à nos aliments, mais bien au vin que nous buvons et aux excès de table. On sait depuis longtemps que la pâte de Ward, si célèbre par son efficacité contre les hémorrhoïdes enflammées, doit ses vertus au poivre noir qui entre dans sa composition. Plusieurs médecins redoutent l'usage du cubèbe dans la gonorrhée ; d'autres seraient épouvantés à la seule proposition qu'on leur ferait de le remplacer par le poivre commun. La guérison la plus prompte et la plus sûre que j'aie jamais vue d'une gonorrhée, fut chez un jeune homme qui, par méprise, avala dans un jour trois cuillerées à bouche de cubèbe, au lieu de trois cuillerées à thé qui lui avaient été prescrites ; de cette manière, il prit donc environ deux onces (64 grammes) de cubèbe, et fut parfaitement guéri dans l'espace de quarante-huit heures. Chez ce malade, la blennorrhagie n'était pas chronique, mais, au contraire, très-aiguë et accompagnée d'*ardor urinæ*, etc. Les préjugés de l'éducation nous font redouter les faits nouveaux ; mais, dans les établissements publics où l'on trouve l'occasion de prescrire un médicament dix ou vingt fois par semaine, et cela pendant des années, il est permis de tirer des conclusions certaines ; et, lorsqu'une masse de faits est mise en évidence, il faut bien croire à des principes généraux qui, autrement, ne mériteraient pas qu'on y fît attention. L'huile de térébenthine, à la dose de trois à dix gouttes dans un mucilage ou dans une émulsion, jouit de propriétés analogues à celles du cubèbe, et je l'ai employée dans les mêmes maladies avant que ce dernier médicament ait été rappelé de l'oubli dans lequel il était tombé. Quelquefois, l'huile de térébenthine irrite les reins, et bien que cet inconvénient puisse être combattu en la combinant avec un opiacé, encore est-il que ce dernier médicament, donnant quelquefois naissance à de la constipation, le cubèbe, qui produit un effet contraire, est préférable à cette combinaison. La créosote ressemble beaucoup, par son mode d'action, à la térébenthine, et est même plus antispasmodique que les huiles essentielles térébenthinées, ainsi que nous le prouve son efficacité contre les vomissements hystériques, etc.

Si l'on veut une preuve que la sensibilité morbide accompagne la cessation d'action des capillaires, il suffit d'observer ce qui se passe dans les cas où une partie, quelque petite qu'elle soit, est frappée de mort ; — non-seulement la *fonction* des nerfs de cette partie est suspendue, mais de plus, les *nerfs* eux-mêmes meurent avec les capillaires, et le système nerveux, par le choc qu'il éprouve, détermine des frissons et des tremblements. Les frissons sont un des phénomènes concomitants les plus constants de la formation des abcès et ont été ordinairement attribués à la formation du pus ; mais ils sont les avant-coureurs de la suppuration — ils ne sont point dus à cette suppuration, mais bien à la mort qui la précède ; car la formation du pus fait partie du travail réparateur. Remarquons cependant que si la suppuration est emprisonnée, de manière à ne pouvoir s'échapper au dehors, elle produira, par la pression que le liquide exerce, une destruction additionnelle.

Les ABCÈS suivent la marche suivante : — Une portion de tissu cellulaire, d'une glande, ou d'une autre partie enflammée, se désorganise — meurt ; et cette mortification est accompagnée de frissons ; alors commence le travail réparateur au moyen des granulations ; mais, comme le pus produit par ces granulations, ne peut s'écouler au dehors, il se rassemble, et forme une tumeur. Si le pus n'est pas absorbé à mesure qu'il est sécrété, les parties se distendent, et la pression exercée par le liquide est nécessairement plus grande là où il rencontre moins de résistance, c'est-à-dire vers le point le plus superficiel (si un os ou un fascia ne s'y opposent point). Lorsque la pression exercée par le pus sur la surface est assez forte pour suspendre l'action capillaire dans les parties comprimées, une autre couche de parties molles est frappée de mort. Ordinairement les frissons reparaissent pendant cette marche de l'abcès vers la surface, et comme la constitution souffre beaucoup de ces destructions successives et répétées des parties, on a pensé qu'il serait utile de hâter la sortie naturelle du pus au moyen d'une ouverture artificielle ; mais l'on a objecté avec raison à cette pratique que si on ne laisse pas au pus le soin de se frayer lui-même une issue, au moins jusqu'à ce qu'il soit parvenu près de la surface, et que le fond de la poche ait été élevé par les granulations, la cicatrisation ne se fera que très-lentement à cause de la profondeur de la plaie. D'un autre côté, cet inconvénient est de peu d'importance dans les cas où la constitution s'altère par suite des frissons longtemps répétés, et l'on doit chercher alors à éviter ces derniers par tous les moyens possibles, et surtout par l'ouverture artificielle de l'abcès. L'on observe encore quelquefois des frissons dans d'autres cas de cessation de

l'action capillaire; — dans le clou ordinaire (furoncle),
par exemple, où une portion de tissu cellulaire est frappée de mort. Dans le charbon qui n'est qu'un furoncle
énorme, il est facile de reconnaître que la maladie s'é-
tend soit en largeur, soit en profondeur, par les frissons
qui saisissent le malade. Tels sont les phénomènes que
présentent les abcès, de quelque volume qu'ils soient,
— depuis une simple pustule, un clou, un charbon, jusqu'à un abcès profondément situé. Dans l'érysipèle, où
les capillaires de la peau ont cessé d'agir, sans que les
parties malades meurent, les frissons se déclarent avant
que l'on aperçoive quelque altération de la peau; mais
la séparation subséquente de l'épiderme que l'on observe souvent dans cette affection, fait penser que le
réseau muqueux est, dans ce cas, le siége d'une certaine
mortification.

Il n'existe aucune différence entre l'*inflammation*
PHLEGMONEUSE et l'*inflammation* ÉRYSIPÉLATEUSE; c'est la
même inflammation dans les deux cas : toute la différence consiste dans le degré et le siége de la phlogose,
ainsi que dans l'état de la constitution. Si aucune partie
ne se mortifie, il ne se formera point d'eschare (la suppuration n'étant pas nécessaire), mais simplement de la
desquamation de l'épiderme, ou même la maladie se
terminera par résolution. Les différentes périodes de
l'inflammation, depuis une légère rougeur érysipélateuse, jusqu'à l'inflammation la plus violente et la mortification instantanée, ne diffèrent que sous le rapport
du degré; de même que les phénomènes produits par
l'action du feu, depuis une légère brûlure, jusqu'à la
cautérisation actuelle qui cause instantanément la mort
de la partie, ne diffèrent que sous le rapport du degré

d'intensité du calorique, et dont les stages intermédiaires se conçoivent facilement, lorsqu'on examine les effets que produisent un moxa ou l'amadou des Allemands, qui brûlent plus ou moins suivant l'effet que l'on veut obtenir ; — ils produisent pour ainsi dire l'inflammation érysipélateuse, soit légère (suivie de la desquamation), soit plus intense (avec épanchement immédiat de lymphe et séparation de l'épiderme), ou bien ils donnent naissance à une eschare, si le feu est appliqué plus longtemps ou avec plus d'intensité. Remarquons enfin que les deux choses qui produisent la somme des phénomènes, étant la lésion et la constitution, — une grande lésion, avec peu de débilité de la constitution, produira les mêmes résultats qu'une lésion moins considérable, accompagnée d'une plus grande débilité constitutionnelle. C'est ainsi que nous voyons les faibles *Lascars* (1) venir à l'hôpital de Londres pour des membres mortifiés par un degré de froid que supportent impunément les Anglais. De plus, une inflammation qui ne serait qu'érysipélateuse et superficielle chez un sujet d'une bonne constitution, devient charbonneuse ou phlegmoneuse chez celui qui est débilité. C'est ainsi que les degrés différents de la même inflammation qui se développe aux régions fessières des malades qui sont obligés de garder constamment le lit, sont en rapport avec la débilité du système nerveux. Enfin, je le répète, il n'existe qu'une seule inflammation, — ce n'est dans tous les cas qu'une même perte de la contractilité des capillaires ; mais cette inflammation peut présenter tous les degrés, de-

(1) Les Lascars sont des matelots indiens que l'Angleterre enrôle sur ses navires, et qu'elle amène souvent en Europe.

puis la simple perte de ton, jusqu'à la décomposition
complète. Soumettez un ressort élastique à la chaleur
du feu ou à l'action puissante d'une pile galvanique;
d'abord vous détruirez son élasticité ; puis il commen-
cera à céder et à fléchir sous son propre poids ; puis
enfin il se liquéfiera : dans l'inflammation nous avons
aussi un tissu et un agent, et nous observons des effets
semblables à ceux que nous venons d'indiquer dans
l'exemple précédent, depuis la plus légère diminution
de ton ou de ténacité, jusqu'à la décomposition actuelle
et la fusion.

Bien que les astringents, en resserrant les capillaires,
soulagent ordinairement les parties enflammées, appliqués en excès, ils causent de la sensibilité morbide.
ainsi que le prouvent la douleur et l'augmentation de
l'inflammation. L'usage immodéré des sédatifs cause
aussi de la sensibilité morbide, car, en diminuant l'action du cœur, ces agents affaiblissent, ainsi que le feraient les émissions sanguines, la force d'injection, et
les capillaires des organes venant à se contracter trop
vigoureusement, il en résulte de la sensibilité morbide;
tandis que d'un autre côté, par suite de la diminution
de l'activité de la circulation, chaque contraction du
cœur (dont le sang est le stimulus) devient plus faible.
C'est ainsi que les émissions sanguines, et dans quelques
circonstances, la digitale et l'antimoine, rendent le pouls
plus vif, mais plus faible. Le cœur *agit-il vigoureusement ?* ces agents ont pour résultat de ralentir le pouls.
Les effets d'un sédatif ou des émissions sanguines sur le
pouls naturel, sont, d'abord, de le ralentir, puis de le
rendre plus vif, lorsque sont survenues la sensibilité

morbide et la débilité ; chez les animaux saignés jusqu'à la mort, la sensibilité morbide qui se développe
alors, produit des convulsions ; il en est de même, sous
l'influence de la digitale donnée à doses vénéneuses,
d'une hémorrhagie traumatique, après l'accouchement, etc. La rapidité du pouls et les convulsions consécutives à une hémorrhagie nous offrent un bel
exemple de la prévoyance de la nature : la vivacité des
contractions du cœur est destinée à faire circuler le peu
de sang qui lui arrive, de manière à soutenir la vie le
plus longtemps possible, tandis que les convulsions des
tissus de l'économie ont pour résultat de pousser le sang
dans les veines, et de ces vaisseaux vers l'organe central
de la circulation.

La douleur que les malades ressentent dans le dos ou
à la tête, par suite d'hémorrhagies, ou par l'action sédative des émissions sanguines, de la digitale ou de
l'antimoine, reconnaît pour cause la sensibilité morbide qu'a suscitée la contraction excessive des capillaires, amenée elle-même par un défaut d'injection de
sang artériel.

Ces considérations nous expliqueront pourquoi les
cathartiques sont aidés par les émétiques, et ces deux
classes de médicaments par les émissions sanguines :
un cathartique agit d'une manière sédative ; il produit
de la sensibilité morbide locale, et conséquemment excite le mouvement péristaltique ; si on y ajoute un peu
d'ipécacuanha ou d'émétique (qui sont aussi sédatifs),
on agira d'une manière plus certaine sur les intestins.
Les émissions sanguines jouissent de la même propriété
sédative, surtout si, par suite de l'inflammation, le pouls
est dur ; mais, ainsi que je l'ai dit ci-dessus, les saignées

seules, bien qu'elles coopèrent avec les médicaments,
ne produisent de la sensibilité morbide qu'autant qu'elles
ont réduit le pouls au-dessous de son état normal. D'une
autre part, si l'inflammation de la muqueuse intestinale
a provoqué de la diarrhée, les émissions sanguines, en
diminuant l'inflammation, diminueront aussi la diarrhée, ainsi que nous l'apprend cet adage bien connu de
Celse : Les émissions sanguines guérissent la diarrhée
tenace aussi bien que la constipation tenace.

Mais il faut se rappeler en même temps qu'une sédation trop considérable sur les intestins produira une
contraction trop forte des muscles péristaltiques, — une
contraction assez forte même pour oblitérer le tube par
un véritable spasme appelé colique, et que l'on observe
tous les jours chez les peintres, sous l'influence de l'action sédative du blanc de plomb. Une pomme encore
verte ou d'autres fruits non parvenus à leur maturité
produisent sur une partie du colon une impression sédative locale, nuisible, d'où résultent de la douleur et
des contractions spasmodiques qui s'opposent au passage des matières nuisibles et des fèces. Il est bien reconnu que les purgatifs et les autres modes de traitement sédatif ne guériront point la colique ; au contraire,
ils augmentent les tranchées si pénibles et déterminent
un malaise général lorsqu'ils sont administrés par ceux
qui croient avoir affaire seulement à une «obstruction »
des intestins que combattent réellement les purgatifs.
Les stimulants combinés aux narcotiques, les bains
chauds et l'opium, surtout donné en lavements et en
suppositoires, relâcheront les intestins atteints de coliques spasmodiques et produiront plus sûrement des évacuations ; si celles-ci ne sont pas provoquées, un peu

d'huile de ricin, administrée aussitôt que le spasme (indiqué par la douleur) est apaisé, produira ce résultat. Ici encore se présentent des contradictions apparentes, puisque les émissions sanguines relâchent ou calment les intestins, diminuent ou provoquent la sensibilité morbide, suivant les circonstances. Nous voyons l'action péristaltique dont l'office est de transmettre les matières fécales, obstruer les conduits que parcourent ces dernières, — les purgatifs ajouter à la ténacité de la constipation, — l'opium relâcher les intestins; nous voyons, en un mot, la sensibilité morbide occasionnée par les sédatifs, produire les effets opposés de purgation et de constipation, et cependant toutes ces contradictions peuvent être conciliées d'après des principes rationnels.

Ainsi que je l'ai déjà dit, la sensibilité morbide produit souvent dans une partie une douleur sympathique qui n'est point sentie dans le point où siége l'inflammation, pourvu que ce dernier ne soit point comprimé ou soumis à quelque mouvement; je citerai pour exemples l'hystérie et d'autres états morbides de l'utérus. Tant que la malade est en repos, elle n'éprouve aucune douleur dans la matrice, bien que le toucher vaginal pratiqué très-légèrement, et la pression exercée sur l'organe dans la position assise, prouvent assez que celui-ci est le siége d'une sensibilité anormale. Dans plusieurs cas, certains nerfs qui communiquent avec ceux de l'utérus, soit directement, soit par l'intermédiaire des centres nerveux, partagent l'affection de ce dernier organe, de telle sorte que la pression exercée sur les parties dans lesquelles ces nerfs se ramifient, font percevoir de la douleur. Ainsi, malgré sa sensitivité, tant que l'u-

térus n'est soumis à aucun mouvement, et qu'il se trouve
protégé, ses nerfs ne sont point troublés, et il ne fait
percevoir par lui-même aucune douleur; mais il réagit
sympathiquement sur les nerfs des intestins qui deviennent alors le siége d'une sensibilité morbide, et ne peuvent plus supporter le contact des matières qui les traversent, ni les mouvements péristaltiques; — de là, les
coliques spasmodiques. Pour la même raison, les plus
petits mouvements causent dans les régions lombaires,
dans la cuisse, des douleurs qui font croire à l'existence d'une sciatique, ou simulent une affection de l'ar-
ticulation coxo-fémorale; ou bien encore, les parois de
l'abdomen ne peuvent plus supporter aucun mouvement ni la plus légère pression, ce qui a fait souvent
diagnostiquer une péritonite qui n'existait pas. La sensibilité morbide qui envahit l'appareil respiratoire, produit de la toux qui, par l'irritation morbide qu'elle détermine, donne naissance à des crachements de sang
qui font redouter une phthisie ; les mouvements du
cœur causent de la douleur dans le côté gauche, et ce
sont, sans contredit, les sympathies les plus pénibles
et les plus douloureuses de l'hystérie. L'estomac aussi
devient le siége d'une sensibilité morbide, dans l'hystérie aussi bien que dans la gestation utérine (1); tantôt il devient douloureux après les repas, tantôt ceux-ci
provoquent des nausées, un malaise général. Toutes
ces remarques s'appliquent encore à quelques cas d'inflammation du foie; tant que cet organe est en repos,

(1) Le mot hystérie ne s'applique pas seulement à ces cas graves qui
sont accompagnés d'attaques dont le caractère ne peut être méconnu,
mais bien encore à ces cas plus légers dans lesquels le désordre, bien
que latent, produit de vives sympathies.

tant qu'il n'est soumis à aucune pression, il ne détermine aucune douleur ; mais la sensibilité morbide venant à se propager à d'autres parties, le malade éprouve du malaise, de la toux sèche, de la douleur dans l'épaule, dans la tête, etc. L'inflammation du rein produit encore des sympathies semblables, et les personnes inexpérimentées ne soupçonnent pas ou ne peuvent reconnaître quel est l'organe affecté, lorsque les nausées et la cardialgie sont, dans cette affection, les symptômes prédominants (voy. p. 26, note 2). Ces considérations feront comprendre comment la plupart des maladies troublent l'estomac et par conséquent la digestion ; elles feront sentir combien de désordres fonctionnels de l'estomac ne reconnaissent point pour cause une affection primitive de cet organe, et combien le pauvre estomac est accusé de fautes qu'il n'a point commises ! Parce que les pilules bleues ont guéri une affection qui avait produit sympathiquement de la sensibilité morbide de l'estomac, cela ne prouve en aucune manière que les fonctions digestives étaient primitivement troublées, ni que les pilules bleues ont agi particulièrement sur l'estomac ; car, introduites dans ce ventricule, elles pénétreront nécessairement dans la circulation, et parviendront jusqu'à l'organe malade, — ce qui explique encore pourquoi ces agents thérapeutiques sont applicables à un nombre considérable de cas.

Nous arrivons maintenant au troisième cas ou degré de maladie : ici les affections locales, telles que les inflammations de l'œil, des poumons ou des intestins, sont trop intenses pour céder aux moyens thérapeutiques ; ou bien elles ont été négligées et ont ainsi entretenu la sensibilité morbide du système nerveux ; de telle sorte que, outre l'augmentation dans la force du pouls, nous avons d'autres symptômes qui indiquent un trouble fonctionnel du système nerveux, et, par l'intermédiaire de ce dernier, des organes digestifs. De là, douleurs dans la tête, dans le dos, dans les membres, lassitudes ou sensation de faiblesse, indiquant que les nerfs de la sensation et des mouvements volontaires sont affectés ; confusion des idées, non pas portée jusqu'au délire, mais suffisante pour montrer que les fonctions du cerveau sont troublées ; insomnie ; fausses perceptions, telles que celles d'odeurs désagréables qui n'existent pas ; tremblements ; frissons ; augmentation de la chaleur de la peau accompagnée de sécheresse, ce qui indique un défaut de ton par suite d'un manque d'énergie nerveuse ; — car, tant que les vaisseaux de la peau sont maintenus dans l'ordre par les nerfs, la sécrétion de la perspiration insensible la préserve du froid et la ramollit. Les nerfs sympathiques, et par conséquent les organes dans lesquels ils vont se distribuer (voy. p. 155 et suiv.) participant, aussi bien que les nerfs cérébraux et spinaux, à la sensibilité morbide, le système digestif est aussi troublé dans ses fonctions ; alors : perte d'appétit et sécrétions imparfaites dans les premières voies, d'où résultent de la soif, fréquemment des nausées, et un désordre des fonctions intestinales, — de la constipation ou de la diarrhée. Les reins aussi ne fonctionnent plus comme à l'ordinaire ; l'urine devient foncée en couleur, rougeâtre et modique, ainsi que je l'ai déjà dit (p. 64).

L'ensemble des symptômes que je viens d'énumérer

ci-dessus, constitue ce que l'on appelle *trouble constitutionnel,* ou FIÈVRE SYMPTOMATIQUE (*pyrexia*) d'une inflammation locale ; nous les avons tracés successivement, depuis la lésion locale jusqu'à l'affection constitutionnelle ; nous avons vu une partie que nous savions être enflammée, troubler les fonctions du cerveau et du système nerveux en général, et par conséquent, celles de divers organes, — peau, cœur, estomac, intestins, reins, etc. La fièvre inflammatoire symptomatique pourrait être appelée *synoque symptomatique.* Elle est caractérisée par le même ensemble de symptômes que ceux que Cullen assigne à la SYNOQUE *idiopathique,* c'est-à-dire : augmentation de la chaleur de la peau, pouls fréquent et dur, urine rouge, léger trouble seulement des fonctions du sensorium, diminution de la faculté motrice volontaire. La synoque idiopathique commence, suivant Cullen, sans aucune affection locale primitive (ou précédente), c'est-à-dire que les symptômes de la lésion du système nerveux ne sont précédés ni par aucune affection, ni par une inflammation locale, ni par de la douleur, externe ou interne : en réalité, dans la fièvre idiopathique, la lésion du système nerveux constitue la maladie locale. Selon moi, c'est le système nerveux lui-même qui, étant lésé, produit la synoque ou fièvre inflammatoire idiopathique, que l'on observe surtout dans les pays chauds, et dans cette contrée pendant les chaleurs de l'été, chez les laboureurs exposés sans cesse aux rayons du soleil ; d'autres fois, au contraire, elle reconnaît pour cause un froid excessif combiné avec les privations, les excès, les passions et autres causes de lésion du système nerveux ; ou bien encore elle se développe sous l'influence d'une conta-

gion, d'une épidémie, ainsi que la synoque pétéchiale
nous en offre un exemple (1).

. Dans ces deux fièvres, l'idiopathique et la symptomatique, le traitement est le même : émissions sanguines
par la lancette, les sangsues, ou les ventouses ; diète
sévère et repos ; diriger son attention du côté des intestins ; antimoniaux sédatifs ou autres médicaments
émétiques ou diaphorétiques ; topiques divers. Si la
fièvre inflammatoire s'est développée sous l'influence
d'une inflammation traumatique, d'une tumeur enflammée siégeant dans la mamelle, dans l'aine, ou bien
encore d'une inflammation du bras et de l'aisselle consécutive à la piqûre d'un doigt, les applications locales
de sangsues, les cataplasmes émollients ou les lotions
sont indiqués ; et lorsque l'inflammation siége dans la
poitrine ou l'abdomen, outre les moyens généraux, il

(1) En l'année 1832, la *Lancet* publia, dans une relation de mes
cours qu'elle offrit à ses lecteurs, plusieurs observations de fièvre qui
démontrent les bienfaits du traitement antiphlogistique dans cette affection. Quelques-uns de ces cas correspondent exactement par leurs
symptômes au typhus de Cullen ; mais d'autres s'éloignent évidemment,
par leurs caractères, de cette dernière maladie, et ne sont en réalité
que des exemples de synoque pétéchiale qui a, depuis, constamment régné plus ou moins à Londres. Je crus pouvoir nommer cette fièvre : synoque pétéchiale, parce que la dénomination de « *febris nova* », sous
laquelle Sydenham l'a décrite, est trop vague. Les modifications qu'ont
présentées les symptômes étaient dues simplement à quelque particularité dans la manière d'être de l'épidémie. Dans les cas nombreux qui
se sont présentés en 1837, la « constitution épidémique » avait changé ;
les symptômes gastriques l'emportèrent sur les symptômes thoraciques, ce qui fut tout le contraire dans les années précédentes. Je puis
encore noter une coïncidence remarquable, c'est que, dans le printemps
suivant, les cas d'influenza que l'on observa offrirent un caractère moins
bronchique qu'à l'ordinaire, et revêtirent parfois le type rémittent bien
marqué.

convient d'avoir recours aux sangsues, aux fomentations, aux vésicatoires, aux cataplasmes, etc. Si l'inflammation a son siége dans les téguments de la face,
sous forme érysipélateuse, on applique sur les parties
malades, les topiques précédents et des vésicatoires. La
fièvre inflammatoire est-elle une synoque idiopathique,
il convient encore d'avoir recours aux applications locales combinées aux remèdes généraux : — lotions
froides sur le front, sangsues, vésicatoires, etc., qui
soulageront les méninges et le cerveau, si les symptômes cérébraux prédominent ; ou bien, l'on prescrira des
sangsues, sur la poitrine, sur l'abdomen, selon les circonstances. Des frictions faites sur la peau au moyen
d'une éponge imbibée d'eau tiède ou froide, produisent
aussi un effet sédatif, sur une grande étendue du système nerveux.

Dans les exemples que j'ai présentés jusqu'ici au lecteur, la pratique n'est environnée d'aucun nuage, les
indications curatives sont évidentes ; elles consistent à
mettre en usage les applications froides, à corriger le
désordre des fonctions et à ralentir la force de la circulation, de manière à diminuer le courant du sang dans
les parties enflammées, au moyen des émissions sanguines, des sédatifs, etc. (1), dont la nécessité est reconnue
aussi bien par ceux qui considèrent le développement
du pouls comme une preuve de l'augmentation de l'action artérielle, que par ceux qui admettent avec moi
que ce développement du pouls prouve seulement que

_____

(1) N'oublions pas que les substances sédatives, salines, antimo-
niales, mercurielles, etc., parviennent aussi, au moyen de la circulation, dans les capillaires enflammés (p. 97).

l'action du cœur est accrue, et nient, malgré la force ou
la faiblesse du pouls, que dans l'inflammation, les artères agissent plus vigoureusement que de coutume.

Quant à la pyrexie légère (indisposition fiévreuse) qui
se développe sous l'influence de causes locales, telles
que les hémorrhoïdes, le mal de dents, l'existence de
vers intestinaux, l'hystérie (1) (hystérite chronique), il
faut traiter ces dernières affections sans trop faire attention à la pyrexie elle-même, parce que le traitement
général épuiserait et affaiblirait sans agir sur la maladie
locale.

Supposons maintenant, que le degré morbide précédent persiste pendant un certain temps et qu'il passe
au quatrième stage : épuisé par la sensibilité morbide,
le système nerveux perdra, faute de nutrition, etc., ses
propriétés ordinaires ; le cœur, bien que soumis encore
à l'influence de la sensibilité morbide sympathique, ti-
rera moins d'énergie du système nerveux débilité ; il
recevra aussi moins de nourriture, se contractera avec
moins de force, et deviendra réellement plus faible ;
conséquemment le pouls, quoique dur encore, s'affai-

(1) Selon moi, les symptômes hystériques reconnaissent pour cause
une hystérite chronique, et cependant ils ne nécessitent pas, dans la
plupart des cas, un traitement antiphlogistique sédatif ; le plus ordinairement le traitement antiphlogistique tonique est indiqué, souvent le
traitement antiphlogistique stimulant (p. 138). L'hystérite chronique
est, dans ces cas, souvent aussi légère, bien que non aussi transitoire,
que l'inflammation qui se développe dans la matrice sous l'influence
de la conception, et qui fréquemment disparaît plus ou moins à la
grossesse, ainsi que l'a démontré Hunter. Le petit ouvrage du docteur
Addison sur ce sujet renferme des conseils d'une grande importance
en pratique.

blira aussi. Par les mêmes causes le cerveau s'enflammera quelquefois, ou au moins il se congestionnera; ses fonctions s'altéreront; les idées seront plus confuses jusqu'à ce que la stupeur ou le délire s'ensuivent; le pouls, perdant alors même sa dureté, deviendra mou et faible. Le cœur ne pouvant plus maintenant se vider lui-même, la circulation à travers les poumons sera retardée; les capillaires de ces organes perdront leur contractilité et se congestionneront par la moindre cause; le sang n'étant plus purifié, il se déclarera une stupeur encore plus marquée, et l'on dit alors que le malade est plongé dans un état typhoïde (hébété), ou de fièvre lente, ainsi que nous le voyons souvent dans les cas d'inflammation d'un ou de plusieurs des viscères thoraciques ou abdominaux, après les blessures accidentelles ou les opérations, etc., lorsque la fièvre sympathique devient typhique (typhoïde). Mais si le cerveau ne s'enflamme ni se congestionne, le malade peut mourir de simple épuisement, en conservant tous ses sens intacts, ainsi que la fièvre *hectique* nous en offre un exemple.

Ou bien encore, un malade atteint de fièvre typhique (typhoïde) symptomatique peut n'avoir présenté préalablement aucun développement anormal du pouls, et sa peau rester froide; c'est ce qui arrive, par exemple, dans les cas où, par suite d'un accident, ou d'une opération, la lésion locale est accompagnée d'un choc considérable du système nerveux. L'on peut tracer de la manière suivante les progrès du mal, depuis les lésions les plus simples et leurs conséquences, jusqu'à d'autres plus grandes; une légère inflammation accompagnée de sensibilité morbide, telle qu'une simple hémorrhoïde enflammée, produit des frissons, de la chaleur à la peau, une — *indisposition fiévreuse (pyrexie)* ; la propagation de cette inflammation à une étendue plus considérable de l'intestin produit la *fièvre inflammatoire symptomatique* (synoque symptomatique) ; enfin, une extension plus grande du mal, une inflammation générale des intestins, donnera naissance à la *fièvre typhoïde*, accompagnée de l'abattement du sensorium.

Or, par une suite semblable de phénomènes, la synoque ou fièvre inflammatoire *idiopathique*, peut aussi devenir typhique, d'où résulte le synochus de Cullen « commençant par la synoque et finissant par le typhus » (1). C'est pourquoi Cullen divisa sans nécessité, et suivant le mode de sa terminaison, une fièvre en deux autres. C'est la « fièvre commune » de cette contrée, la « nouvelle fièvre » de Sydenham, la synoque, ou synoque pétéchiale, laquelle, soit que les pétéchies soient visibles ou non, n'aurait dû jamais être appelée synochus, l'usage de ce mot ayant répandu une grande confusion.

---

(1) C'est une erreur commune de croire que le pouls est *nécessairement* fort dans la synoque. Le mot synoque n'implique même pas cette force du pouls, puisqu'en grec il signifie simplement *continu ;* le mot τύφος (*typhus*) n'a non plus aucun rapport avec le pouls, mais seulement avec le sensorium. Hippocrate l'appliqua à l'état hébété ou comateux dans lequel le malade regarde fixement, sans répondre aux questions qu'on lui adresse, semblable à une personne fière, hautaine, — ce que veut dire en effet τύφος. L'autre étymologie possible qui ferait venir le mot typhus de τύφω ou τύφομαι (par lequel les Grecs indiquaient un feu plein de fumée, à demi éteint), exprimerait assez bien la basse température que l'on observe dans la fièvre lente, ou fièvre typhoïde, en opposition à la chaleur mordicante de la fièvre inflammatoire, ou synoque.

Nous avons encore le TYPHUS *idiopathique* qui n'est précédé d'aucune « synoque » et qui est accompagné, dès le commencement, d'une température même plus basse qu'à l'état normal; il reconnaît pour cause, soit la contagion qui empoisonne le cerveau et le système nerveux en général, soit des miasmes dégagés de l'homme lui-même, ainsi que cela arrive souvent dans les prisons, sur les vaisseaux négriers, etc., avec ou sans circonstances prédisposantes de fatigue corporelle ou intellectuelle. Le typhus, ou fièvre typhique, serait-il l'inflammation de la substance grise, et la synoque, celle des membranes qui enveloppent immédiatement le système nerveux? Y aurait-il ici la même différence qu'entre l'inflammation du tissu des organes, et celle de leurs membranes, — entre la péripneumonie (inflammation du tissu ou parenchyme des poumons) et la pleurésie (inflammation de leur membrane), — entre l'entérite (inflammation des intestins) et la péritonite (inflammation de la membrane qui les environne)? L'inflammation des tissus interrompt plus complétement la fonction des organes, que l'inflammation des membranes, bien que cette dernière produise aussi des désordres fonctionnels et de la douleur. Dans le typhus, les fonctions du cerveau, — les facultés intellectuelles, la volition et les sensations, sont spécialement interrompues; cependant toute la différence ne consiste, peut-être, que dans le degré de l'inflammation ou de la congestion de la substance cendrée.

Généralement on considère le typhus et l'affection typhique comme plus difficiles à traiter que la synoque, les indications curatives plus compliquées, sinon contradictoires. Ici cependant, comme dans la synoque, l'affection locale mérite la plus grande attention ; mais par-dessus tout, dans le typhus idiopathique, les lotions sur la tête, afin de resserrer les vaisseaux du cerveau et de leur donner du ton, et les sangsues, pour soulager la congestion, sont les moyens locaux essentiels et les moins équivoques que nous ayons à notre disposition. Il est en outre nécessaire de diriger son attention du côté des sécrétions rénales et alvines; mais la question la plus importante est celle de savoir s'il faut employer les stimulants, ou bien, au contraire, les sédatifs et la déplétion ; c'est seulement par une observation attentive faite au lit du malade que nous pourrons parvenir à une connaissance nécessaire pour nous guider.

Ceux (les Browniens) qui ne voient dans l'état typhoïde que de la débilité (ce qui est vrai), mais qui considèrent *seulement* les effets que produiraient les stimulants sur un sujet sain, et se basent sur leur utilité et même leur nécessité dans des cas chirurgicaux et médicaux où il existe une grande débilité, ont recours au vin et à la teinture d'opium dans la fièvre typhique, sans faire attention que la maladie comprend toujours un état morbide du cerveau et du système nerveux, et que, bien que les stimulants puissent être donnés dans quelques cas impunément, il n'en est pas moins vrai, qu'en augmentant l'action du cœur, ces agents ne font qu'augmenter l'injection des vaisseaux du cerveau, de la moelle épinière, tandis qu'en même temps ils agissent d'une manière pernicieuse sur les capillaires de la substance cendrée. L'expérience prouve en effet que le froid appliqué sur le front et aidé de l'usage de médicaments salins et autres sédatifs, guérit le typhus, et prévient dans la synoque le développement de l'état typhique, tandis que si l'on emploie le vin, avec ou sans opiacés, la maladie se termine fréquemment d'une manière fatale. La fièvre qui sévit en Italie dans l'année 1817 me fournit une occasion favorable et utile d'observer le contraste des différents modes de traitement: la mortalité fut, toutes choses égales d'ailleurs, beaucoup plus grande, dans un hôpital où le traitement stimulant était en vigueur, que dans celui que dirigeait à Venise le docteur Aglietti, qui avait adopté le traitement « contro-stimulant » (évacuants sédatifs), c'est-à-dire l'antimoine, les sels purgatifs à l'intérieur, accompagnés de l'application de l'eau froide à l'extérieur et d'une libre ventilation. Le docteur Aglietti, mettant, je le suppose, tous compliments de côté, appelait sa manière de traiter, méthode anglaise ; mais bien qu'il puisse se faire que les Anglais aient commencé une semblable pratique en même temps, ce ne sont point eux qui ont introduit en Italie, le traitement sédatif (« contro-stimulant »), mais bien Rasori qui voulut, pour ainsi dire, opposer une méthode particulière à la pratique stimulante de Brown qu'il avait étudiée dans la Grande-Bretagne.

On peut s'expliquer le danger qu'il y a de stimuler un malade atteint de typhus, en supposant que dans les cas où un organe important, tel que le poumon, ou le cerveau, est enflammé, ou même seulement congestionné, le pouls faible de l'état de collapsus typhique, pendant la péripneumonie ou le typhus, est peut-être une des précautions employées par la nature, destinée à permettre aux parties de se rétablir absolument comme dans le cas de collapsus produit par les émissions sanguines poussées jusqu'à la syncope. Lorsqu'un organe aussi important que le cerveau est malade (ce qui est incontestable dans l'état typhoïde), il nous faut de toute nécessité être attentifs à régler les mouvements du cœur qui pourrait se contracter trop vigoureusement; mais il ne faudrait pas adopter une méthode opposée et extrême de traitement, ni laisser périr le malade faute d'une tasse ou même d'une bouteille de vin ou d'eau-de-vie (car la quantité doit être, relative et dépendre de l'effet qu'elle détermine), si, à une période avancée de la maladie, il y avait un danger réel d'affaissement complet ; une fois ce danger passé, on doit diriger toute son attention à ne point pousser trop loin l'usage des stimulants. Dans toutes les fièvres on observe de la langueur et de la lassitude ; mais les symptômes qui requièrent l'emploi des stimulants, sont : l'irrégularité, la mollesse, et la faiblesse du pouls, les sueurs froides, le décubitus dorsal, l'oppression de la respiration, les déjections involontaires. D'une autre part le vin est contre-indiqué tant que le pouls est dur, vif, la peau très-sèche, alors même qu'il existe des soubresauts des tendons et de la prostration. On devrait essayer l'ammoniaque avant de recourir au vin (1).

(1) En parlant du traitement des Browniens, je n'ai point mentionné l'ammoniaque, bien que ces derniers l'aient employée conjointement avec le vin et la teinture d'opium, parce que l'ammoniaque *n'est pas*, comme ces derniers agents, un stimulant diffusible. L'ammoniaque est administrée d'une manière empirique, par les médecins les plus habiles, dans les cas où ils savent par expérience que le vin ou la teinture d'opium seraient nuisibles. Cela seul montre que l'ammoniaque n'est point un stimulant diffusible, — qu'elle n'est qu'un stimulant local ; comme tel, elle excite momentanément le cœur par l'intermédiaire du plexus solaire ; elle est donc pernicieuse dans le typhus. De plus, elle est si loin d'être un stimulant diffusible, qu'elle s'unit immédiatement aux acides animaux, pénètre ainsi combinée dans la circulation, et agit

Les fonctions des premières voies sont si uniformément troublées dans la fièvre (symptomatique ou idiopathique) qu'il n'est point surprenant que Broussais,
observateur si exact, ait fixé sur la membrane muqueuse de l'estomac et des intestins, le siége immédiat
de la fièvre idiopathique ; mais je pense avoir démontré
d'une manière satisfaisante que la fièvre consiste dans
la lésion du système nerveux ; qu'elle est idiopathique
si elle commence dans ce dernier, symptomatique si
elle est amenée par l'inflammation d'autres organes.
Pendant la fièvre quelques viscères s'enflamment, et
cette inflammation est à juste titre considérée comme
étant produite par la fièvre, c'est-à-dire que l'*organe
étant prédisposé*, ses vaisseaux deviennent le siége
d'une congestion ou d'un état inflammatoire, lorsque
le désordre des fonctions des centres nerveux est venu
les priver de l'influence nerveuse que ces derniers leur
communiquent à l'état normal. Telle est la cause la
plus ordinaire de l'inflammation de la membrane muqueuse intestinale et pulmonaire dans les climats tem-
pérés, et de celle des intestins et du foie dans les climats
chauds ; de sorte que plusieurs médecins doutent si la
fièvre produit l'hépatite, ou l'hépatite, la fièvre ; si,
dans la dyssenterie aiguë, l'inflammation de la membrane muqueuse amène la fièvre, ou si celle-ci est la
cause de l'inflammation de la membrane muqueuse.
Quelquefois la première maladie est la fièvre ; mais dans

---

alors non pas comme stimulant, mais bien comme un sédatif salin.
L'ammoniaque exerce donc la double action d'un stimulant local
temporaire sur l'estomac et sur le cœur, et d'un sédatif sur les capillaires enflammés des autres parties du corps, bien que dans son administration l'on ne prenne pas en considération cette dernière influence.

ce cas même, la débilité préalable des organes tels que
le foie, les intestins, ou le cerveau lui-même, a rendu
le cerveau plus susceptible aux causes excitantes de la
fièvre; et au moment où commence la fièvre, l'état inflammatoire ou de congestion de l'organe, d'abord latent, augmente d'intensité, et devient par là plus évident.

La FIÈVRE étant ainsi une maladie affectant essentiellement tout le système nerveux, il s'en suit que les
fonctions des viscères sont nécessairement troublées ; et
quoique l'affection prédomine tantôt dans un organe,
tantôt dans un autre, encore est-il que dans *toutes* les
fièvres, tous les organes étant privés de leur influence
nerveuse, sont plus ou moins congestionnés. De là, ceux
qui admettent que la fièvre consiste en « quelque
chose » qui envahit toute l'économie, vous disent que
l'on ne peut pas lui assigner un siége particulier ; tandis
que ceux qui veulent que la fièvre soit localisée dans
un organe quelconque, manquent rarement, ou même
jamais, de trouver à l'autopsie, des preuves à l'appui
de leur opinion : car, puisque aucun organe n'échappe à
la maladie, ils trouvent toujours malade celui qu'ils ont
choisi d'avance et d'après leur bon plaisir, que cette
affection de leur choix soit une « cérébrite » , une
« gastro-entérite », ou une « congestion pulmonaire ».
La congestion temporaire des organes qui existe pendant
l'état fébrile, explique la ténacité de quelques fièvres
intermittentes : nous possédons dans le quinquina et
l'arsenic, des moyens propres à combattre le poison de
la fièvre intermittente simple; mais dans les cas où
cette affection résiste à ces agents thérapeutiques, les
praticiens ont recours avec succès, l'un à la lancette,

l'autre aux mercuriaux, un troisième aux sangsues appliquées sur l'épigastre, etc. La cause qui s'oppose à la guérison de la fièvre intermittente, c'est une maladie viscérale dont le développement a pu être antérieur ou concomitant avec la première affection. La fièvre intermittente et la maladie viscérale, — que celle-ci ait pour siége les intestins, le foie, les poumons ou la rate, etc., — agissent réciproquement comme cause et effet : la fièvre intermittente aggrave la maladie viscérale en produisant de la congestion pendant chaque paroxysme; la maladie viscérale aggrave la fièvre en entretenant pendant l'intermittence, de la sensibilité morbide (ou même un état pyrexique entre les paroxysmes, d'où résulte la fièvre dite rémittente), qui s'oppose à la guérison. Mais si, au moyen du mercure ou des émissions sanguines, on combat l'affection viscérale, le quinquina exercera son influence ordinaire sur le système nerveux, et finalement, arrêtera la maladie.

L'origine des préventions injustes contre le quinquina est facile à concevoir; les médecins observent que la maladie viscérale persiste quelquefois après la guérison de la fièvre intermittente; ils attribuent cette circonstance au quinquina qui « engendrerait des obstructions ». Remarquons du reste, qu'un sujet étant atteint d'une affection viscérale et d'une fièvre intermittente réunies, il est, pour ainsi dire, heureux pour lui, que le quinquina ne produise pas ses effets ordinaires : car alors, le praticien a recours aux mercuriaux ou à d'autres médicaments que l'on appelle souvent des succédanés du quinquina, mais qui, en réalité, guérissent seulement la maladie viscérale. De cette manière, l'arsenic remplit souvent le double office du quinquina et

du mercure; car outre ses effets sur le système nerveux, cet agent augmente la sécrétion de la bile et agit
ainsi sur le foie; de même que le mercure, l'arsenic
jouit aussi de la propriété de guérir les inflammations
chroniques, et ces deux médicaments se rapprochent
encore l'un de l'autre par la salivation que tous deux
déterminent.

Faisant aussi dépendre les maladies d'une double affection, des vaisseaux et des nerfs, et connaissant les
agents thérapeutiques qui exercent une influence sur
ces organes, l'application des remèdes devient facile,
et nous pouvons combattre tels cas qui se présentent
à nous, en supposant même que nous ne les ayons jamais rencontrés dans notre pratique, ou que nous n'en
ayons jamais entendu parler. Les maladies aiguës sont
celles dans lesquelles la fièvre et les autres symptômes
constitutionnels sont les plus urgents et font craindre
pour la vie. Les maladies chroniques ne deviennent fatales qu'autant que l'altération graduelle de quelque
organe a sapé la constitution, en interrompant quelque
travail nutritif; — ainsi par exemple, dans la fièvre
hectique ou dans le marasme, produits par une affection de la membrane muqueuse intestinale, ou par une
désorganisation lente des poumons, du foie, etc.

Les hommes qui se croient opposés les uns aux autres en théorie, coïncident néanmoins sous les points
essentiels de la pratique; je citerai Armstrong, Broussais, Clutterbuck, Frank, Hamilton, Rasori, Stieglitz,
Thommasini, etc. Le but étant de diminuer l'inflammation locale, la congestion (quel que soit le nom sous
lequel on désigne l'affection locale, cela importe peu),

et de combattre le désordre des organes circulatoires et
digestifs, tous s'accordent sur la nécessité du repos, de
la diète, et de débarrasser les intestins grêles des matières qu'ils contiennent; je dirai même qu'ils s'accordent tous sur l'efficacité des émissions sanguines par
les sangsues, ou par tout autre moyen : ils diffèrent sur
l'emploi des agents pharmaceutiques. Broussais dit
que les autres irritent la membrane muqueuse par les
émétiques et les cathartiques, bien qu'il ne néglige pas
lui-même de vider les intestins par des lavements ;
mais comme ce mode de débarrasser le tube intestinal
n'exerce pas sur le système circulatoire, etc., cette influence sédative que produisent les cathartiques et les
émétiques, il est obligé de tirer beaucoup plus de sang
par la phlébotomie ou par les sangsues. Les autres peuvent objecter, que cette perte du *pabulum vitœ* fait plus
de mal que les agents pharmaceutiques.

Tel médecin traite la fièvre par la phlébotomie, les
sangsues, la diète, et se sert à peine des médicaments
internes; tel autre a recours dans le même état morbide à ces derniers (calomel, etc.), à l'application externe de l'eau froide et peut-être à l'élimination d'une
très-petite quantité de sang, ou bien même, il néglige
complétement les émissions sanguines quelles qu'elles
soient. Celui-ci déprécie les vésicatoires parce qu'il les
a vus employés par des mains inhabiles, ou chez des
individus qui succombèrent sous l'influence d'autres
causes; bien que nous sachions presque tous que les
vésicatoires sont utiles dans un grand nombre d'exemples. En Angleterre, les médecins ne sont pas, à mon
avis, absolument rares qui admettent avec Broussais
que les médicaments irritent la membrane muqueuse,

combattent vigoureusement l'emploi du calomel et des purgatifs dans les maladies fébriles, et soutiennent que les émétiques agissent d'après le principe de la contre-irritation.

Il est intéressant d'observer combien ma manière de voir touchant l'action sédative des émétiques est confirmée par les divers écrivains, ainsi que par la « nouvelle école italienne » qui considère ces médicaments comme des « contro-irritants » agissant de même que la phlébotomie, c'est-à-dire en réprimant la force de la circulation. C'est ainsi que Clutterbuck dit avoir observé « avant de connaître la valeur de la phlébotomie dans la fièvre », que les émétiques étaient avantageux dans cette affection.

La fièvre lente ou fièvre typhique, étant réellement accompagnée d'une grande débilité, il est difficile pour le commençant de comprendre la nécessité ou même l'opportunité des moyens sédatifs déplétifs ; néanmoins, tous les médecins (excepté les Browniens) qui ont de l'expérience, admettent leur utilité, de quelque manière du reste qu'ils expliquent leur efficacité dans ces cas : il est nécessaire de se bien pénétrer de ce fait d'observation. Dans les cas de prostration complète produite par l'inflammation des poumons ou d'autres organes, l'élève peut se convaincre plus facilement de la nécessité des moyens déplétifs, parce qu'il comprend bien que l'engorgement des capillaires de l'organe étant la cause de cette prostration, en soulageant ces derniers vaisseaux, on rétablira leurs fonctions. Mais supposant que la fièvre lente n'a pas de siége fixe, et admettant que dans cette affection « quelque chose » envahit toute l'économie, l'indication du traitement déplétif ne paraît pas, de prime abord, aussi évidente. La fièvre envahit, il est vrai, tout le système, mais c'est parce que le système nerveux qui en est le siége, se répand aussi partout. Les phénomènes qui accompagnent la fièvre idiopathique, démontrent que le système nerveux est le premier impliqué : — de là, la nécessité de débarrasser par un traitement sédatif, les capillaires congestionnés et débilités des centres nerveux (p. 97, lig. 15). En outre, puisque les autopsies cadavériques prouvent que le typhus est accompagné plus ou moins uniformément d'une inflammation générale, l'indication d'un traitement antiphlogistique devient encore plus évidente.

Bien que les fièvres produites par des inflammations locales, c'est-à-dire, les fièvres symptomatiques, ressemblent exactement aux fièvres idiopathiques produites par des miasmes putrides, il faut reconnaître dans ces dernières, outre une congestion ou un état inflammatoire des capillaires des centres nerveux, qui existe aussi dans les fièvres symptomatiques, une impression directe sur le système nerveux du poison de l'infection. De plus, bien que la fièvre inflammatoire symptomatique ressemble à la fièvre inflammatoire idiopathique, autant que l'éruption inflammatoire produite par l'émétique ressemble à l'éruption idiopathique de la variole, encore est-il que le système nerveux est lésé à un plus haut degré dans la fièvre idiopathique que dans la fièvre symptomatique : dans la première, le poison exerce quelque action pour ainsi dire chimique ou électrique, et la durée de la violence de la fièvre paraît être en rapport avec la quantité du poison qui a pénétré dans l'économie. Un virus produit de la fièvre,

suivie de l'éruption variolique; un autre excite de la
fièvre et donne naissance à des tumeurs charbonneuses
et à des abcès pestilentiels; la gravité de la maladie est
en raison directe de la dose du poison reçu. N'existe-
t-il pas une variole légère, une peste légère, un choléra asiatique léger? n'observe-t-on pas tous les degrés
de ces maladies, depuis celui qui tue en trois ou quatre
heures, jusqu'à celui qui ne restreint pas le malade au
lit, mais lui permet au contraire de vaquer à ses affaires, avec un charbon, un abcès pestilentiel, inguinal
ou axillaire, avec quelques taches varioliques, avec une
diarrhée cholérique légère? La fièvre continue, la fièvre
intermittente et la fièvre rémittente diffèrent aussi par
leurs degrés, suivant la force et la dose du poison —
depuis la fièvre intermittente légère, la synoque ou le
typhus légers, jusqu'à ces cas graves qui deviennent
mortels en quelques heures; depuis les fièvres intermittentes légères et les fièvres rémittentes de ces contrées,
jusqu'à celles des climats chauds qui tuent au premier,
second, ou troisième paroxysme. Si la dose du poison
a été trop forte, elle détruira la machine, à moins que
l'on n'y oppose des moyens appropriés pour soulager
les parties qui sont les plus opprimées, et pour permettre au système nerveux de renouveler ou de sécréter de nouveau cette influence dont l'activité a été
diminuée par le poison et sans laquelle les organes
perdent toute leur énergie.

Une chose nécessaire au rétablissement du système
nerveux, c'est le sang artériel : or, pour que ce fluide
soit d'une bonne qualité, il faut que la digestion et la
respiration s'exécutent normalement. Eh bien, dans la
fièvre, les nerfs ayant perdu leur activité, le travail de

la digestion est imparfait, et les poumons sont congestionnés.

La digestion étant ainsi troublée, les matières alimentaires n'éprouvent plus l'influence du travail digestif; elles se corrompent dans le tube intestinal, ne
fournissent plus une bonne nourriture, si même elles
ne deviennent pas une source d'irritation, et doivent
être éliminées par les purgatifs : il est donc utile, jusqu'à ce que le système nerveux ait recouvré son énergie, de ne fournir à l'estomac d'autre aliment que des
substances fluides, et j'ai observé que le lait convenait
mieux que toute autre chose. Il ne faudrait pas cependant hâter ce rétablissement de l'énergie nerveuse par
des stimulants ; car, de quelque manière que la substance nerveuse cendrée engendre l'influence nerveuse
qu'elle communique à la substance médullaire, ce travail demande du temps, et l'expérience apprend que,
hors un état d'inanition, les stimulants ne feraient qu'é-
puiser, d'autant plus que dans les fièvres, les capillaires se trouvent dans un état de pléthore, active ou passive. Les poumons étant congestionnés, il est utile de
tirer un peu de sang ; en suivant cette pratique, ce qui
reste de fluide sanguin s'artérialise mieux et devient
plus apte au rétablissement du système nerveux ; d'un
autre côté, les émissions sanguines sont directement
indiquées dans la fièvre inflammatoire pour soulager
les parties enflammées, que la phlogose siége dans le
cerveau ou dans d'autres organes.

Puisque, par suite de la faiblesse du système nerveux
et des fonctions digestives, sécrétoires, circulatoires,
et respiratoires, la fièvre typhique est accompagnée
d'une débilité universelle, l'on éprouve une grande dif-

ficulté à rendre évidents les avantages des émissions sanguines et des autres moyens déplétifs. Mais quelle différence entre la débilité fonctionnelle subite que l'on observe dans la fièvre, et cette débilité réelle de toute l'économie amenée par l'inanition, la consomption, les pertes de sang, etc. ! La débilité fébrile est relative, et par suite de cette débilité, la quantité ordinaire de sang renfermée dans l'économie, devient disproportionnée et produit des accidents, surtout si en même temps ce fluide est altéré.

Dans ces circonstances, le but du médecin est de rétablir les forces du système nerveux ; loin de produire ces résultats, les stimulants ne tendraient, par une excitation temporaire, qu'à épuiser encore davantage le système nerveux qui peut recouvrer ses conditions normales, s'il reçoit graduellement un renfort de sang artériel. Là où nous pouvons supposer que le cœur est encore susceptible d'être stimulé et d'agir plus vigoureusement, il est évident que cet accroissement d'activité ne tendrait qu'à surcharger les vaisseaux capillaires congestionnés du cerveau, d'une quantité encore plus considérable de sang, qui, par suite de la congestion et de l'adynamie des poumons, a été moins bien artérialisé, ainsi que le prouvent la lividité des lèvres, la couleur foncée de la peau, etc. ; le système nerveux serait par conséquent encore plus opprimé ; la maladie s'aggraverait et les forces déclineraient nécessairement. Mais le cœur n'est pas toujours susceptible d'être stimulé à un surcroît d'activité ; — il est réellement faible dans le typhus, à cause du défaut d'influence nerveuse; les stimulants pourront augmenter son impressionnabilité à la présence du sang, et lui faire exécuter des

mouvements plus énergiques — mais toujours ineffi-
caces ; il luttera contre son propre engorgement et ne
fera que s'épuiser davantage. Les stimulants ne communiquant à l'économie aucune force, mais *dégageant* seulement celle qui existe, le système général et le cœur
en particulier peuvent être comparés, dans le typhus,
à un cheval fatigué et attelé à une voiture trop chargée :
— il parvient bien jusqu'au pied de la colline, mais il
lui est impossible de la gravir ; le stimulus du fouet
l'excitera bien à faire des efforts, mais s'il est trop irrité, il finira par s'affaisser ; que l'on diminue la charge,
et l'on verra bientôt l'animal gravir la montagne : de
même, si l'on tire un peu de sang, et que par là on diminue le fardeau qui opprime le cœur, le pouls s'élè-
vera. Tout le monde reconnaît bien la nécessité des
émissions sanguines dans les inflammations intenses
des poumons ou des intestins qui sont accompagnées
d'un affaissement du pouls ; mais l'on n'admet pas aussi
généralement leur utilité dans le typhus, où néanmoins on y a quelquefois recours pour combattre, soit
la fièvre elle-même, soit les « complications », soit l'inflammation locale de la tête, de la poitrine ou de l'abdomen. Mais, pour nous servir encore de la comparaison précédente, si, sans stimuler le cheval par le fouet,
et sans diminuer sa charge, on le laisse se reposer, on
le verra bientôt gravir la colline : de même, il arrive
souvent que sans stimulants, sans émissions sanguines,
le cœur se rétablit, et que le pouls acquiert de la
force.

Ces considérations nous conduisent à expliquer comment les laxatifs, les antimoniaux et les autres agents

antiphlogistiques, ainsi que le froid à l'extérieur et les
émissions sanguines, sont efficaces dans les fièvres, que
le pouls soit *trop fort,* ou qu'il soit *trop faible* et *trop rapide.* Dans ces deux circonstances, les sédatifs, en réprimant la dépense de l'influence nerveuse, font que le
cœur agit avec moins d'efforts et qu'il peut se reposer,
en même temps que les capillaires de toute l'économie,
recouvrant leur activité par la constriction (1) du séda-

(1) J'ai précédemment parlé de l'action tonique du mercure dans les
maladies chroniques ; ses propriétés antiphlogistiques (que j'appelle
sédatives) sont aussi universellement reconnues dans l'inflammation
aigue ; et comme sédatif, il est beaucoup vanté par quelques pathologistes qui le regardent comme très-avantageux dans ce cas, — et même
comme indispensable. Il est excessivement avantageux, mais son efficacité ne surpasse point celle de l'antimoine ni des sels neutres, et bien
certainement il n'est point indispensable. Pour prouver ce que j'avance
ici à mes élèves, dont plusieurs se destinaient à la médecine navale et
militaire, et qui par conséquent auraient bien pu, dans quelques circonstances, ne point avoir du calomel à leur disposition, je formai le
dessein de leur montrer comment ils pourraient guérir la fièvre sans
l'aide de ce médicament, et je traitai ainsi une douzaine de cas qui se
présentèrent dans mon service, — les uns très-graves, les autres mode-
rés, d'autres enfin très-légers. Nous ne perdîmes qu'un malade, homme
âgé, dont la fièvre était légère, mais qui succomba à une altération
antérieure des poumons, ainsi que nous l'a prouvé l'autopsie cadavérique. Les moyens thérapeutiques employés dans ces cas furent dans
quelques-uns les émissions sanguines, dans tous, l'émétique avec le
sulfate de quinine et le séné, selon les indications. Ainsi que je l'ai dit
dans plusieurs endroits de cet ouvrage, j'emploie ordinairement dans
la fièvre le calomel combiné avec d'autres médicaments, lorsque ceux-ci
sont nécessaires ; mais un médicament peut être remplacé par un autre.
Un bon ouvrier, dit un proverbe, trouve toujours ses instruments bons ;
si un menuisier casse ou perd son rabot, il le remplace pour le moment par un ciseau. Je désire ici surtout indiquer l'abus que font du
calomel et de la salivation par le mercure, ceux qui considèrent ce dernier médicament comme un spécifique contre la fièvre. D'abord, le
mercure met plus de temps à agir sur l'économie que l'émétique, les
purgatifs, etc., de sorte que quelques malades qui eussent succombe

tif qui a été porté dans ces vaisseaux par la circulation, le système nerveux se rétablit. Ainsi les sédatifs fébrifuges diminuent le coma par pléthore que l'on observe dans le typhus et qui résulte, non pas d'un excès d'activité du cœur, mais bien de la faiblesse des capillaires des centres nerveux ; et de cette manière ils aident puissamment les émissions sanguines, ou même peuvent les remplacer dans les cas où elles sont, ou inutiles, ou contre-indiquées.

On s'accorde généralement sur la nécessité de diminuer l'activité du cœur, lorsque le pouls est *trop fort* et fréquent ; mais on ne comprend pas aussi bien que le pouls étant fréquent et *faible*, le cœur est aussi lui-même le siége d'un surcroît d'activité. On devrait cependant se rappeler que dans ces cas, le sang n'est pas seulement un fardeau pour le cœur, mais de plus qu'il est un excitant pour cet organe.

Le ralentissement par les sédatifs de l'action organique du cœur diminue les efforts de cet organe de la même manière que si l'on avait tiré une certaine quantité de sang ; et pour quiconque a observé ou éprouvé lui-même les effets que produisent sur le pouls les sels

si l'on n'eût employé que le mercure, sont sauvés par l'emploi rapide de l'antimoine, des émissions sanguines, etc. J'ai vu, par une attention trop exclusive au mercure, omettre dans le traitement de la fièvre d'autres moyens très-utiles. J'ajouterai encore que quels que soient les avantages du mercure dans toutes les périodes de la péripneumonie, il est bien reconnu que dans les cas aigus on ne peut se confier complétement dans son action seule, et qu'il est nécessaire d'avoir recours à un autre traitement sédatif actif : les émissions sanguines et l'émétique surtout. Enfin, outre la faiblesse qu'elle détermine en prolongeant la convalescence, la salivation produit pour le malade un inconvénient inutile.

purgatifs et les émétiques, il devient évident que tel est l'effet produit sur le cœur par les sels purgatifs, l'antimoine, etc., aussi bien que par la digitale, l'acide prussique et autres agents sédatifs. Les boissons froides ou le froid appliqué extérieurement agissent aussi d'une manière sédative, ainsi que le prouvent les effets différents que produit l'eau-de-vie sur l'économie, suivant les circonstances ; qu'un individu, par exemple, qui ne fait point habituellement usage de stimulants, prenne, en voyageant par un froid très-intense, une certaine quantité d'eau-de-vie, cette liqueur spiritueuse qui, dans les circonstances ordinaires, déterminerait une sensation de brûlure à la gorge et enivrerait, ne produit plus ces accidents. L'action sédative sur le cœur et sur le système nerveux, d'un froid très-vif et longtemps continué (ainsi que cela arrive aux individus engloutis sous la neige) amène une perte totale de la sensibilité (1) (appelée improprement sommeil), et la mort par asphyxie.

Bien que les évacuations des premières voies par les purgatifs et les émétiques soient utiles dans la fièvre, ce n'est pas seulement aux propriétés évacuantes de ces médicaments qu'il faut attribuer leurs bienfaits, mais

_____

(1) Lorsque, dans les fièvres, etc., le médecin prescrit l'application du froid sur la tête au moyen d'une vessie remplie de glace, il est nécessaire qu'il veille lui-même de temps en temps les effets que produit ce réfrigérant, et qu'il ne confie point ce soin aux infirmiers, qui, malgré tout le zèle qu'on peut leur supposer, ne sauraient pas juger le moment où il convient de cesser la glace. Cette recommandation s'applique surtout aux cas dans lesquels le malade est privé de sensibilité. Sauf les affections maniaques, le froid devrait être enlevé, temporairement au moins, lorsqu'il cesse de procurer un sentiment de soulagement et qu'il devient évidemment désagréable au malade.

bien encore à leur action sédative et constringente : il
est facile de prouver cette assertion. D'abord l'antimoine réprime la fièvre sans produire ni vomissements,
ni purgation, ce que l'on sait très-bien aujourd'hui,
lorsqu'on prescrit comme moyen « fébrifuge », de petites doses répétées d'émétique, avec ou sans purgatifs.
De plus, autrefois, on prescrivait très-souvent la poudre de James dans le même but, et l'observation de
tous les jours démontrait que ce composé pharmaceuti-
que était souvent beaucoup plus efficace, lorsqu'il ne
produisait aucune évacuation, soit par les vomissements, soit par les selles : on ne peut pas dire que la
perspiration soit une évacuation, puisqu'elle indique
seulement que, par suite du déclin de la fièvre, la peau
a repris ses fonctions. Les purgatifs paraissent avoir
(outre l'action de constriction qu'ils exercent sur les capillaires) quelque influence sur le sang, et lui communiquer cette propriété artérielle (la couleur au moins)
qui est liée si intimement avec l'énergie nerveuse.
Armstrong et Clutterbuck reconnaissent les bienfaits
des sédatifs dans la fièvre, mais ils ne se rendent pas
compte de leur manière d'agir. Cependant Armstrong
doit être compté parmi les médecins, peu nombreux,
qui reconnurent dans la digitale un agent antiphlogistique ou sédatif.

Les fièvres symptomatiques d'une lésion traumatique requièrent souvent l'usage des antimoniaux, et
malgré l'usage que les chirurgiens font de l'émétique
pour exciter (comme ils le disent) la résorption des collections purulentes, ils ne prennent pas assez l'habitude de recourir aux antimoniaux pour prévenir ces
abcès. Les frissons, la chaleur de la peau et les dou-

leurs siégeant dans l'aine ou dans l'aisselle, à la suite
d'une piqûre ou autre lésion, d'un doigt, d'un orteil,
peuvent être arrêtés en une ou deux heures, au moyen
d'un émétique qui fait disparaître les symptômes
précédents, amène de la perspiration et prévient la formation d'abcès : on entretient l'influence sédative pendant douze ou dix-huit heures, en prescrivant un huitième ou un seizième de grain d'émétique (--- XXV ou
XXX gouttes de vin émétisé) toutes les deux heures, ou
autant qu'il en faut, selon la sensibilité du malade,
pour entretenir l'influence sédative, sans produire de
nausées (1). Lind, en parlant des fièvres si pernicieu-

(1) Un jeune chirurgien de mes amis me fit appeler un matin pour
voir son frère, qui, me dit-il, avait de la fièvre, des frissons, et parfois des sueurs tellement abondantes, qu'il craignait une variole. Je
vis tout d'abord, par les caractères que me présentèrent les yeux du
malade, que nous n'avions point affaire à une fièvre idiopathique. En
lui demandant s'il ne s'était point fait quelque blessure au pied ou à la
main, j'appris que le jour précédent il s'etait introduit dans le doigt
medius une « paillette de bois » ; mais qu'il avait tellement souffert le
même jour du mal de tète et des frissons, qu'il n'avait jamais pensé à
communiquer cette circonstance à son frère. Le dos de la main présentait déjà des traînées rouges, un léger gonflement, et l'aisselle du
même côté était très-douloureuse à la pression. Je prescrivis un huitième de grain d'émétique tous les quarts d'heure, jusqu'à production
du vomissement, puis ensuite toutes les deux heures, et même en diminuant la quantité du médicament, s'il produisait alors plus que de
légères nausées. La seconde dose produisit un effet émétique bien
complet qui fut suivi presque immédiatement de la cessation du mal
de tète et des frissons. Le lendemain matin l'aisselle n'était plus douloureuse. J'ai suivi le même mode de traitement dans plusieurs autres
cas semblables, et toujours avec un succès aussi rapide et aussi décidé.
Lorsque les élèves se piquent le doigt en disséquant, ils appliquent
souvent un caustique : c'est une mauvaise méthode. Il faut, si le
doigt est chaud et douloureux, le plonger dans l'eau froide et prendre
l'émétique à la dose que je viens d'indiquer ci-dessus, et l'on verra
bientôt s'amender les pulsations, l'inflammation, etc.

ses du Sénégal, vante l'émétique, mais il se plaint que
cet agent thérapeutique cesse de produire ses bons effets, le jour suivant, au retour (exacerbation) de la fièvre. Si Lind eût entretenu l'influence de l'émétique,
de la manière que je viens de l'indiquer, et si, en même
temps, il avait administré le quinquina, la fièvre eût
été réprimée.

La pratique heureuse de Broussais prouve assez que
l'action sédative des émissions sanguines, le régime
aqueux et la privation complète de tout stimulant,
peuvent dans plusieurs cas, opérer suffisamment, en
dépit de ce que d'autres appellent sa négligence des intestins. Tout en admettant ces succès de la méthode de
Broussais, il est impossible de considérer la gastro-entérite comme la *cause* de la fièvre idiopathique, bien
qu'il soit avéré que, dans tous les cas, par suite de la
perte secondaire du ton des premières voies et de l'altération consécutive des matières que contient le tube
intestinal, la fièvre soit nécessairement *accompagnée,*
plus ou moins, de sensibilité morbide, de congestion ou
même d'inflammation de la membrane muqueuse gastro-
intestinale, des glandes agminées, etc. Les arguments
tirés d'une pratique heureuse sont quelquefois trom-
peurs : la guérison de la fièvre par l'application de sangsues sur l'abdomen, ne prouve pas plus que la gastro-
entérite est la cause de la fièvre, que la guérison de
celle-ci par la phlébotomie du bras ne prouve qu'elle a
son siége dans cette dernière partie. J'ai lu un mémoire
dans lequel l'auteur assurait que la coqueluche (pertus-
sis) siégeait à la tête, parce que les sangsues appliquées
aux tempes la soulageaient : appliquées dans toute autre

région, ces annhélides eussent eu le même effet. C'est ainsi que quelques praticiens préfèrent, contre les affections de la tête, les saignées du pied aux saignées du bras ou à l'application de sangsues au voisinage du cerveau.

Je me suis efforcé d'expliquer pourquoi, dans le typhus, les stimulants doivent être évités autant que possible, d'autant plus que les centres nerveux étant le siége d'une congestion ou d'une inflammation, ni eux ni d'autres organes ne recouvrent leur activité sous l'influence de ces médicaments ; tandis qu'au moyen d'un traitement *indirect* (sédatif), comme on l'appelle, on soulage les organes malades et on les place dans des conditions telles qu'ils peuvent se rétablir d'eux-mêmes.

Les sangsues ou la phlébotomie ne sont pas plus dans le typhus, en considérant les symptômes, un traitement indirect, que dans plusieurs cas de péripneumonie ou de synoque parvenus à une période avancée. Ces trois états morbides ont le même aspect, et aucun d'eux ne présente des indications directes pour les émissions sanguines, en tant que celles-ci sont nécessitées par la force du pouls et par la chaleur de la peau. Un malade atteint de typhus possède dans son économie, vingt-quatre ou quarante-huit heures après l'attaque de l'affection, la même proportion de sang que s'il avait été saisi d'une synoque ou d'une péripneumonie dans lesquelles personne n'hésiterait à saigner ; et dans les trois maladies, la prostration des forces est, dans plusieurs cas, exactement semblable. Tous les praticiens savent que dans la péripneumonie, la peau est foncée en couleur, le pouls faible, le décubitus dorsal permanent,

absolument comme dans le typhus; bien plus même,
lorsque l'affection pulmonaire est parvenue à une période avancée, la toux est presque nulle, à cause de
l'oppression de la respiration et de l'insensibilité, et le
médecin sans expérience peut alors se méprendre sur la
nature de la maladie, et croire à une fièvre idiopathique.
Eh bien, dans ces cas, lorsqu'un malade est ainsi plongé
dans un état comateux par suite de l'engorgement des
poumons, et qu'il est menacé de périr par suffocation,
qui hésiterait, malgré la faiblesse du pouls que l'on peut
observer, à saigner ou à appliquer des sangsues? Or,
quelle différence trouvez-vous entre la force physique
d'un malade atteint de typhus et celle d'un péripneumonique, affaissé sous le poids de la congestion pulmonaire? Et pourquoi une série exactement semblable de
symptômes ne serait-elle pas combattue et amendée par
des moyens semblables? De même qu'un sujet atteint
de typhus, un malade péripneumonique ne peut, s'il
est trop affaissé, être saigné en premier lieu au bras,
parce qu'une syncope fatale pourrait s'en suivre; mais
en appliquant des sangsues et en tirant ainsi graduellement le sang, le malade se trouvera tellement soulagé,
que l'on pourra saigner largement au bras pour subjuguer cette inflammation qui n'avait été que légèrement
soulagée par les sangsues; ou bien encore, sans employer ces annhélides, l'on peut, par une conduite habile, tirer tout d'abord un peu de sang par la lancette.
Aucun homme avant Rasori n'eut l'idée d'essayer dans
le typhus les « contre-stimulants » (émissions sanguines, antimoine, etc.), et par ces moyens, Rasori guérissait ses malades.

Mais il faut se rappeler que, de même que la variole,

le typhus a un certain nombre de jours à parcourir, et
que, par conséquent, il ne faudrait pas, malgré l'intensité des symptômes, saigner inconsidérément : l'on
ne peut, jusqu'à un certain point, que soulager la nature du fardeau qui la surcharge, et l'aider ainsi, à l'aide
de moyens thérapeutiques, à continuer sa marche chan-
celante (1). Les malades atteints de fièvres intermitten-

(1) Je puis offrir ici au lecteur un cas qui se rapproche, encore plus
que la péripneumonie, de cet état morbide appelé typhus. Mon chef de
clinique (*clinical clerk*) vint un jour m'avertir qu'un malade atteint de
typhus venait d'arriver à l'hôpital ; nous nous y rendîmes aussitôt, et
nous trouvâmes en effet qu'il en avait toutes les apparences : peau brunâtre avec *pétéchies,* regard hébété, décubitus dorsal, réponses incohé-
rentes, pouls petit, mou (120 pulsations), peau sèche, mais plutôt moins
chaude qu'à l'état normal ; langue sèche et brune à sa partie moyenne,
d'un blanc sale sur les bords. *Point de toux*; mais en appliquant l'o-
reille sur la poitrine, je découvris des ronchus sonores, graves, sibi-
lants et crépitants. — Grâces soient rendues à Laënnec qui nous a fait
découvrir ces derniers symptômes ! — Cet homme était malade depuis
environ quinze jours. Combien avons-nous vu, dans de telles circonstances, des malades se gorger de vin, dans la supposition que leur
affection n'était que de la débilité ! Je diagnostiquai une synoque pétéchiale « compliquée » d'une bronchite (qui régnait alors d'une manière épidémique,— décembre 1831), mais d'une bronchite aggravée
et d'une péripneumonie commençante. Ce cas était favorable pour montrer aux élèves que la débilité qui accompagne les désordres fébriles
n'est que de l'oppression causée par la surcharge relative du sang et
par la gravité de la maladie ; — que les émissions sanguines amendent
les symptômes, et qu'il n'est pas trop tard, après quinze jours de maladie, de recourir à un traitement antiphlogistique. Je me rappelle
qu'un élève me demanda si le malade pourrait supporter les émissions
sanguines ? — Je lui répondis : — Pensez-vous que si un échafaudage
tombait sur vous, vous *supporteriez* qu'on vous l'enlevât de dessus les
epaules ? Nous fîmes immédiatement au malade une saignée de seize
onces, nous lui donnâmes une potion purgative, et prescrivîmes un
drachme de sulfate de magnésie et un huitième de grain d'émétique
en solution, à répéter toutes les quatre heures. Le lendemain matin, le
délire avait cessé, et le malade se tenait assis sur son lit; les intestins

tes. sont quelquefois soulagés par une saignée ; mais on a vu des hommes assez imprudents pour vouloir subjuguer la fièvre intermittente par la simple répétition des émissions sanguines, dont on peut aisément s'imaginer les résultats pernicieux. Dans les cas de typhus simple,

étaient encore constipés, et il y avait alors *un peu de toux* (p. 215, lig. 3). Le cathartique fut répété ; mais, vers midi, le médicament n'ayant point agi, le malade retomba dans la stupeur, la peau devint chaude et le pouls *se releva* (p. 137 et 150) ; il acquit de la force, de la plénitude et donnait 84 pulsations : nouvelle saignée,— potion purgative,— lavement purgatif, — continuation du sel antimonial. Le jour suivant, les agents pharmaceutiques ayant agi, le soulagement était bien marqué, la peau était moins sèche, mais le malade *toussait davantage*. Comme il y avait eu encore du délire dans la nuit, et que le sensorium était encore légèrement affecté, on appliqua des sangsues aux tempes, et alors la maladie marcha rapidement vers la guérison.

Dans un autre cas de fièvre pétéchiale « compliquée » de pleuropneumonie, et qui avait été traité exactement de la même manière que dans l'exemple précédent (saignées, sangsues, etc., dans le commencement), la malade, jeune fille de quinze ans, fut prise, le quarante-quatrième jour, de faiblesse, de débilité générale : — décubitus dorsal, augmentation du délire, couleur foncée de la peau, pouls faible et fréquent, râle crépitant. Un de mes élèves me demanda si je ne pensais pas que l'affaissement dans lequel était plongé la malade était dû à la débilité accélérée par les émissions sanguines précédentes ? Je lui répondis : — Appliquez votre oreille sur sa poitrine et saignez-la. Je fis tirer environ 17 onces de sang ; après quoi le pouls se releva, et la malade se rétablit graduellement. Ce n'est que l'expérience clinique qui montrera combien une débilité, apparente seulement, peut être soulagée par les émissions sanguines, et combien on peut pousser loin ce mode de traitement dans certaines maladies.

Supposons maintenant que ces cas aient été appelés (selon Cullen) synoque, que le dernier stage ait été considéré comme un typhus, que l'on ait employé les stimulants, ainsi que l'auraient fait alors ceux qui prescrivent ces agents dans le typhus, et que l'on n'eût point pratiqué l'auscultation, qu'auraient fait, je vous le demande, le vin ou l'eau-de-vie chez ces malades qui furent guéris par les émissions sanguines, les purgatifs, le tartre stibié, etc. ?

il est rarement nécessaire de saigner au bras ; les sangsues appliquées au voisinage du cerveau, les lotions
froides, les sels antimoniaux, et les purgatifs suffisent
presque toujours. Mais. dans le typhus compliqué de
l'inflammation des poumons ou d'autres viscères, les
saignées du bras ont été suivies d'aussi bons résultats
que si la fièvre n'avait point présenté de caractères typhoïdes. Il est des médecins qui prétendent que l'on ne
devrait avoir recours, dans aucune maladie que ce soit,
aux émissions sanguines. Je suis cependant convaincu
qu'il est des cas dans lesquels il serait impardonnable
au médecin de perdre un seul moment dans l'emploi de
ces moyens ; je citerai pour exemples les inflammations
de la tête et de la poitrine, idiopathiques ou symptomatiques, qui sont immédiatement soulagées par les émissions sanguines ; j'ajouterai même que le court espace
de temps nécessaire pour que l'influence sédative d'un
médicament exerce son influence, peut suffire pour
rendre le mal irrémédiable. Il est nécessaire de savoir
que le médicament qui peut être substitué le plus sûrement à la phlébotomie, est l'ipécacuanha ou le tartre
stibié, et l'on ne devrait jamais oublier qu'une cuillerée
à bouche de moutarde (que l'on trouve dans toutes les
maisons), mêlée avec un peu d'eau, est un émétique
prompt et efficace, bien qu'il ne soit point aussi sédatif
que l'émétique, etc. En résumé, je reconnais qu'un
praticien habile et bien décidé dans l'usage des sédatifs
peut se dispenser des émissions sanguines beaucoup
plus souvent qu'on ne le fait ordinairement.

Lorsque la fièvre ne fait que de commencer, un mélange d'émétique et de sel d'Epsom pourrait être administré, toutes les demi-heures, jusqu'à production de

vomissements, puis toutes les deux ou trois heures, en diminuant graduellement la dose, de manière à entretenir une influence sédative.

On me demandera maintenant, peut-être, comment il se fait que les stimulants sauvent quelquefois la vie des malades atteints du typhus ? Dans les cas que nous avons étudiés jusqu'ici, le cœur n'avait pas perdu sa susceptibilité à la présence du sang, — il mettait en jeu toute la force qui était en son pouvoir ; mais si la fièvre est trop intense, ou si elle se prolonge pendant trop longtemps, l'organe central de la circulation s'affaissera avant que le système nerveux, d'où il tire toute son énergie, ait fait quelques progrès vers l'amendement : le pouls sera vif, irrégulier ; la peau se couvrira d'une sueur froide ; le malade, enfin, marchera rapidement vers la mort. C'est à cette période de la maladie qu'un stimulus artificiel rappelle quelquefois assez les forces vitales, pour donner au système nerveux le temps de se rétablir, s'il n'est pas déjà trop épuisé, ou si les fonctions respiratoires ne sont pas trop affaissées pour artérialiser le sang : dans ce dernier cas, la vie ne peut plus être soutenue. Il est de la plus haute importance en pratique de savoir juger le moment où les stimulants peuvent être administrés ; et cette connaissance, d'une nécessité absolue, si le médecin ne veut pas être chargé d'une grande responsabilité, ne peut s'acquérir que par l'expérience clinique.

Ceux qui stimulent trop tôt ne font que surexciter le cœur, s'opposent au dégagement de l'influence nerveuse, et plongent ainsi plus rapidement le système nerveux dans cet état que je viens de décrire ci-dessus, et dans lequel il devient nécessaire de continuer le sti-

mulus si l'on veut prolonger la vie du malade ; à chaque
rémission du stimulus, le patient s'affaisse de nouveau,
et cette circonstance fait que l'on est souvent persuadé
d'avoir suivi, dès le commencement, la marche la plus
convenable.

J'ai montré que les stimulants sont quelquefois nécessaires vers la fin de la maladie, alors que la fièvre est
passée (p. 195), à cette période qui a été désignée sous
le nom de crise, et dans laquelle les forces naturelles
ne suffisent pas pour continuer la guérison. Mais comment reconnaître lorsque la fièvre est passée ? En se
reportant à son *essence;* en se rappelant qu'elle est due
à la *cessation des fonctions du système nerveux.* La fièvre
est passée lorsque le système nerveux commence à engendrer de nouveau l'influence nerveuse, lorsque les
facultés intellectuelles se rétablissent, lorsque la volition devient libre, quoique faible encore : — car les
soubresauts des tendons et d'autres phénomènes indiquant une *grande débilité, peuvent encore persister ; mais
il n'existe plus de délire, et l'œil* (1) *suit maintenant les
objets qu'on lui présente;* enfin les sécrétions buccales,
nasales, cutanées, etc., se rétablissent. Les malades

(1) L'*œil*, voilà le grand moyen de distinction ; car, même dans
cette période de la maladie, il peut y avoir encore du délire ; mais,
après la crise ou changement de diathèse, l'on n'observera plus ce regard hébété du délire typhoïde, mais bien celui du délire (tremens) par
inanition ; et c'est à cette époque que le praticien expérimenté emploie
avec avantage les stimulants et l'opium. Dans le commencement même
des attaques inflammatoires et fébriles, le médecin doit se tenir en
garde contre le delirium tremens, et s'assurer des habitudes du malade qui pouvait être accoutumé à la bonne chère sans intempérance,
cependant. Enfin, les personnes délicates, d'un tempérament nerveux,
les femmes surtout qui vivent dans l'abstinence, sont souvent atteintes
de délire par inanition.

eux-mêmes peuvent souvent, par le simple retour du sentiment intérieur de leur existence, indiquer, après leur guérison, l'époque exacte de la cessation de leur fièvre, bien qu'ils n'aient pu, à cette même époque, ni se mouvoir ni parler (1) ; mais à cette période même de la maladie, il est souvent difficile d'obtenir une parfaite guérison, au moyen d'une alimentation convenable, de l'usage des toniques, des narcotiques, des stimulants, et quelquefois peut-être, par une nouvelle administration de sédatifs évacuants, selon les changements qui surviennent. Le collapsus produit un état d'inanition favorable à l'action du stimulus; néanmoins, si les capillaires de la substance cendrée ne recouvrent pas leur contractilité, la mort surviendra en dépit du stimulus.

Ceux qui, au contraire, soulagent de bonne heure l'économie, par un traitement sédatif (antiphlogistique), diminuent la *durée de la violence* de la fièvre ; mais comme dans toute fièvre, le système nerveux a

---

(1) Un de mes amis, capitaine de vaisseau, fut atteint d'une fièvre ; pendant la période de crise, et tout en ne pouvant ni parler, ni faire aucun mouvement, il recouvra tout à coup le sentiment intérieur de son existence, et entendit alors ses hommes, qui le croyaient mort, se concerter sur la manière dont ils devaient lier son corps dans le hamac, pour le jeter à la mer avec le plus grand respect et de grands honneurs. Une dame me disait un jour que, pendant la période de crise d'une fièvre, elle recouvra tout à coup, pendant la nuit, le sentiment intérieur de son existence, mais ne put ni se mouvoir, ni parler. Sa femme de chambre et la garde-malade s'entretenaient, entre deux verres de porter, de l'état désespéré de la malade. Celle-ci fit tant qu'elle put leur faire comprendre qu'elle désirait avoir du porter, dont on lui donna un grand verre, d'après cette décision que cette boisson ne pourrait pas la rendre pire qu'elle était. La malade se réveilla immédiatement; la nuit suivante, elle se leva, prit des forces, et, à la grande frayeur de sa servante, elle parla d'une voix distincte.

reçu l'impression d'un poison dont les effets emploient un certain temps à disparaître complétement, que le jeune praticien n'aille pas s'imaginer pouvoir « *couper court* » à la fièvre; tout ce qu'il peut faire, c'est de l'*arrêter* dans sa marche, de la *réprimer*. L'on a rapporté quelques cas qui paraissent de prime abord confirmer la manière de voir de certains médecins qui prétendent abattre la fièvre idiopathique au moyen de larges émissions sanguines : mais je suis porté à penser que ces cas n'étaient que des fièvres symptomatiques, dues à quelque inflammation interne et très-intense, ou que si elles étaient idiopathiques, elles avaient eu une marche très-rapide, ainsi qu'on l'observe quelquefois dans les épidémies. Il peut encore arriver que des fièvres idiopathiques ont été si bien subjuguées qu'elles ont paru entièrement guéries; c'est ainsi que des malades atteints de varicelle ou variole légère, se sentent assez bien le quatrième ou cinquième jour, à partir du commencement de la maladie, pour prendre quelque exercice, bien qu'il se passe encore plusieurs jours avant que l'affection ait complétement disparu. Règle générale, les fièvres idiopathiques suivent, autant qu'on peut en juger par l'expérience, une marche définie : seulement nous ne pouvons pas déterminer d'une manière aussi exacte la durée de la synoque et du typhus que celle de la variole, de la rougeole et autres affections fébriles produites évidemment par une infection, et qui peuvent être subjuguées, mais non arrêtées, ainsi que le prouve la persistance des taches; je donnerai encore pour exemple la variole dans laquelle, s'il n'y avait pas du danger d'infecter d'autres personnes, le malade pourrait vaquer à ses affaires bien avant que les croûtes soient tombées;

mais dans ce cas, comme dans beaucoup d'autres, nous savons qu'il reste une étincelle, un feu caché qui peut se rallumer dans un court espace de temps. Dans la fièvre aussi, les symptômes se relâchent parfois une semaine ou quinze jours plus tôt que dans d'autres cas ; tandis que d'une autre part, le typhus et la synoque peuvent, de même que la variole, se prolonger bien au delà de leur durée ordinaire, sans, pour cela, devenir fatales. Ainsi, la durée ordinaire de la fièvre est d'environ quatorze jours ; mais lorsqu'elle se prolonge pendant trois semaines, le vulgaire dit que c'était une fièvre de « vingt-et-un jours, » voulant indiquer par là qu'elle a été plus intense que de coutume.

Que l'on ne suppose pas après ce que je viens de dire contre l'abus des stimulants, que je veuille nier leur utilité dans la fièvre ; bien au contraire, j'ai indiqué les circonstances dans lesquelles ils sont indispensables, et j'ai montré qu'ils procurent souvent de grands bienfaits au moment de la cessation de la fièvre, alors que le poison a cessé d'exercer son influence, à cette période, en un mot, qui a été désignée sous le nom de *crise* ; en effet, il existe souvent alors une telle débilité que le rétablissement du malade (convalescence) se ferait trop longtemps attendre : peut-être même les forces de la digestion, etc., n'égaleraient-elles pas le travail réparateur, si on ne les aidait au moyen d'un stimulus ; et lorsque la fièvre est passée, le vin peut être excessivement utile, si non indispensable, pour exciter l'appétit et la digestion (p. 220 et 221, note).

J'ai été souvent interrogé sur la règle à suivre dans l'administration du vin dans la fièvre, par des personnes qui avaient vu cet agent produire de grands résultats, mais qui n'étaient pas encore bien assurées sur son indication. A tout ce que j'ai dit ci-dessus, j'ajouterai que le médecin qui comprendra le mieux la nature du delirium tremens, sera aussi le plus habile et le plus prompt à juger le moment où le vin et les opiacés sont nécessaires, dans la fièvre, l'érysipèle, etc.

Je ferai encore observer que *pendant* la fièvre, les narcotiques sont fréquemment utiles et même nécessaires, ce que l'on comprendra du reste parfaitement, ' si l'on se rappelle en quoi consiste l'*essence* de la fièvre, et que le sommeil est un réparateur naturel de l'influence nerveuse qui est en défaut. L'insomnie tenace que l'on observe dans quelques cas de fièvre, doit tendre nécessairement à produire du collapsus ; de là les bienfaits des opiacés légers (1). A l'appui de cette opinion, je puis citer deux autorités modernes, le docteur R. Williams, auteur de l'ouvrage si utile et si intéressant *Des éléments de médecine*, et le docteur P. M. Latham. Les opinions de ces deux médecins sont d'une grande valeur, car elles sont basées sur une expérience clinique très-étendue.

Les fièvres éruptives doivent être traitées d'après les mêmes principes. Je ne puis trop prémunir les jeunes praticiens contre la confiance entière qu'ils pourraient avoir dans les nosologistes, car les exceptions aux règles que ces derniers formulent, sont infinies. Par exemple, la scarlatine est rangée parmi les exanthèmes

_____

(1) Les centres nerveux étant, dans la fièvre, congestionnés, le sirop de pavots blancs ou quelques gouttes de laudanum produisent un effet égal à celui d'une dose opiacée plus considérable, administrée dans d'autres états morbides.

qui n'attaquent l'homme qu'une fois dans la vie ; outre
qu'il est commun de l'observer deux fois, je l'ai vue at-
taquer à trois reprises différentes le même sujet; dans
l'une, la maladie présenta tous ses symptômes bien
marqués, tels que l'inflammation des tonsilles, les caractères de la langue, l'éruption et la desquamation de
la peau ; les deux autres se déclarèrent dans l'espace de
dix mois. On nous dit encore que l'éruption apparaît le
troisième ou quatrième jour, à partir du développement
des premiers symptômes. Je soignais depuis quelque
temps un enfant affecté de scarlatine; son frère, très-
bien portant le matin sous tous les rapports, était le
jour suivant, aussi rouge qu'une écrevisse ; la gorge
était douloureuse et les tonsilles tuméfiées. Un huitième
de grain de tartre stibié produisit du vomissement,
diminua la difficulté de la déglutition, et subjugua l'a-
mygdalite dans l'espace d'une heure. La langue présentait à cette époque tous les caractères, tels qu'ils
sont représentés dans le traité des maladies de la peau
de Willan : — enduit fuligineux, papilles écarlates.
Le lendemain matin survint du collapsus, du délire; le
pouls devint rapide et faible, la respiration laborieuse,
les lèvres pourprées, la peau froide et les taches de la
peau se flétrirent. C'est dans des cas semblables que la
mort arrive dans l'espace de deux ou trois jours. J'administrai une autre dose d'émétique qui produisit, au
bout d'un quart d'heure, du vomissement. Deux heures
après, la respiration était plus facile, le pouls avait acquis de la plénitude, mais il donnait encore 130 pulsations, et la peau reprit la rougeur et la chaleur d'une
scarlatine régulière; les lèvres perdirent aussi de leur
lividité, ce qui indiquait que l'antimoine avait diminué

la congestion interne. Combien de fois ai-je vu dans des cas semblables, administrer du vin et même de l'eau-de-vie à des enfants du même âge (cinq ans), qui ne se rétablirent point! Le troisième jour, au matin, c'est-à-dire au bout de moins de soixante-dix heures depuis le commencement de la maladie, l'enfant demanda une alimentation animale ; cette circonstance me fit penser *à priori* que l'encroûtement de la langue avait disparu, et l'inspection me fit voir en effet qu'il en était ainsi ; enfin, pendant la nuit, toute la langue se nettoya et la tuméfaction des tonsilles disparut complétement. Ainsi donc la scarlatine, qui dure ordinairement sept ou huit jours, parcourut dans ce cas, toutes ses phases en dix-sept heures. Le cinquième jour, la desquamation de la peau commença et l'enfant se portait assez bien pour se promener dans la maison. Ce malade m'étant allié par parenté et vivant près de moi, fut visité, pendant la période la plus alarmante de son affection, au moins six fois toutes les vingt-quatre heures. L'enfant eut le premier jour une pilule composée d'aloès et de myrrhe, puis du sulfate de quinine et du sulfate de magnésie dans de l'eau acidulée par l'acide sulfurique. L'amendement immédiat des symptômes peut être attribué au traitement ; mais il n'en est pas de même de la marche rapide de la maladie ; celle-ci présenta une malignité que l'on ne voit que trop souvent dans les cas malheureux. La quinine n'a pas beaucoup d'influence sur une fièvre quelconque ; mais indubitablement, elle rend dans tous les cas la convalescence plus rapide. Je regarde l'acide sulfurique et la limonade comme très-utiles, ils lavent les fauces et les premières voies qui sont enflammées ou congestion-

nées : dans le cas précédent, les fauces étaient devenues le siége d'une exsudation abondante de lymphe
très-tenace ; l'acide sulfurique et la limonade ont aidé
à prévenir le croup qui enlève quelquefois les malades
atteints de scarlatine.

J'ajouterai ici que, sous un rapport, la variole diffère,
par sa nature, des autres fièvres éruptives, différence
qui ne change point les indications thérapeutiques,
mais seulement augmente la difficulté du traitement.
Le danger de la variole est en raison directe de la quantité des vésicules, tandis que c'est plutôt le contraire
pour les autres fièvres éruptives (je ne parle point ici
de la petite vérole volante qui ne présente aucun danger). Lorsque l'éruption est très-confluente, la variole
fait périr, indépendamment de la fièvre, en détruisant
une large surface de la peau, et en déprimant par là
l'économie ; absolument comme une brûlure étendue
amène souvent la mort par la destruction d'une grande
surface de tissu cutané. Le grand nombre des branches
terminales nerveuses qui sont détruites dans ce cas,
rend bien compte de l'influence pernicieuse qu'éprouve
la constitution.

Pendant une fièvre, un organe peut devenir secondairement malade, ou bien ce même organe être primitivement affecté et donner naissance à la fièvre ; il est
utile de bien faire comprendre cette distinction. Nous
pouvons choisir pour exemple un organe du thorax ou
de l'abdomen, cela importe peu ; supposons un cas de
fièvre idiopathique continue, dans lequel, par suite du
trouble survenu dans les organes sécréteurs, l'estomac
devient le siége d'une sensibilité morbide : la membrane

muqueuse des intestins étant irritée par les matières altérées avec lesquelles elle se trouve en contact, l'abdomen devient sensible à la pression et le malade éprouve à l'épigastre de la chaleur et de la sécheresse, sans diarrhée ni constipation ; à ces symptômes se joignent de la langueur, de la prostration, plus ou moins de confusion dans les idées, ou bien du délire, tous phénomènes qui indiquent une lésion du système nerveux et qui sont caractéristiques de la fièvre.

D'une autre part, prenons pour exemple un cas dans lequel, par une cause quelconque, les intestins ne reçoivent plus une bile de bonne nature : l'aliment, au lieu d'être digéré comme à l'ordinaire, s'altère, il devient acide, il acquiert, en un mot, des qualités acrimonieuses, de sorte qu'il ne fournit plus à la nutrition, tandis qu'en même temps il irrite et produit de la sensibilité morbide. Ici nous aurons les mêmes symptômes gastriques que dans le premier cas, mais la fièvre sera remplacée par une *indisposition fiévreuse* (*pyrexie*) causée par le trouble (sensibilité morbide) qui a été communiqué au système nerveux ; alors chaleur à la peau, pouls vif, etc. (p. 144, 151, 155), céphalalgie, peut-être, mais point de délire ; peu de langueur, jusqu'à ce que la débilité par inanition s'en suive. Or, si dans ce dernier cas, c'est-à-dire dans celui où les légers symptômes fébriles sont dus à une simple sensibilité morbide de l'estomac, on administre toutes les heures, un huitième ou un quart de grain d'émétique, cette médication calmera immédiatement le patient, surtout si, en même temps, l'on évacue les intestins, et chaque dose de tartre stibié produira le même malaise.

Mais dans le premier cas, c'est-à-dire dans celui où il

existe de la fièvre proprement dite, les effets de l'émétique seront moins marqués ; car, bien qu'il produise
d'abord des nausées et qu'il diminue un peu les symptômes fébriles , encore est-il que le soulagement n'est
pas aussi décidé, et si l'on répète l'administration du médicament, il ne produit plus de nausées, mais il diminue seulement les symptômes fébriles ; enfin, si l'on veut
que la fièvre continue à décliner, il faut persévérer dans
l'usage du sel antimonial, ou même en augmenter la
dose, et aider son action par les émissions sanguines. Tel
est cet état de la constitution qui a été désigné par la
« nouvelle école italienne », sous le nom de forte diathèse, et dans lequel il existe une tolérance remarquable des médicaments contro-stimulants.

Chacun de ces deux cas morbides peut devenir fatal :
la fièvre idiopathique par l'anéantissement graduel des
fonctions des poumons, du cœur et du cerveau ; la fièvre
sympathique d'une affection gastrique , par le marasme
qui survient rapidement ; car, bien que l'agent sédatif
— l'émétique — calme le malade et subjugue pour le moment la fièvre symptomatique, le patient s'affaissera
bientôt rapidement, par suite de la récidive de la fièvre
symptomatique et de l'inanition, si les digestions ne se
rétablissent pas. Remarquons en outre que le résultat
sera le même, que la maladie soit une gastro-entérite
(c'est-à-dire une inflammation) , ou une simple sensibilité morbide de l'estomac et des intestins causée par
l'irritation qu'a suscitée l'aliment indigeste , cette altération de l'aliment étant elle-même le résultat d'un défaut de sécrétion d'une bile de bonne nature. Ce dernier
cas est un exemple de ce qui a lieu dans la fièvre in-
fantile (fièvre rémittente des enfants) ou fièvre gastrique

des enfants. Prise dans le commencement, cette dernière affection peut être guérie au moyen d'une dose de calomel seul ou combiné avec l'huile de ricin ou d'autres purgatifs qui évacuent les premières voies, pendant que l'agent mercuriel rappelle la sécrétion biliaire de manière à rétablir les digestions, et à procurer une guérison, tantôt permanente, tantôt de courte durée ; dans ce dernier cas, on répète les mêmes moyens. Mais souvent la maladie est plus tenace, et le foie étant le siége d'une torpeur, d'une congestion, ou peut-être, comme on le dirait, d'une inflammation subaiguë, il est nécessaire de recourir, non-seulement au calomel ou à d'autres mercuriaux, mais encore aux émissions sanguines, aux cataplasmes émollients ou aux compresses imbibées d'eau froide (1) appliquées sur l'épigastre. Un des symptômes les plus embarrassants dans ces cas, c'est une diarrhée abondante d'un fluide aqueux, trouble, qui ne doit point cependant empêcher le praticien de persévérer dans l'emploi du calomel : car il verra bientôt les fèces (2) acquérir une couleur jaune

(1) Selon moi, l'on n'emploie pas assez souvent les applications froides dans l'inflammation des viscères thoraciques et abdominaux, lorsque la peau est plus chaude qu'à l'ordinaire.

(2) Malgré l'habitude dans laquelle on est d'examiner avec soin les matières fécales, je crois que généralement l'on ne tire pas assez parti des caractères qu'elles présentent, et qu'on ne les comprend pas bien. Ce qui doit fixer d'abord l'attention de l'élève, lorsqu'il vient à étudier les caractères des excrétions intestinales, ce sont les variations de couleur qu'offrent ces dernières, même à l'état normal ; elles ressemblent beaucoup, comme on le sait, à la gomme-gutte : dissoute dans quelques gouttes d'eau, cette substance offre une couleur jaune-pâle ; soumise au contraire à la dessiccation, elle acquiert graduellement une teinte de plus en plus foncée, jusqu'à devenir d'un brun noirâtre. Voilà précisément les variations de teinte que revêtent les matières fécales dans l'é-

ou verte ; ou bien, si la diarrhée chronique continue encore, ainsi que cela arrive quelquefois par suite du développement d'une inflammation chronique où d'une
congestion de la membrane muqueuse, on pourra la
combattre au moyen des astringents tels que le cachou,
le bois de campêche (1). Bien qu'ils reçoivent le nom de

tat de santé ; elles pâlissent en raison de la modicité d'une bile de bonne
nature, de manière à revêtir, lorsque ce dernier fluide manque tout à
fait, une légère teinte grisâtre. Lorsque, par exemple, le foie est enflammé, gorgé et gonflé, il excrète une certaine quantité d'une bile
presque noire, d'où résulte de la diarrhée, ainsi qu'on le voit si fréquemment dans les complications hépatiques de la fièvre des climats
chauds. Le calomel, le sulfate de cuivre et la liqueur arsenicale combattent favorablement cette bile noire. Chez les individus dont les habitudes s'éloignent de la tempérance, et qui sont atteints de l'hépatite
chronique, l'on observe souvent une sécrétion abondante d'une bile
rougeâtre. Nous possédons des médicaments parmi lesquels il faut
compter particulièrement le calomel, qui amènent des changements favorables dans la couleur de cette bile, et conséquemment dans la couleur des matières fécales qui deviennent vert pré. Les jeunes praticiens,
qui ne connaissent pas ce fait, continuent souvent l'usage du calomel
ou d'autres médicaments, bien que la couleur verte des matières fécales
prouve que la sécrétion de la bile s'effectue d'une manière convenable,
puisque, en effet, la couleur des matières stercorales n'est due qu'à l'action sur elles d'une bile de bonne nature, et que, par là, l'usage du calomel n'est plus nécessaire. La présence dans les excrétions intestinales
d'une matière glaireuse, visqueuse, muqueuse ou gélatineuse, indique
une évacuation trop abondante provoquée, soit par la diarrhée, la dysenterie, soit par les cathartiques ou d'autres médicaments, etc., et requiert
l'usage des astringents ou des délayants mucilagineux. J'ai déjà dit
quelques mots sur les modifications que peut revêtir l'urine, dont les
particularités dans chaque maladie ont été bien étudiées. Il arrive fréquemment que de jeunes praticiens ou des malades s'inquiètent sans
nécessité de la présence dans l'urine d'un sédiment parfois rougeâtre,
qui se forme au moment de la décomposition du liquide, et qui varie
beaucoup, sans pour cela que l'urine soit anormale, sous l'influence du
vin, d'un changement de régime, etc.
 (1) Les médicaments et les soins diététiques échouent quelquefois,

fièvres rémittentes infantiles, ces cas, différents des véritables fièvres rémittentes, éprouvent peu d'amendement sous l'influence du quinquina.

simplement à cause de leur trop grande énergie. Ainsi, un enfant, âgé de huit ans, devint, à la suite d'une légère scarlatine, pâle, et tomba dans un état de débilité complète, sans présenter aucun caractère manifeste de quelque maladie, à l'exception toutefois d'une perte complète d'appétit. Les glandes sous-maxillaires étaient légèrement tuméfiées, mais cette tuméfaction ne pouvait pas être attribuée à un vice scrofuleux. Un confrère, qui le vit, prescrivit une nourriture animale, une infusion de gentiane, la quinine à petites doses et de doux laxatifs (calomel et rhubarbe) pour combattre la constipation. Voyant, au bout d'une semaine, que l'enfant n'allait pas mieux, et qu'aux symptômes précédents s'étaient jointes des flatuosités et des aigreurs, il vint me consulter. — Le mode de traitement précédent eût été excellent s'il eût pu être supporté; mais la débilité excessive de la membrane muqueuse intestinale et des glandes des premières voies indiquait l'usage de médicaments et d'un régime plus doux. Je prescrivis une demi-once de bois de campêche avec une quantité égale de mixture calcaire pour neutraliser les aigreurs, et un demi-drachme de sel d'Epsom, à répéter trois fois par jour, pour entretenir l'action péristaltique; enfin, je remplaçai la viande par du bouillon gras un peu fort, et je permis le lait ainsi que le pain. En dix jours de temps, ce traitement excita l'appétit ainsi que les digestions, et nous permit alors de reprendre les médicaments et le régime diététique qui avaient été prescrits en premier lieu. La guérison eut lieu en peu de temps.

Malgré ses propriétés peu sensibles, le bois de campêche est un tonique très-doux et très-utile; c'est à tort qu'on ne lui accorde que des propriétés astringentes (bien qu'il ne contienne que peu de tannin). Il est considéré si communément comme un simple astringent (à cause de son efficacité contre la dysenterie et la diarrhée), qu'il paraîtrait contradictoire de le prescrire, conjointement avec un laxatif, à ceux qui ne feraient pas attention que dans le cas précédent il fut prescrit comme un léger tonique, et que, par cette propriété, il produisit de bons résultats. Quelques médecins pensent qu'il ne serait pas convenable de donner un astringent avec un purgatif, parce que les astringents ont été ordinairement administrés, conjointement avec les stimulants et les narcotiques stimulants (dans la diarrhée, par exemple); mais j'en ai assez dit dans les pages précédentes pour que l'on conçoive

Quoique nous ayons démontré bien clairement qu'il
existe une synoque et une fièvre typhique, c'est-à-dire
des fièvres qui commencent, marchent et se terminent
avec les caractères donnés de ces maladies ; et que dans
ces cas, appelés typhus, la prostration du sensorium est
le caractère différentiel le plus marqué, il reste encore
à se demander si ces états sont réellement spécifiques,
ou seulement des différences accidentelles, et s'il existe
un typhus spécifique ou non, — si, en d'autres termes,
il n'y aurait pas là une simple fièvre continue, mais une
fièvre qui, se développant sous l'influence de la même
infection, ou d'une autre cause excitante, revêtirait le
mode ou type d'une synoque ou d'un typhus. Cullen,
ai-je dit, a fait une fièvre synochus ; cela seul prouve
bien qu'il n'aurait pu établir un diagnostic différentiel
bien marqué entre sa synoque et son typhus, et qu'il a
pour cette raison, employé ce mot hybride. La synoque
pétéchiale, par exemple, est constamment appelée typhus, lorsqu'on l'observe pour la première fois alors
que le malade est plongé dans cet état d'affaissement
que j'ai décrit plus haut ; ou bien elle est nommée synochus par ceux qui ont remarqué, dès le commencement, que la fièvre ne présentait pas de caractères typhiques, mais qui, en même temps, n'ont pas noté
l'éruption pétéchiale. En assurant que la nature de la
fièvre pétéchiale a été fréquemment méconnue, je suis

les bienfaits des astringents combinés aux purgatifs, dans les cas où la
diarrhée est accompagnée d'une congestion inflammatoire de la membrane muqueuse et d'un état fébrile, et pour comprendre que, par eux-
mêmes, les narcotiques et les astringents « n'échauffent » pas plus que
les toniques, bien que la négligence dans l'emploi du traitement indirect amènerait ce résultat (p. 123 *et seq.*).

appuyé par l'opinion d'un médecin plein de talent et d'un esprit observateur peu commun; je veux parler du docteur R. Bright.

Les exanthèmes bien définis présentent quelques phénomènes qui nous feraient douter de l'existence d'un typhus *spécifique;* ainsi, par exemple, les fièvres éruptives correspondent, par leur marche ordinaire, avec la synoque de Cullen; mais on sait que dans les cas où la scarlatine attaque plusieurs membres d'une famille, quelques-uns d'entre eux présentent souvent une fièvre typhique dès le commencement, et à peine quelques taches. On observe quelquefois les mêmes phénomènes avec la rougeole. Fréquemment les taches de la synoque pétéchiale n'apparaissent que vers le neuvième jour; alors, dans ce cas, si la maladie revêt avant cette époque des caractères typhiques, il peut arriver que l'on ne voie jamais les taches qu'elle présente ordinairement, ou que si on en découvre, elles soient tellement flétries et mêlées aux pétéchies typhiques (qui sont de petites ecchymoses) qu'il est impossible de les distinguer de ces dernières. Lorsque je suis appelé dans des cas semblables, j'ai l'habitude de demander si le malade a eu quelque éruption, et l'on me répond toujours négativement; mais en examinant la poitrine, vers les régions axillaires surtout, je trouve de nombreuses taches que les parents n'avaient point aperçues. Des praticiens expérimentés ont remarqué que, dans des épidémies de typhus, les malades ne présentèrent dans quelques cas (qu'ils appellent cependant encore typhus) qu'une légère prostration du sensorium; en un mot « qu'ils ne rencontrèrent d'une manière uniforme aucun symptôme » de cette affection. Cette observation vient à l'appui de mon opinion, savoir : *qu'il n'existe qu'une seule fièvre ; que cette fièvre est exanthémateuse, pétéchiale, bien qu'il puisse se faire que les taches ne soient point apparentes* (comme dans la scarlatine maligne); *qu'elle est continue, synochale* (« synoque », συνέχω), *soit que le pouls offre de la force, soit qu'il offre de la faiblesse, que la température du corps soit basse ou élevée ; et qu'elle est typhique* (typhus) (p. 192, note) *si elle est accompagnée de la prostration du sensorium.*

Après avoir ainsi passé en revue l'ensemble des symptômes qui a été désigné sous le nom de FIÈVRES, symptomatiques et idiopathiques; après avoir montré que la fièvre devait être attribuée à la cessation des fonctions, d'abord, des centres nervéux, puis des organes qui sont sous la dépendance de ces derniers, nous allons maintenant étudier d'autres états morbides désignés sous le nom de NÉVROSES, lesquelles, de même que les fièvres, consistent primitivement dans un désordre du système nerveux, mais en diffèrent par leurs phénomènes ultérieurs, et ont pour caractères d'être douloureuses, et de tendre à provoquer des mouvements involontaires, spasmodiques, convulsifs. Bien que la pyrexie (indisposition fiévreuse) participe quelque peu des caractères de ces états morbides (fièvres et névroses) et que ces derniers se fondent pour ainsi dire, l'un dans l'autre, il est nécessaire de bien savoir les distinguer.

Ici encore, il nous faut, pour expliquer ces désordres du système nerveux (les névroses), admettre que le principe de la maladie réside dans l'altération des *actions* normales. De là, la nécessité absolue d'une saine phy-

siologie pour venir en aide à la pratique de la médecine;
car, malgré tout ce que la pathologie en général a gagné
par la simple expérience, le praticien verra, à mesure
qu'il avancera dans la connaissance des névroses, combien il lui est nécessaire de connaître exactement le
mode suivant lequel s'exécutent les fonctions du système nerveux dans l'état de santé, pour établir des
principes corrects qui puissent guider dans le traitement de ces maladies.

Lorsqu'une partie devient le siége d'une sensibilité
morbide, et que celle-ci provoque de la douleur, sans
être pour cela accompagnée de phénomènes inflammatoires sensibles, les pathologistes désignent cet état sous
le nom de NÉVRALGIE, voulant indiquer par là qu'un ou
plusieurs *nerfs* sont devenus *douloureux*, en opposition
à la *douleur causée par l'inflammation*, dans laquelle il
est toujours facile de constater que les *vaisseaux* sont
impliqués. La névralgie a été connue sous le nom
d' « irritation » d'une partie; ainsi l'on dit : « irritation
du cordon spinal »; « irritation des mamelles, de l'u-
térus », etc. Le système vasculaire qui fait essentiellement partie de l'inflammation, ne participe souvent en
aucune manière à la sensibilité morbide des nerfs, bien
que quelquefois celle-ci amène l'inflammation.

Or, si les nerfs qui sont le siége de cette sensibilité
morbide sont sensitifs, celle-ci est indiquée par de la
douleur. Mais cette même sensibilité peut envahir des
nerfs organiques (et incidents?) qui ne manifestent
alors aucune douleur; de sorte que le désordre peut se
communiquer, d'une partie douloureuse ou d'une partie qui ne présente point ce phénomène morbide, selon
la classe dans laquelle sont compris les nerfs malades,

aux centres nerveux, où il s'établit et où il produit des symptômes évidents.

Parce que j'applique le mot de sensibilité morbide à une manière d'être, à un état particulier de l'organe central, il ne faudrait pas cependant se méprendre sur son importance : le sensorium du malade ne prend point connaissance de cette sensibilité morbide ; le malade ne la *sent* pas ; mais l'organe central, le cordon spinal la *sent,* pour ainsi dire ; c'est-à-dire qu'il acquiert un excès de susceptibilité aux impressions que ses nerfs ont reçues ; la moelle épinière est donc le siége d'une susceptibilité morbide, d'une excitabilité, ou sensibilité morbide; indépendante de toute sensation *animale* (p. 152).

Les recherches sur la nature de la cause prochaine de la sensibilité morbide (« irritation »), ou sur l'état actuel des petits filets qui composent les nerfs et les masses centrales de substance médullaire, alors qu'ils manifestent des phénomènes de sensibilité morbide, offrent un vaste champ d'observation. Cette sensibilité morbide reconnaît-elle pour cause l'inflammation? je suis porté à croire que l'on parviendra à prouver, peut-être au moyen du microscope, que là existe de l'inflammation, une névrite (p. 73) siégeant, soit dans le trajet des nerfs, soit au point où ceux-ci s'unissent aux centres nerveux. Observons que dans les centres nerveux, aussi bien que dans les parties externes, la sensibilité, avec ou sans douleur, est accompagnée d'un état inflammatoire de courte durée, c'est-à-dire de cet état d'inanition ou de contraction des capillaires que nous avons vu précéder quelquefois l'inflammation, mais qui n'est pas toujours suivi de ce phénomène morbide

(p. 100, l. 8; p. 172, l. 21; p. 179); c'est ce qui arrive dans les cas d'hémorrhagie, de frayeur subite, par
l'action du froid, de la digitale prise en quantités excessives, toutes causes qui produisent des convulsions par
suite de la sensibilité morbide qu'elles développent, et
qui font évidemment contracter les capillaires, c'est-à-
dire agissent sur ces vaisseaux en sens inverse de l'inflammation. Quelques-uns des symptômes qui indiquent
une sensibilité morbide générale, sont dus à l'inflammation qui résulte elle-même d'une contraction excessive,
de sorte que les deux états opposés de contraction et
de dilatation des capillaires, peuvent être accompagnés
par le même phénomène, par de la sensibilité morbide
(« irritation »). Je citerai pour exemple la sensibilité
morbide qui accompagne la fièvre symptomatique
(« d'irritation »). C'est pourquoi, si nous voulons guérir, il nous faut nécessairement savoir si le traitement
requiert l'usage des stimulants pour dilater les capillaires, ou celui des sédatifs et des narcotiques pour les
resserrer.

La sensibilité morbide du cerveau ou du cordon spinal a pour résultat de troubler le mode d'action ordinaire du premier de ces organes; en effet, dans l'état
de santé, le cerveau communique aux muscles volontaires, les ordres de la volonté, et de la volonté seulement; mais si les nerfs volontaires d'une partie sont le
siége d'une sensibilité morbide, soit à leur origine cérébrale, soit vers le point de la moelle épinière qu'ils traversent, il peut se faire que cette même partie soit mise
en jeu sans la participation de la volonté, ou même
contre la volonté. Par là s'expliquent ces mouvements
involontaires, convulsifs ou spasmodiques, qui se dé-

clarent sous l'influence d'une irritation ou d'une compression du cerveau, produites par une esquille osseuse, une tumeur quelconque, une fracture du crâne, etc., d'où résultent des convulsions appelées épileptiques. Bien plus, on peut observer les mêmes phénomènes, lorsque des nerfs étant lésés à une certaine distance des centres nerveux, cette lésion qu'elle quelle soit, physique (névrite?) ou limitée seulement à une altération de la propriété dynamique ou électroïde du nerf, se propage, soit des filets sensitifs, soit des filets organiques (soit des filets incidents?); de telle sorte que la lésion du centre nerveux, à l'origine des nerfs du mouvement, réagit sur ce centre nerveux, et oblige les muscles volontaires à se contracter involontairement; par là s'expliquent le tétanos, quelques espèces d'épilepsies, etc. (1). Ceux qui ont observé beaucoup de cas chirurgicaux, savent très-bien que les convulsions épileptiques peuvent être, aussi bien que le tétanos, le résultat de la sensibilité morbide excitée dans les nerfs, par une fracture ou une plaie quelconque d'un membre.

Les causes morales qui excitent le cerveau, telles que la colère, les chagrins, la frayeur, etc., et dont le mode

(1) La sensibilité morbide, occasionnée par une action longtemps continue des muscles sphincters, amène de la réaction sous forme de mouvements convulsifs appelés tremblements ou frissonnements. Les nourrices savent très-bien qu'un enfant qui est pris de frissonnements a besoin d'uriner; tout le monde a observé ce tremblement produit par l'action continue et douloureuse du sphincter de l'anus, soit par suite de la présence dans les intestins de matières fécales endurcies, soit par une nécessité quelconque de retenir les fèces. Ces frissonnements sont des convulsions indépendantes de la température. La crispation des doigts et le grincement de dents d'une personne soumise à une vive douleur est encore un exemple de réaction presque involontaire.

d'action peut être exactement compar é à une *irritation* directe exercée sur le cerveau ou sur le cordon spinal, par un enfoncement des os du crâne, par une esquille osseuse, etc., engendreront dans les centres nerveux, un état de *sensibilité morbide* qui se manifestera par des mouvements musculaires involontaires, ou presque involontaires, et même par des attaques épileptiques. Les rires, les sanglots (convulsions) sont aussi produits par une excitation cérébrale amenée elle-même par différentes causes. De plus, on sait que le chatouillement peut faire tomber une personne dans des attaques nerveuses ; que certaines sensations de plaisir peuvent, en excès, produire l'épilepsie. Les mouvements musculaires anormaux qui reconnaissent pour cause des impressions reçues par le *cerveau*, prouvent que, malgré le peu de dépendance qui existe entre la moelle épinière et quelques-unes des fonctions ou propriétés du système nerveux, les deux centres nerveux ont entre eux la plus intime connexion, bien que le mode suivant lequel a lieu cette connexion n'ait pas encore été expliqué jusqu'ici d'une manière satisfaisante.

Certaines impressions, reçues par le système nerveux, mais étrangères au cerveau,—telles, par exemple, que la présence dans les intestins de vers lombrics qui irritent ce canal, sans que le malade en éprouve aucune sensation ; ou bien encore une affection des centres nerveux, même chez le fœtus plongé dans le sein de sa mère, — produisent des convulsions partielles ou générales, ou bien un spasme permanent de certains muscles, des gastrocnémiens, entre autres ; dans ce dernier cas, il en résulte souvent un pied-bot, ainsi que l'a prouvé le docteur Little dans son traité sur la cure de cette difformité par la section du tendon d'Achille ou d'autres tendons (1).

D'une autre part, une lésion encore plus intense siégeant à la racine du nerf, peut produire une paralysie, qui, en détruisant l'équilibre qui existe entre les différents ordres de muscles, devient une autre cause de pied-bot et d'autres contractures des membres. Enfin tout le monde sait que la diarrhée produit quelquefois des crampes dans les mollets. Les convulsions, ou spasmes partiels et généraux qui se développent sous l'influence d'une irritation siégeant à une certaine distance des

(1) L'on a de tout temps cherché à guérir les rétractions permanentes des muscles, au moyen seulement d'appareils mécaniques et sans couper les tendons des muscles rétractés. Le succès que l'on a obtenu dans quelques cas a fait surgir une foule d'inventeurs de machines, qui, n'ayant aucune connaissance en physiologie et en pathologie, s'imaginent pouvoir guérir tous les cas par cette méthode. Les docteurs Stromeyer et Little ont prouvé, tant dans leurs ouvrages que dans leur pratique, que les rétractions des muscles peuvent quelquefois être guéries par des appareils seulement et sans diviser les tendons. Le docteur Little a même démontré que, dans certains cas, il n'était besoin d'aucune machine, mais que les rétractions étant quelquefois purement spasmodiques, elles cédaient à un traitement médical approprié ; enfin, il a indiqué bien clairement les cas dans lesquels il *faut* diviser les tendons. Le docteur Little accorde que dans certains cas on peut, au moyen des machines et par des soins attentifs, obtenir la guérison en six ou sept années ; mais, dit-il, ajoutez à ces instruments mécaniques une opération qui est à peine douloureuse et qui n'offre aucun danger, et vous verrez les six ou sept années être remplacées par des semaines, ou même quelquefois, on peut le dire, par des jours ; car la petite plaie qui résulte de l'opération, se cicatrisant toujours par première intention, le malade commence souvent à poser le pied sur le sol dès le premier ou le second jour ; de sorte que, outre qu'il est des cas dans lesquels les machines seules ne suffiraient pas, ceux qui sont susceptibles d'être guéris au moyen de ces dernières cèdent au mode de traitement de Stromeyer, *tutò, citò et jucundè*, avec beaucoup moins de douleur, de temps et de frais.

centres nerveux, sont des exemples de réaction morbide (désordre des fonctions « reflèxes ») de la moelle
épinière ; la sensibilité (morbide) de l'abdomen qui accompagne l'hystérie, est un exemple de sensibilité morbide (reconnaissant pour cause une névrite?) propagée de
l'utérus au cordon spinal (p. 154 et seq.). A part la gravité du mal, il existe une grande analogie entre la boule
hystérique et l'hydrophobie ; ne désespérons pas de
trouver un moyen curatif de cette dernière et horrible
affection, dans quelque agent thérapeutique qui jouisse
de la propriété de calmer rapidement cet état du système nerveux commun à toutes les névroses, état que
je me suis hasardé de désigner sous le nom de névrite.
Enfin, les convulsions — les mouvements ou spasmes
musculaires des muscles volontaires, aussi bien que les
spasmes des muscles involontaires — sont produits
par tout ce qui excite avec force les centres nerveux,
c'est-à-dire toutes les causes qui engendrent de la sensibilité morbide dans ces organes, soit localement, soit
à distance.

Dans la névralgie, dans les affections chroniques douloureuses de la face, du cœur, de l'estomac, de l'utérus, des mamelles, du colon, etc., il n'existe pas d'altération organique sensible, tandis que plusieurs
inflammations qui altèrent le tissu des organes, et qui
sont accompagnées de pyrexie, provoquent peu de
douleur. Le degré de sensibilité morbide constitutionnelle ou générale, n'est pas non plus proportionné à la
douleur ou à l'inflammation locales, mais il est au contraire souvent beaucoup plus considérable ; jusqu'ici
l'on n'a pas expliqué pourquoi, de deux plaies d'armes à feu exactement semblables en apparence et inté-

ressant toutes deux un membre, l'une produit de la fièvre, l'autre du trismus. Je suis porté à croire que cette différence dépend de la partie du nerf qui est principalement affectée ; que la fièvre est le résultat de la congestion de la substance grise, et que le tétanos est produit par un désordre fonctionnel de la substance médullaire, par un état de sensibilité morbide (névrite)? Distinguons bien la fièvre de la sensibilité morbide générale ; car, bien que la fièvre soit accompagnée de sensibilité morbide, telle que, nausées, mal de tête, frissons, etc., et qu'à son tour la sensibilité morbide constitutionnelle, intense et longtemps continue, puisse être accompagnée d'excitation fébrile de la peau et du pouls, l'usage des moyens déplétifs demande, dans les névroses, beaucoup de prudence, la déplétion augmentant la sensibilité du système nerveux ; cette distinction, si nécessaire dans la pratique, est quelquefois environnée de grandes difficultés dans quelques névroses, alors qu'un organe important paraît être impliqué ; c'est ainsi que l'hystérie simule souvent une péritonite, une péricardite, une pleurésie, une méningite, etc. Il ne faudrait pas cependant se méprendre sur les conséquences de la sensibilité morbide, et ne leur accorder qu'une médiocre valeur ; car, quoique différente de la fièvre, cette sensibilité morbide amène quelquefois la mort : je citerai pour exemples le tétanos et l'hydrophobie.

Quant à la goutte de l'estomac, elle peut être considérée comme un mélange, pour ainsi dire, de plusieurs états morbides, et elle est soulagée par un traitement différent de celui que l'on emploie dans l'inflammation du ventricule, accompagnée de symptômes fébriles : dans la gastrite, les sédatifs et les antiphlogistiques sont indiqués; dans la goutte de l'estomac (1) il faut avoir recours immédiatement au laudanum (2), et quelquefois, si le pouls est faible et languissant, à l'eau-de-vie, pour calmer la sensibilité morbide.

Enfin, la parturition est quelquefois suivie d'un état de sensibilité morbide, sans fièvre, qui, aux yeux d'un médecin inexpérimenté, pourrait être pris, à cause de la sensibilité de l'abdomen à la pression, pour un péritonite puerpuérale; dans cette supposition, alors, au lieu de prescrire seulement quelques opiacés et le repos qui feraient disparaître tous les symptômes, on a recours aux émissions sanguines et aux purgatifs qui sont ici pernicieux, puisque la sensibilité de l'abdomen, provoquée par la pression, n'est due qu'à la propagation de la sensibilité morbide des nerfs de l'utérus à l'origine de ceux qui vont se distribuer dans les parois abdominales.

Si un état inflammatoire quelconque est accompagné d'une grande sensibilité morbide (indiquée par la douleur), ce dernier symptôme est souvent très-urgent et

(1) La goutte commence par une névralgie suivie elle-même d'inflammation; la sensibilité morbide peut, en suivant le trajet du plexus solaire, envahir le cœur, suspendre les fonctions de cet organe, et amener la mort avant que l'inflammation ait eu le temps de s'établir, absolument de la même manière que cette terminaison fatale est quelquefois le résultat d'un coup porté sur le creux de l'estomac, ou de l'ingurgitation d'une grande quantité de liqueurs spiritueuses très-fortes.

(2) Le laudanum suffira si le cœur n'est pas déjà affaissé. Un jeune praticien traitait par les sangsues, les saignées, etc., un malade goutteux qu'il croyait atteint de gastro-entérite; ce malade aurait infailliblement succombé, si un de mes chefs de clinique, qui fut appelé, n'eût pas reconnu la véritable nature de la maladie et prescrit une forte dose de laudanum.

très-dangereux ; je citerai pour exemple l'empoisonnement par l'acide oxalique, par les cantharides, ou par
d'autres substances âcres (p. 88, note) dans lequel, outre qu'il est nécessaire de débarrasser, le plus promptement que possible, l'estomac de la substance vénéneuse
qu'il contient, les opiacés, à hautes doses, sont rigou-
reusement indiqués. Les moyens thérapeutiques, utiles
dans l'inflammation accompagnée de fièvre, sont peu
avantageux, sinon pernicieux dans les cas où la sensibilité morbide est le symptôme prédominant ; dans la
goutte de l'estomac par exemple ; dans les empoison-
nements dont je viens de parler, etc.

Les fièvres et les névroses sont très-différentes entre
elles, tant sous le rapport de la cause prochaine, que
sous celui du traitement. Dans la fièvre, la substance
cendrée de tout le système nerveux est, suivant moi, le
siége d'une lésion qui la rend insensible aux impressions bienfaisantes des stimulus ordinaires, ainsi que je
l'ai dit dans les pages précédentes, où l'on a vu que le
délire ou coma de la fièvre est occasionné par de la pléthore, de l'oppression. Dans les névroses, le système
nerveux est soumis à quelque influence ou impression
nuisible qui produit une altération de la sensibilité,
c'est-à-dire des spasmes dont les retours et la durée varient beaucoup ; ainsi, par exemple, les convulsions
consécutives aux pertes de sang ; celles qui attaquent
un enfant, bien portant d'ailleurs, mais souffrant du
mal de dents, ou de la présence de vers dans les intestins ; ainsi le tétanos produit par le froid ; ainsi l'hystérie, la chorée, etc.

Presque toutes ou toutes ces formes de névroses, —

qui ne sont que des symptômes, modifiés de. diverses
manières, de l'état que j'ai appelé, par'opposition à la
fièvre, sensibilité morbide (« irritation ») — paraissent,
de -quelques manières qu'elles soient produites, dépendre plus particulièrement d'un trouble fonctionnel
du tissu médullaire des centres nerveux, se développant primitivement dans ce tissu médullaire, ou bien
à la périphérie des organes. Le délire ou coma par inanition, — délirium tremens, délire causé par les pertes
de sang, — est le résultat d'une condition morbide de
la substance médullaire, opposée à celle qui produit la
fièvre, d'une anémie plutôt que d'une pléthore: Mais
bien que, par une analyse attentive, et en prenant pour
guide la physiologie, nous puissions rapporter quelques-
uns des symptômes et quelques-unes des formes des
névroses, à la partie cendrée (1) du système nerveux,
et d'autres à la partie médullaire, nos connaissances
sur la connexion qui existe entre ces deux divisions du
tissu nerveux, et sur leur coopération mutuelle, nous
font préjuger à priori que l'on doit rencontrer un état
morbide résultant d'un trouble simultané des tissus
cendré et médullaire. Ainsi, dans les cas où un sédatif
a agi avec une violence excessive, ou à la suite d'une
hémorrhagie considérable, la partie du tissu nerveux
qui souffre la première, c'est celle qui est la plus vasculaire, c'est-à-dire la partie sensoriale proprement
dite, la substance cendrée enfin ; de là la confusion des
idées, des perceptions, la faiblesse des mouvements involontaires et volontaires. Si le sédatif a agi avec en-

(1) Dans laquelle je renferme la partie cendrée du cerveau et du cer-
velet, la substance verte du cordon spinal, et celle du système sympathique.

core plus de force, ou, ce qui revient au même, si les pertes de sang ont été portées encore plus loin, la partie médullaire décèle les effets qui en résultent, par des contractions spasmodiques et générales. L'état de la substance médullaire est alors représenté par les symptômes que je désigne sous le nom de sensibilité morbide, lesquels peuvent exister dans tous les degrés qui constituent les diverses formes de névroses, — depuis une légère douleur névralgique, jusqu'au clou hystérique le plus violent, jusqu'au tic douloureux ou jusqu'à la douleur si vive que la malade éprouve dans le dos et à la tête, dans l'hystérie et à la suite des hémorrhagies; depuis le spasme d'un ou de plusieurs muscles, des gastrocnémiens, ou des muscles de la mâchoire, jusqu'au spasme universel et jusqu'à l'augmentation de la sensibilité générale que l'on observe dans le tétanos et l'hydrophobie. Les convulsions épileptiques causées par la terreur, doivent être nécessairement le résultat d'une affection complexe, — d'un désordre de la partie médullaire, dû lui-même à une affection préalable de la partie sensoriale. Il est plus difficile de déterminer l'état actuel des capillaires du tissu médullaire, — la cause prochaine des symptômes de la sensibilité morbide; c'est-à-dire de savoir si les phénomènes auxquels cette sensibilité morbide donne naissance, sont dus seulement à une altération des conditions dynamiques du système nerveux, indépendante de quelque changement physique des capillaires, tel qu'une *névrite*, par exemple. Quoi qu'il en soit, cet état morbide peut être, à l'inverse de la fièvre, soulagé par les narcotiques et par les toniques combinés aux stimulants, tandis que les sédatifs ne feraient que l'augmenter.

Le delirium tremens nous fournit un excellent contraste à opposer à la fièvre. Cette maladie est analogue
à cette faiblesse cérébrale (décrite aux pages 113 et 114)
occasionnée par des veilles forcées; dans le delirium tremens, la faiblesse du cerveau est produite par l'absence
des stimulants auxquels le sujet était accoutumé; ainsi
chez ceux qui sont habitués à un stimulus continuel (des
liqueurs fermentées) le cœur aussi s'habitue à ce stimulus
et agit d'une manière régulière; mais si cet organe vient
tout à coup à en être privé, soit par cause accidentelle.
soit pour des raisons de tempérance, soit enfin parce qu'un
médecin a *interdit ce stimulus sous peine de quelque maladie ou de quelque accident* (1), le pouls devient faible
comme par l'action de la digitale ou d'un autre sédatif (2). Le cerveau est en même temps sain et conserve
toute son activité; mais il est faible par suite du défaut

(1) Dans ces circonstances les jeunes praticiens en médecine ou en
chirurgie sont souvent fort embarrassés de s'expliquer le danger dans
lequel se trouve évidemment la vie du malade sans qu'il existe des
symptômes bien marqués qu'ils puissent attribuer directement à la maladie primitive. Ainsi, un gentleman, habitué à la bonne chère, mais
nullement à l'intempérance, et dont le cerveau était continuellement le
siége d'une grande activité, fut, pour un mal de gorge, purgé, saigné
avec modération, et privé seulement de la quantité d'aliments qu'il
prenait ordinairement; le troisième jour il fut pris de delirium tremens
qui céda à l'administration copieuse et longtemps continuée de l'opium,
et à l'eau-de-vie affaiblie avec de l'eau. C'est encore ainsi que le changement subit de régime nécessaire dans les cas chirurgicaux, amène
souvent le delirium tremens tant dans les classes élevées de la société
que parmi les artisans, mais particulièrement chez ces derniers qui vivent dans l'intempérance et font usage d'une plus grande quantité de
liqueurs spiritueuses. Ce n'est que dans ces derniers temps que l'on a
bien analysé cet état dont les graduations ne manquent pas, même
maintenant, d'embarrasser parfois beaucoup.

(2) L'absence d'un stimulus équivaut à l'influence des sédatifs.

d'injection artérielle et du stimulus habituel ; les idées,
par conséquent, se succéderont rapidement, mais elles
seront faibles (*delirium*) ; on observera de l'insomnie
(pervigilium) une faiblesse de la vôlition, produisant
des tremblements ; de là le nom de « tremens » qui a été
appliqué à cette affection (1). Le delirium tremens est
analogue à cet état que produisent les sédatifs, lequel
disparaîtra s'il est léger, mais qui finira, s'y l'on ne s'y
oppose, par amener le coma par inanition et la mort.
Le seul mode de traitement consiste dans l'emploi des
narcotiques et des stimulants, qui, tout en combattant
la sédation, tendent à produire du sommeil. C'est à l'o-
pium, narcotique stimulant, ou à la morphine, qui
n'est que narcotique, qu'il faut avoir recours, mais jamais à la jusquiame, narcotique sédatif, qui produit
elle-même le delirium tremens (p. 119). En même temps
que le malade exécute sans cesse des mouvements, et
qu'il déraisonne, le pouls est excessivement faible et
ressemble à celui des sujets qui succombent à une hémorrhagie ; il est donc nécessaire de prescrire des stimulants et l'opium à haute dose, jusqu'à ce que ces

(1) Je ne donne ici que les principaux symptômes ; le lecteur trouvera une description détaillée de cette maladie dans le *London medical
and physical journal* (janvier 1813) et dans divers ouvrages qui ont été
publiés depuis cette époque. Une leçon clinique du docteur Roots,
imprimée dans le premier numéro de *Saint-Thomas hospital reports*,
forme un excellent traité sur ce sujet ; et dans une des leçons de ce
médecin rapportée dans le *London medical and chirurgical journal* (1832)
on trouvera une exposition claire du traitement à opposer à une autre
forme de sensibilité morbide ; je veux parler de la colique. Toutes les
observations pratiques publiées par cet estimable praticien, sont dignes
d'attention.

symptômes se soient amendés. On reconnaît que les stimulants commencement à produire leurs bons effets,
lorsque le cerveau recouvre ses fonctions, lorsqueles
idées deviennent stables et raisonnables, et que cette
amélioration est suivie de calme et de sommeil; tant
que ce phénomène réparateur n'apparaît pas, il serait
imprudent de se relâcher dans l'usage des stimulants,
et l'on verrait bientôt le délire se manifester de nouveau. Quelquefois le sommeil s'emparera du malade
avant le rétablissement des facultés intellectuelles; mais
on observera toujours en premier lieu, un certain
calme du sensorium, et une amélioration dans le désordre du système nerveux; le tremblement enfin sera
moins marqué.

Les amis ou les parents du malade qui ne connaissent
point la nature de l'affection, qui croient que toute espèce de délire est le résultat de ce phénomène appelé
détermination du sang à la tête, et qui, par conséquent,
supposent que les moyens déplétifs sont indiqués, ont
trop souvent recours, aux émissions sanguines, aux purgatifs et à d'autres moyens déplétifs qui augmentent la
maladie; il arrive même quelquefois qu'ils se permettent
de donner leurs avis au médecin, et de se récrier contre l'usage des seuls remèdes efficaces.

Les intestins sont ordinairement engourdis, pour ainsi
dire dans le delirium trimens, et ils resteront dans cet
état tant que *les stimulants ne les auront pas excités à
agir*, en rétablissant le système nerveux dans des conditions propres à développer et à distribuer le principe
nerveux dans le tube intestinal, comme aux autres parties, et en exerçant une action stimulante sur les mus-

cles péristaltiques eux-mêmes (*Voy.* p. 108 et 109). Il résulte de là que les cathartiques sédatifs sont, dans cette affection, non-seulement inutiles, mais de plus; en s'opposant à l'action des stimulants, ils retardent plutôt qu'ils ne provoquent la guérison. Les intestins agiront d'eux-mêmes aussitôt que le stimulus aura rétabli l'énergie du système nerveux, et les laxatifs ne doivent être administrés qu'après la disparition des symptômes les plus urgents.

Cette constipation que l'on observe dans le delirium tremens est analogue à celle qui accompagne le tétanos. Or, quels succès obtiendrait-on en purgeant un malade tétanique, au moyen des agents les plus drastiques, avant que le système nerveux ait été rétabli dans ses conditions normales? Ou bien, si des malades atteints de tétanos et auxquels on a administré des purgatifs, tels que le calomel, l'aloès, etc., se sont rétablis, n'a-t-il pas pu se faire que dans ces cas les effets sédatifs nuisibles de ces derniers agents ont été neutralisés par l'opium et les stimulants qui ont été prescrits en même temps? Enfin, si nous voyons le tétanos se terminer si souvent d'une manière fatale, malgré l'usage de l'opium et des stimulants, n'est-il pas probable que quelquefois les médicaments sédatifs et drastiques ont neutralisé les effets des premiers qui auraient pu amener la guérison?

De toutes ces considérations, l'on peut, ce me semble, déduire que les maladies dont la sensibilité morbide fait la base, ne sont pas susceptibles de guérison par la déplétion ordinaire, fussent-elles avouées dépendre de l'inflammation : le tissu médullaire est trop délié, trop fin, pour être influencé par la force de la circulation

pour que ses altérations éprouvent quelque influence de
la diminution de la *vis a tergo*, par les émissions sanguines, la digitale, etc.; aussi ne doit-on espérer de
guérir la névralgie, le tétanos, l'hydrophobie, la chorée,
l'hystérie, qu'au moyen d'agents thérapeutiques qui
parviennent, par la circulation, jusqu'aux tissus affectés; ces agents sont les toniques (fer, quinquina, arsenic, etc.), combinés avec les narcotiques ou avec les
stimulants, selon les circonstances.

Le traitement que l'on a ordinairement opposé au
tétanos, a consisté dans un tel mélange, une telle confusion de moyens thérapeutiques, qu'il est impossible
de déterminer quel est celui de ces derniers qui a exercé
dans cette affection, une action bienfaisante : aux
opiacés et aux stimulants, on a opposé les sédatifs purgatifs; — aux bains chauds, les sédatifs; — aux stimulants et aux narcotiques, les bains froids; — aux émissions sanguines, le vin, l'eau-de-vie et l'opium. Dans un
cas remarquable qui a été publié, le malade, s'il faut
en croire la personne préposée à ses soins, guérit en
avalant par méprise, dans la nuit, un liniment fortement laudanisé à la place d'une potion qui lui avait été
prescrite. Les observations de plusieurs tétaniques qui
ont été sauvés par les bains chauds, les stimulants et les
narcotiques, et des considérations déduites de diverses
analogies, m'ont fait adopter contre le tétanos, le traitement par l'opium; si, par nécessité, j'y ajoutais quelques autres médicaments, ce seraient des toniques et
des stimulants, mais jamais des sédatifs. Nous sommes
parvenus à trouver le moyen de guérir le tic douloureux
et le delirium tremens qui étaient autrefois *opprobria
medicorum ;* pourquoi ne parviendrions-nous pas aussi

à guérir avec plus de certitude, le tétanos (1), ainsi que l'hydrophobie, la plus horrible des maladies qui sévissent sur l'espèce humaine? Dans les cas où la déglutition est impossible, il est toujours facile de faire pénétrer les médicaments dans l'économie, soit en les appliquant sur la peau préalablement dénudée par un vésicatoire, soit en les introduisant directement dans l'estomac au moyen d'une canule appropriée, soit enfin en les donnant en lavements.

J'ai, ce me semble, démontré clairement deux points importants, savoir : 1° que là où existe de la fièvre,

(1) Depuis la publication de la première édition de cet ouvrage, j'ai eu l'occasion d'observer deux cas de tétanos : l'un, qui ne présenta que du trismus et qui s'était déclaré chez un sujet débilité, guérit sous l'influence d'un opiacé administré tous les soirs, d'une potion tonique (infusion de gentiane, — vin ferrugineux) et de l'usage d'une alimentation liquide, et de liqueurs fermentées. L'autre malade, âgé de sept ans, était atteint d'un tétanos traumatique (trismus et opisthotonos survenant sous forme de paroxysmes fréquents) ; il guérit aussi. Le traitement, dans ces deux cas, consista (le troisième jour de la maladie) dans l'administration immédiate d'un opiace tous les soirs, et dans l'application d'un vésicatoire long et étroit sur l'épine dorsale. Le quatrième jour, le malade se sentait mieux et avait été à la garde-robe ; mais le vésicatoire paraissant irriter, je prescrivis un lavement composé de 20 gouttes de la liqueur opiacée de Battley, et de 30 gouttes d'huile de térébenthine, lequel je répétai toutes les trois heures ; le second lavement produisit du calme. Le cinquième jour, mieux bien marqué, relâchement des mâchoires. Le sixième jour, point d'opisthotonos depuis la dernière nuit, c'est-à-dire depuis le dernier opiacé ; muscles du col et de l'abdomen encore raides, constipation. Un confrère prescrivit un purgatif qui produisit ses effets vers le soir, mais provoqua des tranchées et l'*opisthotonos reparut* ; en conséquence, j'ordonnai deux lavements opiacés, à quatre heures de distance l'un de l'autre ; le second amena du calme et du sommeil. Le septième jour, les spasmes ne reparurent point, et depuis cette époque, le malade se rétablit graduellement. Il est évident que dans ce cas, l'amélioration doit être attribuée à l'opiacé, et la rechute au sédatif (purgatif).

idiopathique ou symptomatique d'une inflammation
locale, — c'est-à-dire que là où le système nerveux
est le siége d'une lésion telle qu'il a perdu ses propriétés, et que l'influence nerveuse n'est plus dégagée, —
il est inutile de chercher à exciter ce système nerveux
par des stimulants avant que lès capillaires de la substance cendrée aient recouvré une contractilité suffisante pour renouveler l'influence nerveuse qui fera
cesser le délire ou coma par pléthore; 2° que dans les
cas où le système nerveux se trouve dans un état de
sensibilité morbide, combiné au délire ou coma par
inanition, les stimulants et les narcotiques sont directement indiqués, et que souvent il est nécessaire de
combiner ces deux classes de médicaments.

Les circonstances qui président ordinairement au
développement du trismus nascentium, peuvent être
comparées à celles qui accompagnent le coma par inanition des enfants (p. 113).

Les chirurgiens ont souvent l'occasion d'observer à
la suite des accidents ou des opérations, des symptômes
analogues à ceux du delirium tremens; aussi voit-on
presque tous les praticiens expérimentés prescrire un
opiacé après une opération, et autrefois celle-ci était
même précédée de l'administration de ce narcotique.
On observe quelquefois ces symptômes en question dans
les hôpitaux, chez les malades qui avaient l'habitude
d'user d'une grande quantité de liqueurs fermentées;
mais il ne faut pas s'imaginer que le delirium tremens,
ou delirium *sine febre* attaque seulement ceux qui font
usage des stimulants; il se manifeste dans plusieurs
autres circonstances : il sévit sur les sujets, qui, au lieu
de présenter une constitution pléthorique, sont soumis

à une sensibilité morbide accompagnée de surexcitation du système nerveux, d'épuisement, de débilité ; on l'observe après la parturition, lorsque l'économie a été épuisée par un travail longtemps prolongé, et dans ce cas, il n'est que trop souvent confondu avec d'autres affections ; il peut se déclarer dans l'hystérie, dans l'hypocondrie, à la suite d'une plaie de tête ou d'une apoplexie qui ont nécessité des émissions sanguines abondantes ; après les hémorrhagies ; il reconnaît quelquefois pour cause l'épuisement amené par des excès vénériens, par un travail intellectuel excessif, par des chagrins. Ce n'est que depuis vingt-cinq ou trente ans que le delirium tremens a été reconnu et décrit comme une affection distincte des maladies inflammatoires du cerveau, dans lesquelles les émissions sanguines sont indiquées ; et bien que les chirurgiens expérimentés sussent très-bien autrefois combattre les symptômes que j'ai énumérés ci-dessus, et qui se déclarent souvent après les opérations et les accidents, ce n'est que dans ces derniers temps que ces symptômes ont été identifiés avec le delirium tremens.

Dans tous ces cas, les toniques sont généralement utiles : parfois les stimulants unis aux opiacés sont nécessaires pour prévenir les collapsus. Lorsqu'il existe de l'insomnie, généralement l'opium est préférable aux stimulants seuls, parce que, sans augmenter beaucoup la force du pouls, il tend à provoquer le sommeil, et que cette augmentation de la force du pouls serait contre-indiquée après une attaque d'apoplexie, après des lésions traumatiques du crâne, etc., dans lesquelles les stimulants aggraveraient l'affection locale, tandis que la morphine, qui n'est pas stimulante, devient l'opiacé le

mieux approprié. Ce n'est que dans ces sortes de cas
que les émissions sanguines sont admissibles, bien que
quelques praticiens préfèrent encore le traitement employé dans le delirium trémens, ainsi que les purgatifs.
Les résultats de mon expérience me portent à suivre
une autre marche qu'eux. Lorsqu'une affection du
cerveau vient compliquer la maladie, les émissions sanguines employées avec réserve, peuvent être utiles,
aidées des narcotiques que je préfère aux stimulants,
et qui deviennent indispensables, même à haute dose,
immédiatement après la déplétion.

Le delirium tremens et le tétanos ne sont pas les seules
affections nerveuses dans lesquelles l'opium combat la
constipation. Je pourrais encore citer le *diabètes* dans
lequel l'augmentation de la sécrétion rénale est d'abord
une maladie fonctionnelle produite par la sensibilité
morbide sympathique, analogue à celle qui se développe
dans l'hystérie, l'odontalgie, etc. Il en est de même dans
la colique des peintres, qui reconnaît pour cause l'influence pernicieuse du carbonate de plomb, et dans
d'autres cas de coliques produites par des sédatifs. D'une
autre part, on sait que l'opium arrête la diarrhée, à
laquelle les sédatifs donnent souvent naissance par la
sensibilité morbide qu'ils développent; de sorte que
l'aphorisme de Celse sur la phlébotomie peut très-bien
s'appliquer à l'opium, et l'on peut dire de cet agent qu'il
combat la constipation tenace aussi bien que la diarrhée
tenace : mais si l'on se contentait d'émettre ces assertions d'une manière empirique, sans y ajouter quelques
commentaires, sans les faire suivre d'une explication
(p. 182 et seq.), il serait à craindre que le lecteur fût
porté, d'une part, à l'emploi, dans la colique, d'un trai-

tement antiphlogistique qui serait pernicieux, et d'une autre part, à l'administration, dans l'entérite, d'agents narcotiques seuls, c'est-à-dire sans les accompagner de moyens antiphlogistiques convenables.

La manie n'est, dans plusieurs cas, qu'un delirium *sine febre* ; elle serait alors aggravée par un traitement déplétif ou sédatif, et le malade succomberait à un coma par inanition ; ou bien il arrive parfois, lorsque la constitution commence à céder, que les symptômes éprouvent un changement remarquable : les capillaires du cerveau deviennent le siége d'un relâchement fébrile qui change entièrement le caractère de la maladie ; de sorte que l'on a vu des personnes atteintes de folie recouvrer l'intelligence (ou comme on le dit, présenter « une lueur de raison ») quelque temps avant la mort. Considéré sous le rapport de sa cause prochaine, ce phénomène est opposé à ceux que l'on observe quelquefois dans la période de crise d'une fièvre.

Une inflammation locale produit tantôt de la fièvre, tantôt de la sensibilité morbide (« irritation ») générale ou constitutionnelle : la fièvre et la sensibilité morbide générale sont deux états différents, mais qui alternent et passent de l'un à l'autre ; de sorte que nous sommes obligés de varier notre traitement, suivant les circonstances. Ainsi, dans les maladies chirurgicales, tant que l'inflammation produit de la fièvre, nous mettons en usage les moyens antiphlogistiques ; mais lorsque les symptômes changent de caractères, lorsque par exemple, il se déclare du tétanos, il nous faut recourir aux narcotiques, aux toniques et aux stimulants.

De plus, une maladie viscérale convertit une fièvre intermittente en une fièvre continue ; la phthisie pul-

monaire est accompagnée de fièvre hectique, mélange
de sensibilité morbide et de pyrexie, auquel on a encore
appliqué, dans les cas chirurgicaux, le nom de « fièvre
d'irritation ».

L'inflammation, comme on le voit, amène la mort
de plusieurs manières : 1° par la fièvre seule, ainsi que
cela arrive dans les maladies inflammatoires aiguës,
telles que la pleurésie, les suites d'accidents ; 2° en produisant de la fièvre, comme dans le premier cas, mais
en s'opposant, en outre, à l'exercice des fonctions des
organes (péripneumonie, entérite, etc.); 3° par la sensibilité morbide, et l'épuisement (fièvre hectique); 4° par
les conséquences de la sensibilité morbide seule (tétanos,
hydrophobie). Le trouble constitutionnel qui accompagne les maladies cancéreuses, participe plus de la
sensibilité morbide que de la fièvre. La fièvre ne constitue pas un état de maladie plus élevé que la sensibilité
morbide, puisque cette dernière peut devenir fatale sans
qu'il se développe de fièvre, ainsi qu'on l'observe dans
le tétanos, l'épilepsie, etc. L'on verra combien il est
utile d'établir une distinction entre la fièvre et la sensibilité morbide ; et je crois que si l'on s'y attachait plus
attentivement, la pratique deviendrait plus sûre et plus
heureuse qu'elle ne l'a été jusqu'ici.

L'inflammation (ou au moins l'inflammation portée
au point de produire une altération organique sensible)
n'est pas absolument nécessaire pour la production de
la sensibilité morbide ; car, bien que l'hydrophobie et
l'hystérie soient précédées de quelque légère inflammation, la frayeur produira, ainsi que nous l'avons déjà
fait observer, un état de sensibilité morbide assez intense pour provoquer instantanément des convulsions

épileptiques, sans que l'on puisse découvrir, sur le cadavre, quelque altération organique dans les centres
nerveux, quoique les retours des paroxysmes épileptiques prouvent que la sensibilité morbide est permanente.
Il se déclare souvent sous l'influence de la sensibilité
morbide et sans qu'il existe quelque inflammation sensible, des convulsions, qui, loin de requérir les moyens
déplétifs, seraient aggravées par ce mode de traitement.
Je citerai pour exemples l'hystérie qui est augmentée
par la débilité, ainsi que les convulsions hystériques qui
prennent naissance ou qui s'aggravent, si, pour quelque
affection réellement inflammatoire, l'on est obligé de
soumettre à la déplétion une malade prédisposée à l'hystérie ; dans ce cas, il se déclare quelquefois du délire
accompagné de céphalalgie et d'injection de la peau,
symptômes qui simulent une méningite, mais qui ne sont
dus qu'à la sensibilité morbide qui pourra céder à l'emploi des toniques, avec ou sans narcotiques, ou stimulants, et qui s'aggravera au contraire sous l'influence des
moyens thérapeutiques que l'on oppose avec succès à la
méningite. Ces exemples suffisent pour montrer la nécessité de bien distinguer la sensibilité morbide constitutionnelle, d'une fièvre symptomatique, lesquelles
semblent, sous plusieurs rapports, présenter une
grande analogie, mais qui n'en requièrent pas moins
un traitement tout à fait opposé, si l'on ne veut pas
mettre la vie du malade en danger. Enfin, puisque j'ai
montré que la sensibilité morbide générale et la fièvre
se fondent, pour ainsi dire, l'une dans l'autre, il est
quelquefois nécessaire de changer tout à coup le traitement.

A l'appui de ces considérations, je vais rapporter

quelques cas dans lesquels le symptôme le plus urgent
fut de la sensibilité morbide amenée par différentes
causes, et qui fut aussi combattue par des moyens curatifs opposés.

On amena à l'hôpital de Londres un jeune homme
qui était alité depuis quelque temps pour un gonflement
du genou, accompagné d'une douleur constante. Il avait
été soigné avant que je le visse par sir W. Blizard. Émaciation considérable ; constitution irritable, languissante;
épuisement causé par une fièvre symptomatique ; les
opiacés ne procurent point de sommeil ; pouls filiforme,
très-dur, donnant 130 pulsations par minute. Le genou
était chaud, rouge, douloureux au toucher, et cette douleur était accrue par le plus léger mouvement, de sorte
que le malade tenait son membre constamment appuyé
sur le lit et penché sur sa face externe. Malgré ces symptômes, le sujet était trop faible pour supporter des émissions sanguines par les sangsues; pour soulager les
vaisseaux la seule indication qui se présentât était de
diminuer la force d'injection du cœur. Je prescrivis
quinze gouttes de teinture de digitale, à répéter trois
fois dans les vingt-quatre heures : après la seconde
dose, le malade jouit d'un sommeil réparateur que ne
lui avaient jamais procuré les opiacés (p. 149, l. 6); le
pouls se ralentit immédiatement, et en moins de quinze
jours les forces se rétablirent ; la tuméfaction du genou
était diminuée et notre jeune homme put retourner
chez lui.

Un étudiant en médecine était atteint d'une tuméfaction du genou, sans rougeur, très-douloureuse, et qui
empêchait toute espèce de repos. Il fut traité *secundum
artem* par plusieurs praticiens, et entre autres, par un de

nos meilleurs chirurgiens. Le malade n'avait point de fièvre, sa constitution était bonne, mais il était tourmenté de vives douleurs qu'augmentaient encore divers topiques. De désespoir, il prit dans la nuit, une gorgée (qu'il a évaluée à une cuillerée à thé environ) de teinture d'opium ; après quoi, il dormit pendant douze ou quatorze heures, se réveilla, débarrassé de ses douleurs, et put bientôt, sans autre médication, reprendre ses études cliniques.

Je vais encore rapporter un autre cas digne d'attention, tant par sa fréquence, que par sa nature, et qu'il est de la plus grande importance pratique de bien comprendre :

Une jeune femme avait été traitée pendant deux ou trois semaines, par les émissions sanguines, les sels neutres et la diète, pour une «détermination du sang à la tête », entée sur une soi-disant affection pleurétique. Lorsque je la vis pour la première fois, je constatai les symptômes suivants : agitation ; sensation d'oppression dans la poitrine ; incohérence des paroles ; vive céphalalgie ; cris et gémissements ; la malade porte sans cesse la main sur son front ; la lumière et les bruits sont insupportables ; faiblesse des mouvements volontaires ; point de fièvre ; pouls saccadé et semblable à celui que l'on observe après les hémorrhagies, mais présentant de la mollesse plutôt que de la dureté ; langue blanchâtre, mais sans encroûtement, et telle qu'on la rencontre toujours dans les cas de vacuité de l'estomac (1). Je

(1) Remarquez bien que je dis «toujours ». Il n'est pas d'erreur plus commune que celle de considérer comme morbides ces caractères physiques de la langue qui sont au contraire naturels. Ainsi les personnes qui se croient « bilieuses », et qui veulent imiter les médecins, exami-

m'assurai que la douleur avait d'abord siégé dans le côté *gauche* (p. 184) de la poitrine, et d'après d'autres

nent tous les matins, en se levant, leur langue et la trouvent blanche. Or, un bon déjeuner fera bientôt recouvrer à l'organe sa couleur rouge ordinaire. Il arrive encore quelquefois que ces mêmes personnes examinent leur langue immédiatement avant leur dîner ; elles la trouvent blanche, et sur ce simple signe, se retranchent une partie de leur nourriture qui rendrait au contraire à l'organe sa couleur naturelle. Enfin, si elles sont en même temps gourmandes et hypocondriaques, elles prennent à tout hasard leur repas, mais en ayant soin de se prescrire elles-mêmes du calomel pour « exciter les digestions ». Que mes jeunes confrères n'oublient pas, lorsqu'ils trouveront la langue blanche, de prendre en considération l'heure à laquelle ils font cette observation, et de *ne point purger,* parce que la langue est seulement blanche, ou plutôt pâle.

C'est à juste titre que l'on examine la langue dans toutes les maladies, car cet organe indique l'état de la membrane muqueuse gastro-intestinale avec laquelle elle est continue. Dans l'état de santé, la langue n'est pas d'un rouge brillant; mais sa surface est au contraire blanchâtre, ce qui est dû à ce que les villosités ou papilles sont moins injectées à leurs extrémités libres qu'à leurs bases ; lorsque l'estomac est vide, il contient moins de sang, ses villosités sont nécessairement plus pâles et celles de la langue sont presque blanches, mais cet organe est humide; tandis que dans le commencement de la synoque ou d'une pleurésie, d'une inflammation quelconque, enfin, l'estomac étant vide par suite de l'anorexie, la langue est blanche, comme dans l'état de santé, mais elle est en outre plus sèche que dans les cas de simple vacuité de l'estomac, et plus ou moins chargée ; ces derniers phénomènes reconnaissent pour cause l'évaporation des parties aqueuses de la salive et du mucus de la bouche, laquelle évaporation a pour résultat de couvrir la membrane muqueuse de cette cavité d'une couche plus visqueuse qu'à l'état normal. Après les repas et alors que l'estomac est le siége d'une activité normale, la langue devient plus rouge, mais cette couleur est encore bien différente de l'aspect rouge vif que l'on observe seulement dans les cas où la membrane muqueuse des premières voies est le siége d'une congestion ou d'une inflammation, ainsi que cela arrive dans la dysenterie, dans la phthisie accompagnée de diarrhée colliquative, vers la période de terminaison de la fièvre typhoïde, alors qu'il a existé (réellement) une gastro-entérite ou une inflammation des glandes agminées, etc. Pendant les fièvres intenses et lorsque les sécré-

symptômes hystériques, je fus convaincu que j'avais affaire à un clou hystérique de la tête, entretenu par l'inanition. Le jour précédent, on avait permis à la malade un peu de bouillon de poulet très-léger; mais comme les accidents prirent encore plus d'intensité, on avait supposé qu'elle ne pouvait même pas supporter cette légère alimentation, ce qui engagea à me consulter. L'administration immédiate et graduelle du vin et d'une nourriture animale, accompagnée seulement de quelques gouttes de vin ferrugineux, calmèrent bientôt tous les symptômes que l'on avait attribués à une « détermination du sang à la tête » (p. 243, l. 19), et la santé se rétablit dans l'espace de quelques semaines.

Ces trois observations serviront à éclaircir plusieurs points. Nous avons vu :

1° Une inflammation locale produire de la sensibilité morbide et de la fièvre symptomatique ; — une alimentation généreuse et le vin n'auraient point nourri l'économie, et les narcotiques n'auraient point procuré du sommeil (ce qu'ils auraient fait s'il n'y avait eu dans ce cas que de la sensibilité morbide sans fièvre symptomatique). Guérison au moyen d'un sédatif — de la digitale;

2° Une inflammation locale produire, non pas de la fièvre, mais de la sensibilité morbide générale, indiquée -

---

tions sont suspendues, la langue devient sèche, le mucus qui la recouvre se dessèche aussi et forme une croûte brunâtre ou noirâtre ; les papilles de l'organe se contractent, s'enfoncent tellement dans le fond de leurs petites cavités, que la langue, après s'être nettoyée sous l'influence de la guérison, présente un aspect vernissé, lisse, et il se passe quelque temps avant que les papilles deviennent de nouveau proéminentes. — Dans les affections chroniques accompagnées d'une langueur des premières voies, le mucus se décolore et donne à la langue l'aspect que l'on désigne sous le nom de langue sale.

par l'absence du sommeil ; — les stimulants, les sédatifs ou les toniques n'étaient point indiqués, puisque les
forces vitales et l'appétit se trouvaient dans des conditions normales. Guérison au moyen d'un narcotique (1),
qui, en procurant du sommeil, donna au système nerveux le temps de se rétablir à son état normal, et de
fournir ainsi une énergie convenable aux vaisseaux de
la partie enflammée ;

3° Enfin, nous avons vu une affection locale (hystérite chronique) engendrer, non pas de la fièvre, mais de
la sensibilité morbide générale — de l'hystérie, et nous
avons observé une débilité qui reconnaissait pour cause
un traitement déplétif et un défaut de nourriture ; —
les narcotiques n'auraient procuré qu'un soulagement
temporaire, puisqu'ils ne nourrissent point l'économie,
et les sédatifs auraient aggravé le délire par inanition.
Les stimulants et une alimentation convenable ont
donné des forces, ont agi à la manière d'un tonique, et
ont rétabli le système nerveux, et par conséquent les
autres parties dans leur état normal ; enfin les stimulants, en combattant la sur-sédation des capillaires du
cerveau, ont procuré un soulagement presque immédiat.

Plusieurs causes, telles que la fatigue corporelle et
intellectuelle, jointes à de mauvaises digestions, l'hys-

_____

(1) La guérison a été effectuée dans ce cas par un narcotique seul qui
est souvent aussi avantageux dans le tétanos. Parfois le narcotique ne
procure qu'un soulagement temporaire ; je citerai pour exemple le tic
douloureux dans lequel il est nécessaire de recourir à un tonique ;
mais il est d'autant plus permis de croire que dans cette dernière affection ce soulagement hâte et provoque la guérison, que dans quelques exemples de sensibilité morbide, le soulagement que produit le
narcotique, guérit la maladie.

térie, les miasmes dégagés des marais infects, etc.,
exercent souvent une telle influence sur le cerveau,
que cet organe devient le siége de douleurs vives, chroniques (névralgiques), liées essentiellement à de la débilité ; la nature de ces douleurs est souvent méconnue,
ou bien, alors même que l'on en comprend bien la
source, il est quelquefois difficile de les traiter à cause
de l'opposition que l'on éprouve de la part des malades
à se soumettre aux stimulants dont l'introduction graduelle dans l'économie est ici absolument nécessaire.
Ces malades redoutent ce qu'ils appellent la plénitude de la tête qui n'est en réalité qu'une fausse
sensation produite par la sensibilité morbide. Le malaise temporaire, ou même la douleur temporaire
auxquels les stimulants donnent naissance, ainsi que la
dyspepsie concomitante, les effrayent parfois à un tel
point qu'il est nécessaire d'employer toutes sortes de
moyens de persuasion pour les engager à persévérer
dans l'usage de ces derniers agents. Cette remarque
s'applique surtout aux personnes délicates de l'un et
de l'autre sexe.

Un de mes amis vint à Londres pour me consulter sur
des symptômes qu'il éprouvait, et qui, selon lui et son
médecin ordinaire, n'étaient le résultat que d'une détermination du sang à la tête ; étourdissements passa-
gers, céphalalgie, un peu de dyspepsie, diminution de
l'énergie intellectuelle, plus marquée après le déjeuner
(c'est-à-dire sous l'influence de l'action sédative du thé)
qu'après le dîner. Sans consulter personne, et par la
crainte de tomber dans une attaque d'apoplexie, ce
gentleman adonné aux sciences et à la littérature, dans
lesquelles il s'est distingué, se médicamenta lui-même,

diminua la quantité de ses aliments et mit de côté
toute espèce de liqueur fermentée. Je ne vis dans tous
ces symptômes qu'un état névralgique causé par l'étude
et par une fatigue excessive. Je parvins à lui faire par-
tager mon opinion, et sous l'influence d'une alimentation généreuse et de l'usage des médicaments toniques,
la santé se rétablit dans l'espace de deux mois environ.
La névralgie chronique du cœur, etc., se déclare souvent dans des circonstances semblables, et requiert le
même mode de traitement.

Quoique dans la chorée et dans d'autres affections
nerveuses, il soit utile, pour exciter les digestions, de
tenir les intestins libres, la sensibilité morbide constitutionnelle, l'hystérie, etc., sont toujours aggravées
par les agents débilitants, surtout par les émissions
sanguines, de sorte qu'il ne faut pas espérer obtenir,
dans ces cas, la guérison, tant qu'une alimentation convenable et les toniques n'auront pas rétabli les forces.
Or, il arrive quelquefois que dans les névroses et les
fièvres, le malade n'est excité par aucun désir pour les
aliments, mais par une cause différente dans chacune
de ces deux espèces d'affections : dans la fièvre, l'anorexie est le résultat d'une congestion de la membrane
muqueuse des premières voies, et d'un assoupissement
pour ainsi dire, du système nerveux en général, et des
nerfs de l'estomac en particulier; dans les névroses l'a-
norexie est causée par une délicatesse morbide des
sens du goût et de l'odorat, ou bien encore, les premières voies étant le siége d'une sensibilité morbide,
la première bouchée de l'aliment produit une sensation de réplétion. Cette anorexie augmente quelquefois la difficulté de distinguer la fièvre de la sensibilité

morbide constitutionnelle et d'une altération dans les digestions, simulant une inflammation de la membrane muqueuse (gastro-entérite), surtout lorsque l'affection locale primitive siége dans les premières voies.

Tout en distinguant la fièvre actuelle (idiopathique) de la sensibilité morbide (distinction qui est d'une si grande importance), il ne faut pas confondre cette langueur qui reconnaît pour cause des nausées et d'autres affections des premières voies, telles que la diarrhée, etc., avec la langueur produite par une faiblesse de la volition dont la source réside dans la débilité du système nerveux.

La sensibilité morbide est une affection du nerf; mais le nerf considéré sous le rapport des maladies, n'est rien sans les capillaires, et les capillaires ne sont rien sans les nerfs. Si l'on voulait considérer isolément chacun de ces organes, on serait conduit à de graves erreurs en pratique : à soulager les vaisseaux aux dépens du système nerveux, ou à recourir aux médicaments exclusivement *nerveux,* au préjudice du système vasculaire.

Par cette expression de médicaments exclusivement nerveux, je veux indiquer les anodins qui émoussent temporairement la sensation, mais ne guérissent pas la maladie, à cause de leur nullité d'action sur le système vasculaire; dans plusieurs cas, les toniques ne produiront aucun effet, si, par une pratique habile, l'on ne prépare pas les sécrétions, les fonctions digestives, etc.

L'apoplexie et la paralysie reconnaissent pour cause une affection des centres nerveux, produite, soit par une lésion mécanique, soit par une inflammation spontanée, soit par une congestion seulement ; ou bien l'apoplexie cède au traitement qu'on lui oppose, et alors la paralysie disparaît ; ou bien l'inflammation rend, par ses résultats ordinaires, tumeurs, abcès, épanchements, ramollissement, etc., la paralysie permanente. Les centres nerveux étant cachés à nos sens, nous ne pouvons découvrir le degré de la lésion dont ils sont le siége; il nous faut, par conséquent, mettre dans nos efforts pour guérir cette lésion, une grande persévérance qui sera souvent couronnée de succès, alors même que la maladie est parvenue à une période très-avancée. Les principes sur lesquels est fondé le traitement de l'inflammation des autres parties du corps, et que nous avons étudiés dans les pages précédentes, s'appliquent en tous points au traitement de cette espèce de lésion du système nerveux dont nous parlons maintenant. Rappelons-nous seulement l'importance des organes qui sont ici intéressés, la nécessité d'agir avec énergie, et de veiller avec soin aux phases de la maladie, contre laquelle les anciens opposaient des moyens déplétifs à l'excès, sans distinction des cas, et négligeaient fréquemment les toniques, dans la crainte de stimuler. Il faut en excepter cependant le mercure, qu'ils employaient souvent, parce qu'ils ne le considéraient pas comme un agent tonique; j'ai montré que ce médicament jouit de cette propriété à un très-haut degré (p. 130).

J'ai déjà indiqué, je le répète, les principes qui doivent guider dans le traitement de l'apoplexie : antiphlogistiques actifs dans les cas aigus et chez les sujets pléthoriques; émissions sanguines, suffisantes seulement pour procurer une déplétion locale des vaisseaux, lorsque l'inflammation est passive, c'est-à-dire lorsque la constitution est débilitée ; ajouter aux moyens précédents des toniques, et même des stimulants, lorsque l'estomac et la constitution les exigent ; persévérer long-temps et avec fermeté dans l'emploi des remèdes appropriés, en appliquant son attention au flux et reflux des forces de la constitution.

Ce que je désire surtout ici, c'est d'appeler l'attention du praticien sur un point important : il rencontrera souvent, chez les vieillards, des paralysies produites par une simple débilité des centres nerveux, par une congestion locale, sans inflammation, sans ramollissement, sans tension ni rupture des vaisseaux, sans une lésion organique quelconque, enfin, et qui envahiront un côté du corps pour apparaître ensuite du côté opposé. Combattre la constitution, fortifier sans stimuler au moyen des toniques, parmi lesquels le mercure jouera le premier rôle, tels sont les moyens thérapeutiques à l'aide desquels on combattra avec succès ces paralysies. J'ai traité de cette manière, et en ajoutant de la digitale lorsque le pouls était dur et développé, des vieillards qui se rétablirent complétement d'une paralysie qui avait envahi alternativement les deux côtés du corps et qui ne reconnaissait pour cause qu'une simple congestion locale temporaire. Je constatai ce dernier fait sur des sujets qui succombèrent à quelque autre maladie (hydropisie générale, etc.) et chez lesquels je ne découvris à l'autopsie aucune altération organique du cerveau. Dans l'âge avancé, cette congestion des centres nerveux produit quelquefois, ai-je dit, une paralysie générale, une hémi-plégie ou une paraplégie (jointes ou non à une affection du sensorium) dont la source est facile à reconnaître ; mais parfois, si l'affection siége dans le cordon spinal, les symptômes que l'on observe sont environnés d'une grande obscurité ; j'ai vu les muscles de la respiration et de la circulation être attaqués périodiquement de manière à simuler un asthme spasmodique, la respiration étant en même temps, légèrement, mais continuellement embarrassée. Ces phénomènes sont causés dans quelques cas par une maladie obscure et chronique des centres nerveux, et sont analogues à ceux dont l'origine est une incurvation de l'épine qui trouble plus ou moins les fonctions de la moelle épinière. M. Hale Thomson a montré que de telles incurvations sont, par un traitement habilement dirigé, susceptibles de guérison (1).

J'ai commencé la partie pathologique de cet ouvrage, par étudier la nature de l'inflammation et les principes qui doivent diriger dans son traitement ; j'ai discuté ensuite la nature des deux grands groupes de maladies qui constituent les fièvres et les névroses ; et j'ai montré que tout en affectant toutes deux le système nerveux, ces fièvres et ces névroses sont séparées par une différence bien marquée. Je me propose maintenant d'ajouter plusieurs observations sur quelques maladies en particulier. Quelques-unes des opinions que je vais émet-

---

(1) Ce mode de traitement fut entrepris, pour la première fois, dans cette contrée par M. Ward, et continué (je dirai même modifié avantageusement) par M. Thomson, chirurgien de l'hôpital de Westminster. Semblable à celui qu'a adopté Stromeyer, du Hanovre, et, sous quelques rapports, à celui de M. Guérin, de Paris, ce traitement consiste dans l'usage de certains médicaments, joint à des exercices corporels réglés au moyen de diverses machines qui présentent le grand avantage de ne point être portées par les malades.

tre sur les causes prochaines de ces dernières, et qui ont peut-être besoin d'être fortifiées par des travaux ultérieurs, pourront, par leur nouveauté, rencontrer de l'opposition de la part de quelques médecins ; mais encore est-il que les principes sur lesquels est fondé le traitement de ces maladies, sont d'une grande utilité pratique, et qu'ils sont établis sur des bases aussi solides que ceux qui doivent présider au traitement de l'inflammation, des fièvres et des névroses en général.

Les pages précédentes sont exemptes, observons-le bien, de toute espèce d'humorisme ; car, tout en admettant que l'assimilation imparfaite des substances nutritives exerce une grande influence sur l'économie, et qu'en altérant consécutivement le sang d'une manière chimique, elle produise la gravelle, le scorbut, etc., j'attribue les effets bienfaisants ou nuisibles des agents, minéraux, végétaux, ou animaux, introduits dans la circulation, aux modifications qu'ils font subir aux solides. Toutes les *maladies*, en effet, commencent, ainsi que je l'ai déjà dit plusieurs fois, par un trouble survenu dans les fonctions des parties solides de notre machine, et en particulier du système nerveux ; voilà du solidisme ou de la *névropathologie*. Le système nerveux, inutile de le répéter, règle tout et fournit à tout l'énergie nécessaire. Il n'existe point de sensibilité organique ou de contractilité organique indépendantes des nerfs ; toute impression naturelle est reçue par les nerfs ; tout agent nuisible est d'abord senti par les nerfs et agit sur eux. L'inflammation du tissu cellulaire, des os, de la conjonctive, etc., produite par une violence mécanique ou par toute autre cause, résulte, ainsi que nous l'avons montré, de la lésion des nerfs périphériques et des ca-

pillaires. La fièvre est le résultat d'une influence morbide exercée sur les centres nerveux; tantôt cette influence s'est propagée d'une lésion périphérique à ces
derniers organes; tantôt elle reconnaît pour cause des
miasmes qui, au moyen de la circulation, vont agir directement sur les centres nerveux (en se combinant
très-probablement avec eux, et en les altérant chimiquement), et diminuent ainsi instantanément leur force,
leur énergie. J'ai montré que la diminution de l'énergie
des nerfs et du système nerveux en général, avait pour
effet de produire de l'inflammation, ou une congestion des
capillaires qui n'est que le premier degré de l'inflammation. Les maladies dont la sensibilité morbide fait la
base (névroses) sont dues aussi, avons-nous dit, à un
désordre partiel ou général du système nerveux; ce
désordre est amené de différentes manières : — 1° S'il
est général, il reconnaît pour cause une influence exercée sur les organes centraux par une affection siégeant
dans une région du corps plus ou moins éloignée;
c'est ainsi qu'une plaie détermine le tétanos traumatique, qu'un virus amène l'hydrophobie, que l'utérus malade provoque des symptômes hystériques; — 2° Parfois ce désordre des centres nerveux est déterminé par
une cause débilitante agissant graduellement sur le
système nerveux : tel est le mode de développement du
delirium tremens, du tétanos idiopathique, de la chorée, etc.; — 3° Enfin, il peut être occasionné par la production subite de la sensibilité morbide sous l'influence
des pertes de sang ou de la frayeur. On voit par là que
les névroses peuvent, aussi bien que les fièvres, se développer graduellement, ou sévir tout à coup, et qu'elles
peuvent être aussi idiopathiques ou symptomatiques. La

fièvre est essentiellement constituée par une diminution de l'énergie du système nerveux,— par un défaut d'influence nerveuse, quelle que soit du reste cette influence; les maladies dont la sensibilité morbide forme la base, semblent être au contraire, le résultat, non pas d'un défaut d'énergie nerveuse, sensitive et motrice, mais bien d'un désordre du jeu ordinaire des centres nerveux ou d'une altération de cette connexion qui existe entre les centres nerveux et les nerfs, et qui, non-seulement met en jeu l'action en général, mais encore la régularise. Ainsi, ni le tétanos, ni l'hydrophobie ne sont accompagnés d'un défaut d'énergie, soit des nerfs, soit des muscles, ainsi que le prouvent l'augmentation de la sensibilité, les spasmes et les convulsions; mais ici cette énergie, cette faculté des nerfs n'est plus dirigée convenablement. Si je voulais, pour me faire comprendre, employer une comparaison tirée de la mécanique, je dirais que dans la fièvre, c'est la vapeur, c'est-à-dire la force motrice, qui manque, tandis que dans les névroses, c'est le mécanisme lui-même qui est en désordre. Ainsi, par exemple, dans la période du développement complet de la fièvre, la sensibilité générale (animale ou organique) est émoussée, et le système musculaire, volontaire ou involontaire, offre aussi des phénomènes de débilité. Dans les maladies où la sensibilité morbide joue le premier rôle, dans l'épilepsie, le tétanos, la névralgie, l'hystérie, la chorée, l'hydrophobie, par exemple, la sensibilité, animale et organique, a acquis une susceptibilité anormale, ou bien l'énergie motrice est distribuée d'une manière irrégulière ou en trop grande abondance; c'est ainsi que dans la chorée et la paralysie *agitans*, la volonté guide bien la main vers la bou-

che, mais par suite du désordre du centre nerveux, la
main est entraînée dans d'autres directions, en dépit du
sensorium commun, parce que les muscles antagonis-
tes ne sont plus soumis à l'influence de ce dernier. Ou
bien encore, le désordre des fonctions, des perceptions et
de la volonté, est simultané, ainsi que cela arrive dans
l'hydrophobie et dans quelques cas d'hystérie. Tout fait
supposer que dans la fièvre, il existe une lésion de la
substance cendrée qui s'oppose aux fonctions de cette
dernière, c'est-à-dire au développement de l'énergie
nerveuse ; tandis que dans la sensibilité morbide, nous
ne pouvons admettre qu'un trouble dont la substance
blanche serait le siége et qui empêcherait la distribution
régulière de cette énergie nerveuse. Dans la sensibilité
morbide, l'on n'observe point d'altération sérieuse des
facultés du sensorium ; cette altération ne surgit, que
si, à une période avancée de la maladie, il survient de
la fièvre qui engendre le délire ou coma par congestion,
ou si l'inanition engendre du délire comme dans les
cas d'hémorrhagie, de delirium tremens, etc.

Je vais d'abord passer brièvement en revue la fièvre
intermittente, le choléra et l'influenza, toutes maladies
qui sont alliées intimement aux fièvres, mais que j'ai
préféré étudier après les névroses, d'autant plus que
l'on comprendra beaucoup mieux leur traitement, après
les considérations que j'ai émises sur ces dernières affections. Je dirai ensuite quelques mots des affections de la
peau et du tissu fibreux, désignées sous les noms d'érysipèle et de rhumatisme ; de la phthisie, et de ces états
morbides des capillaires qui donnent naissance aux
catarrhes, à l'hydropisie, aux hémorrhagies et aux
éruptions cutanées chroniques.

Je ne décrirai point'ici la fièvre intermittente; car je n'écris pas pour ceux qui ne connaissent point la signification de ce mot, mais bien pour ceux qui ont, sur cette affection, quelques connaissances puisées, soit dans les cours, soit dans les livres, soit dans l'observation.

Quoique étant essentiellement une fièvre, la fièvre intermittente forme, cependant, une ligne de connexion entre les fièvres et les névroses, puisqu'elle est accompagnée à un haut degré de sensibilité morbide. Elle est en outre alliée intimément au choléra asiatique et à l'influenza, ainsi que je l'ai démontré en 1832, époque à laquelle j'ai eu l'occasion de voir journellement plusieurs cas de la première de ces affections.

Selon moi, il est d'une grande importance de rechercher les liens qui unissent plus ou moins les maladies entre elles, et de ne point suivre la marche des nosologistes qui séparent entièrement ces dernières. L'étude de ces connexions nous fait acquérir une connaissance plus intime de ces maladies, et nous permet d'établir plus sûrement notre diagnostic, — tel un maître d'école distingue ses écoliers les uns des autres, ou, ce qu'il y a de plus surprenant encore, tel un berger connaît tous les individus qui composent son troupeau, lesquels cependant seraient, pour d'autres personnes, πάντα ἀμενηνὰ κάρηνα. En indiquant ainsi les points par lesquels des maladies placées par les auteurs, aux deux extrémités du cadre nosologique, coïncident essentiellement, nous comprendrons comment il se fait que des maladies situées, pour ainsi dire, aux deux antipodes l'une de l'autre, peuvent être combattues par les mêmes moyens thérapeutiques. Enumérons de nou-

veau les symptômes essentiels de la fièvre, que celle-ci
revête dans son cours la forme d'une fièvre intermittente
ou rémittente, d'une synoque ou d'un typhus, et voyons
quels sont les moyens les plus efficaces que nous offre
la thérapeutique à leur opposer.

Les symptômes vraiment urgents sont ceux d'une
débilité corporelle, ou d'une débilité à la fois corporelle
et intellectuelle. Éliminons pour le moment tous ces
phénomènes nombreux et variés qui ne sont point essentiels à la fièvre et qui ne feraient qu'embarrasser le
jugement ; ainsi, par exemple, dans un cas, il y aura
de la constipation, dans un autre, de la diarrhée ; le
pouls sera plein chez un malade, faible chez un autre ;
l'inflammation concomitante que l'on observe quelquefois, siégera tantôt dans une partie, tantôt dans une
autre ; tous phénomènes qui, bien que n'étant pas essentiels, méritent cependant une grande attention,
parce qu'ils aggravent la fièvre. Mais ce qu'il faut savoir
surtout ici, c'est que la fièvre disparaîtra, si l'art est
assez efficace pour combattre cette débilité dont nous
venons de parler, et qui reconnaît pour cause, nous le
savons, une congestion des centres nerveux. Or, les
seuls moyens de soulager ces derniers consistent, lorsque le pouls est fort et développé, à diminuer la force
d'injection du cœur, et à exciter l'action contractile des
capillaires, en administrant l'antimoine, le mercure,
les sels neutres, le quinquina, etc. ; et même, dans les
cas où le pouls présente une force normale, il est encore quelquefois nécessaire de recourir aux émissions
sanguines pour diminuer cette congestion des centres
nerveux, parce que les agents constringents ne suffiraient pas pour exciter la contractilité des vaisseaux

capillaires; d'où il résulte que les indications des émissions sanguines se basent bien plus sur l'état de pléthore des organes internes, que sur l'état du pouls ou de la *vis a tergo*. En outre, malgré l'influence sédative des émétiques sur la circulation, et qui est semblable à celle des émissions sanguines, ces agents sont essentiellement avantageux, alors même que le pouls est très-petit, à cause de leurs effets constringents immédiats sur les capillaires; il est donc évident que les caractères du pouls sur lesquels les médecins ont basé si longtemps les indications des émissions sanguines, ou des médicaments sédatifs, ne peuvent souvent, à eux seuls, nous guider en aucune manière (1), et c'est dans des cas sembla-

---

(1) Les exceptions aux règles générales que l'on a établies sur le pouls sont tellement nombreuses, qu'il faut une longue expérience pour ne point être trompé dans son examen. Je vais tenter, en conséquence, de poser quelques principes qui puissent servir à aplanir les difficultés que présente cette source de diagnostic.

D'abord, ainsi que je l'ai dit plus haut, l'augmentation de la fréquence et de la force du pouls (dureté) est produite par l'inflammation; lorsque cette inflammation siége dans les parties externes, le pouls est ordinairement fort; lorsqu'elle réside dans les organes internes, cette force est loin d'être aussi marquée; dans ce cas, le pouls est quelquefois petit et dur, aigu, et donne la sensation d'un fil tendu que l'on presserait avec le doigt. Mais ces caractères n'en indiquent pas moins que le cœur se contracte, sous l'influence de la sensibilité morbide dont il est le siége, avec une certaine force, bien que sur une petite quantité de liquide. Or, il peut arriver que ce même degré d'inflammation interne, ou même un degré plus élevé, soit accompagné d'un pouls excessivement faible, contre lequel les praticiens doivent se tenir constamment en garde. Nous avons vu que cette faiblesse du pouls était, dans ce cas, le résultat de la dépression des forces vitales (par suite de l'engorgement des poumons, par exemple, ainsi que cela arrive dans la péripneumonie), du défaut d'artérialisation du sang, par lequel le cœur n'est plus stimulé à se contracter. Dans ces circonstances, la phlébotomie, en rétablissant la circulation dans les poumons, augmentera les propriétés stimulantes

bles que l'emploi nécessaire des sédatifs a toujours été
appelé traitement indirect, parce qu'on n'avait pas jusqu'ici expliqué la manière d'agir de ces agents thérapeutiques. Je rejette cette expression de traitement
indirect, et je ne traite jamais indirectement : toutes
mes indications sont toujours basées sur la physiologie.

Il nous faut encore ici séparer clairement dans no-

du sang, fera acquérir de la force au pouls, et relèvera les forces vitales.
Ici l'auscultation, la coloration des lèvres, et d'autres symptômes font
connaître l'état dans lequel se trouvent les organes, et suggèrent un
mode de traitement que l'examen seul du pouls ferait rejeter.

D'une autre part, divers états névralgiques donnent au pouls de la
fréquence et de la force qui sont ordinairement les symptômes d'une
inflammation, et qui indiquent les émissions sanguines ; mais, dans les
états dont nous parlons, ces caractères du pouls ne doivent point être
pris en considération, parce que les émissions sanguines seraient pernicieuses. Dans ces cas, c'est sur l'histoire de la maladie qu'il faut en
partie se baser, et éviter de se laisser influencer par la douleur que des
femmes nerveuses accusent souvent, sans que l'on puisse découvrir les
phénomènes ordinaires de l'inflammation, qui est alors simulée ; ainsi,
dans l'hystérie, il se développe quelquefois des symptômes qui font
croire à une péritonite : mais dans l'hystérie la constipation est moins
tenace, et la peau moins sèche, bien que pouvant revêtir toutes sortes
de caractères ; la langue est aussi généralement moins sèche ; le pouls
est moins filiforme que dans la péritonite. Nous en dirons autant des
caractères fournis par le pouls, la peau, la langue dans l'hystérie, et
qui simulent une pleurésie. Dans l'inflammation du cœur que redoutent tant et sans fondement les malades hystériques, le pouls est mou
et ressemble à celui du rhumatisme aigu, parce que l'inflammation
rend le cœur faible, que cet organe se laisse distendre, et qu'il ne peut
plus se vider. Lorsque le pouls, d'une fréquence naturelle, est plein et
dur, l'on doit soupçonner une maladie organique du cœur : car autrement le pouls est plein et mou, fréquent et dur, ou bien fréquent et
mou. La dilatation du ventricule gauche est accompagnée d'un pouls
fréquent, mou et faible ; mais le praticien doit se livrer attentivement
à l'étude des particularités dues à des maladies du cœur lui-même, s'il
veut éviter d'être trompé par les caractères que présente le pouls.

tre esprit les phénomènes des causes, ne point attribuer, ainsi que l'a fait Cullen, au spasme des vaisseaux
ultimes, les frissons, le froid, la constriction de la peau ;
car ici la contraction des capillaires ne doit pas être considérée comme cause, mais bien comme effet : de plus,
les convulsions sont le simple résultat de la sensibilité
morbide, et n'ont aucune connexion directe avec la
fièvre ; bien au contraire, des hommes expérimentés
regardent ces convulsions plutôt comme favorables dans
la fièvre variolique.

Quels sont les phénomènes qui se passent successivement depuis l'invasion du poison jusqu'au développement de la fièvre ? Les centres nerveux sont d'abord
soumis à une influence débilitante : les facultés intellectuelles, sont, à cette époque, nettes et claires, mais
languissantes ; le pouls est petit, la peau froide, et les
membres tremblent ou sont convulsés par suite de la
sensibilité morbide des centres nerveux, indiquée d'ailleurs par la douleur que le malade éprouve à la tête et
dans la région spinale. De cette faiblesse de la circulation, il résulte nécessairement que tous les capill-
laires externes — qui ne sont plus soumis à la même
force d'injection — se contractent, non pas par du
spasme, mais bien par l'exercice de leur action contractile ordinaire ; le sang, en conséquence, congestionne les parties internes du tronc, d'où résultent des
nausées et d'autres désordres des premières voies,
qu'augmente encore la sensibilité morbide des centres nerveux plongés dans un état de sédation ; enfin,
on observera quelquefois des vomissements et de la
diarrhée.

Tel est le premier stage de la fièvre, dans lequel, si

la dose du poison a été suffisante, la mort peut survenir,
très-subitement même, non-seulement dans la « fièvre
de Bombay», mais encore, ainsi que je l'ai dit, dans les
fièvres jaunes et autres. C'est ainsi que l'on a vu des
soldats tomber tout à coup au milieu d'une parade, et
mourir immédiatement : dans ces cas, le cerveau
n'ayant plus reçu du cœur une quantité suffisante de
sang, il s'en est suivi une syncope ou une asphyxie
mortelles (1).

Ce stage de *dépression* peut durer quelques minutes,
quelques heures, quelques jours ou quelques semaines, ainsi qu'on le voit dans la fièvre continue éphé-
mère, dans les fièvres intermittentes régulières, et dans
ces fièvres intermittentes irrégulières, appelées vulgairement « fièvres bâtardes » et que je vais décrire ci-
après.

(1) L'histoire des fièvres et l'observation semblent prouver que le
poison de la fièvre continue est engendré par des matières animales:
c'est ainsi qu'elle sévit surtout sur les vaisseaux, dans les prisons, alors
qu'un grand nombre d'individus sont rassemblés dans un petit espace;
le poison de la fièvre intermittente et rémittente est engendré par des matières végétales, par certains cryptogames. Ces fièvres, en effet, règnent
particulièrement là où l'on rencontre une grande quantité de végétaux,
près des marais, des champs incultes, etc. A Rome, par exemple, les
fiévreux se rencontrent surtout parmi les individus qui habitent les lo-
calités les plus désertes, dans lesquelles abondent des cryptogames. A
Londres, on observe plusieurs cas de fièvre intermittente parmi les
pauvres dont les habitations sont entourées de terres humides favorables au développement des champignons, etc. Lorsque les marais
sont desséchés et cultivés, les cryptogames sont détruits, et le poison
de la fièvre intermittente n'est plus engendré. Les formidables fièvres
rémittentes des pays chauds s'observent généralement là où le sol est
recouvert, à certaines époques, d'eau, et sur lequel, après la cessation
des pluies, il reste une semi-humidité abondante en matières végétales
décomposées.

Le stage suivant de la fièvre est ordinairement désigné sous le nom de stage de chaleur ; mais comme cette expression ne peut s'appliquer en aucune manière aux fièvres typhiques, je préfère le mot relâchement, qui exprime l'état actuel de prostration dans lequel se trouvent les nerfs et les capillaires, prostration que je considère comme la cause prochaine de la « synoque » et du « typhus ». L'intensité de ce stage est entièrement subordonnée à la dose du poison et à l'état de la constitution ; tantôt le malade revient à la santé immédiatement après le stage de froid, en conservant seulement un léger degré de langueur qui dure quelques heures ; tantôt le froid est remplacé par les phénomènes d'une fièvre continue, ou par le stage de chaleur, ce qui est dû à l'intensité variable de l'influence miasmatique qui a engendré un relâchement plus ou moins tenace des capillaires des centres nerveux.

J'ai montré précédemment que l'influence sédative finit par produire du relâchement, et que les centres nerveux participent à cet état morbide ; or, c'est de l'intensité plus ou moins grande de ce relâchement que dépendront l'existence ou l'absence de la chaleur dans la fièvre. Si les centres nerveux sont trop relâchés pour sécréter l'influence nerveuse, ainsi que cela arrive dans les cas où la fièvre est typhique, la circulation et la respiration sont trop faibles pour produire de la plénitude du pouls et de la chaleur à la peau ; dans le cas contraire, la peau sera chaude et colorée, ainsi que la fièvre continue et la fièvre intermittente nous en offrent des exemples. Mais dans l'un et l'autre cas, la peau sera réinjectée ; car, même dans la fièvre typhique, et quoique le cœur agisse faiblement, les capillaires superficiels ayant, par suite du défaut d'influence nerveuse, perdu leur ton ordinaire, se relâchent, et le cœur, malgré sa faiblesse, les remplit d'un sang foncé en couleur. Enfin, quelques fièvres intermittentes, celles que l'on observe, par exemple, dans les marais Pontins, sont accompagnées d'un état semblable, c'est-à-dire que l'on observe des symptômes typhoïdes, une couleur livide de la peau, et une langueur effroyable. L'élève ne doit donc pas s'attendre à rencontrer toujours, même dans la fièvre intermittente, le stage de *chaleur* des nosologistes.

Tels sont les deux stages uniques de la fièvre intermittente. Il n'en existe point un troisième : la sueur qui succède au stage de chaleur indique seulement un renouvellement de sécrétion par les capillaires, qui, après avoir perdu leur tonicité, et par conséquent, après s'être laissé distendre, au point que leurs fonctions ont été suspendues, recouvrent leur état normal, et par là renouvellent leurs sécrétions ; aussi, débarrassés de cet état de relâchement, ces vaisseaux versent-ils leurs produits, d'abord à l'état liquide, —à l'état de sueur proprement dit, puis à l'état de perspiration insensible, — de simple vapeur, lorsqu'ils se sont recontractés suffisamment.

Je viens de dire que le stage de chaleur manque souvent dans la fièvre intermittente ; la dépression continue alors pendant un temps plus ou moins long, la circulation est languissante, la peau froide et livide, et l'on observe plus ou moins de stupéfaction. Il est très-commun de voir des malades, plongés dans cet état, se présenter à l'hôpital, et ne pouvoir rendre compte, lorsqu'on les interroge, des symptômes qu'ils éprouvent,

absolument comme les patients qui sont soumis à un
stage de froid : dans l'un et l'autre cas, le médecin
expérimenté verra au premier abord qu'il a affaire à
une fièvre intermittente. Lorsque vous demandez à un
malade atteint de cette fièvre intermittente irrégulière
que j'ai mentionnée ci-dessus, s'il connaît sa maladie,
il vous répond quelquefois qu'il a une « fièvre bâtarde ».
Le vulgaire sait encore parfois que cette « fièvre bâtarde » se change souvent en fièvre intermittente régulière, c'est-à-dire, qu'elle est accompagnée de frissons
(« tremblements »), et de sueur ; car si vous demandez au malade s'il a la « fièvre », il vous répond bientôt : « Je voudrais bien l'avoir, je serais beaucoup
mieux si je pouvais trembler. »

Un tonique, tel que le quinquina ou l'arsenic, administré dans ces cas de fièvres intermittentes irrégulières, fournira à l'élève, par les effets que produiront ces
agents thérapeutiques, un sujet d'observation plein
d'intérêt, et il verra que l'amélioration est amenée par
la production d'un paroxysme de fièvre intermittente
régulière. C'est un fait que j'ai pu observer dès la première année de mes études médicales. On reçut à l'hôpital un homme pâle, blême, *toussant* beaucoup, et qui
fut considéré comme très-dangereusement malade.
Prescription : — Calomel, mixture scillitique, vésicatoire sur la poitrine. Sous l'influence du calomel, de
soins assidus, de changement d'air, le malade se sentait mieux le lendemain matin, et fut bientôt attaqué
d'une fièvre intermittente régulière. Je pus ainsi observer un bel exemple de ces fièvres intermittentes, dites
« larvées ou masquées ». Le quinquina, donné à hautes
doses (on ne connaissait pas encore la quinine) guérit

entièrement, et la fièvre, et la toux (1). Les médecins expérimentés, ceux surtout qui exercent leur profession dans des districts marécageux, ont tous observé les modifications de ces fièvres larvées, et qui constituent les fièvres intermittentes apoplectiques, paralytiques, ophthalmiques, rhumatismales (appelées névralgies intermittentes, etc. (2)) qui ont été bien décrites par Macculloch.

(1) Une dame me consulta pour une toux très-fatigante, tantôt accompagnée d'expectoration, tantôt ne présentant point ce phénomène; à cette toux se joignait quelquefois, le matin, de la difficulté de respirer qui cessait ordinairement le soir pour revenir le lendemain matin, et qui était suivie d'une perspiration abondante. Cette dame et ses parents craignaient une phthisie pulmonaire, parce que plusieurs de ses frères et de ses sœurs étaient morts de cette maladie; d'autres personnes lui disaient qu'elle avait un asthme spasmodique. La langue était légèrement saburrale, le pouls donnait 100 pulsations, et la peau était un peu sèche, symptômes qui indiquent la phthisie; mais je ne trouvai les signes stéthoscopiques ni de l'asthme, ni des tubercules pulmonaires, et je remarquai que la peau était mate et blème. Ayant demandé à la malade si elle avait eu la « fièvre » (intermittente) dans les Indes occidentales qu'elle avait habitées pendant cinq ans, elle me répondit par l'affirmative, et ajouta que, depuis cette époque, elle ne s'était jamais bien portée. Je conclus de là que j'avais affaire à un rhume (catarrhe) enté sur une fièvre intermittente; et pour combattre simultanément les deux affections, je prescrivis la quinine, un mucilage composé de scille et de sirop diacode pour calmer la toux lorsqu'elle devenait trop fatigante, et je conseillai la campagne. Au bout d'une semaine, la malade revint me voir en me disant qu'elle se trouvait beaucoup mieux, mais que la veille elle avait eu une attaque de fièvre intermittente régulière. Je lui conseillai de doubler la dose de la quinine, en lui assurant qu'elle serait guérie dans une semaine; elle m'objecta à cela qu'un confrère qui l'avait soignée en même temps que moi, lui avait défendu de continuer l'usage de là quinine, parce que, dit-il, ce médicament ne convient point dans la toux. La malade, cependant, suivit mes avis, fut radicalement guérie en dix jours, et s'est toujours bien portée depuis.

(2) Dans la note précédente, j'ai rapporté un cas de fièvre intermit-

Fréquemment, la fièvre intermittente dégénère en fièvre continue. Disons quelques mots sur la nature et les variétés de cette transformation.

tente masquée; voici une autre observation qui servira à prémunir l'élève contre le danger de confondre une inflammation avec une névralgie. Un gentleman, âgé de quarante-cinq ans, « prit un rhume » auquel succéda une vive douleur dans la tête, s'irradiant comme des étincelles ou des coups d'aiguilles, de l'œil droit à la nuque ; cette douleur était plus intense lorsque le malade toussait ou qu'il marchait, et s'étendait alors au sommet de la tête ; pouls dur, donnant généralement 100 pulsations. Au bout de quelques semaines de cet état de choses, son médecin ordinaire fit appeler en consultation un des plus célèbres praticiens qui prescrivit le gaïac contre les douleurs qu'il regardait comme rhumatismales, et fit appliquer à la nuque des ventouses qui donnèrent 14 onces (448 grammes) de sang et ne produisirent aucun soulagement. Un mois après, la vue s'affaiblit, les douleurs devinrent excessivement vives ; mais, ce qu'il importe de noter ici, c'est qu'elles revenaient périodiquement depuis une heure du matin jusqu'à six, et le malade ne pouvait jouir d'aucun repos ; même pendant le jour ces douleurs étaient encore assez vives pour empêcher le patient de lire et d'écrire. On appela un autre médecin qui administra les médicaments antinévralgiques ainsi que des laxatifs pendant trois semaines, mais inutilement. A cette époque, le médecin ordinaire me consulta, et voyant dans tous ces symptômes une inflammation chronique des membranes du cerveau, je recommandai l'emploi des émissions sanguines; mais le malade s'y refusa autant parce qu'il se sentait trop faible, que parce que les douleurs étaient devenues plus vives après l'application des ventouses, et quoique je fisse remarquer que cette circonstance était due simplement à la trop petite quantité de sang que l'on avait tirée. Mon diagnostic fut bientôt confirmé par l'apparition d'une paralysie de la paupière et de tous les muscles de l'œil, à l'exception toutefois du grand oblique (circonstance qui s'explique bien lorsqu'on fait attention que la racine du nerf qui va se distribuer à ce muscle, est éloignée d'un travers de doigt environ, du point où les autres nerfs de l'œil prennent naissance et vers lequel siégeait l'inflammation) ; enfin, l'oreille du côté malade était un peu dure, et le patient éprouvait du picotement, de l'engourdissement dans la fosse nasale correspondante, dans la joue et dans les dents. L'affection de l'œil engagea alors à consulter un chirurgien qui recommanda les vésicatoires et les mercuriaux,

- 'Lorsque cette fièvre continue est simple, synocale, et qu'elle est accompagnée de chaleur' à la peau, la fièvre intermittente est appelée rémittente ; lorsqu'elle présente un caractère typhique, la fièvre intermittente revêt la forme de cette pyrexie dont j'ai parlé ci-dessus sous le nom de « fièvre bâtarde ».

La fièvre intermittente forme une ligne de démarcation entre les fièvres et les névroses ; mais dans la fièvre intermittente, non-seulement le tissu médullaire se trouve dans un état de sensibilité morbide ; mais de plus, le tissu cendré est aussi le siége d'une congestion pléthorique qui se manifeste par des symptômes évidents ; de sorte que pour combattre cette affection, il est nécessaire d'avoir recours à un traitement différent de celui que l'on met en usage dans les névroses et les fièvres. Le traitement sédatif qui convient aux fièvres proprement dites, convient aussi aux fièvres intermittentes, et surtout à celles qui sont irrégulières ; car les sédatifs auront pour résultat de rendre régulières (sinon de guérir) les fièvres intermittentes irrégulières, « bâtardes », ou rémittentes, qui ne sont que des fièvres

mais sans succès. Cependant, comme ce chirurgien était du même avis que moi touchant l'utilité des émissions sanguines, le malade céda enfin à nos instances réunies, en disant que malgré sa faiblesse qui l'empêcherait assurément de supporter les émissions sanguines, il se résignait à perdre une petite quantité de sang, ses douleurs lui devenant insupportables. Nous tirâmes par la veine douze onces de sang environ qui le soulagèrent tellement qu'il ne s'opposa plus à ce qu'on le saignât plusieurs fois dans l'espace de quelques semaines, et de temps en temps pendant cinq ou six mois. Enfin, le malade se rétablit complétement et a toujours joui depuis d'une bonne santé ; l'œil et ses muscles ont recouvré leurs fonctions, mais la peau de la face du côté affecté précédemment, est encore le siége d'une extrasensibilité incommode.

intermittentes altérées; ces remarques s'appliquent aussi à l'influenza et au choléra, qui sont alliés intimement aux fièvres intermittentes. Les fièvres intermittentes régulières qui touchent de plus près les névroses sont, de même que ces dernières, guéries par les toniques seuls, et supportent beaucoup mieux les stimulants que les fièvres proprement dites; les fièvres rémittentes, l'influenza et le choléra qui sont combattus avec succès par les sédatifs, requièrent quelquefois, dans la convalescence, l'usage des toniques. Dans la fièvre proprement dite, dans toutes les espèces de fièvre intermittente, dans l'influenza et dans le choléra asiatique, les viscères, y compris les centres nerveux, sont le siége d'une congestion que soulagent les sédatifs, bien que dans la fièvre intermittente régulière et dans le choléra, les stimulants soient, à cause de certaines particularités qui peuvent s'expliquer, supportés plus ou moins impunément.

Dans la fièvre intermittente régulière, le symptôme prédominant est la sensibilité morbide constitutionnelle. Il est vrai que pendant le paroxysme, et sous l'influence d'un poison morbifique, le système nerveux est ici, aussi bien que les viscères, le siége d'un haut degré de congestion; mais rarement l'on observe une fièvre réelle. Il n'existe que de la pyrexie analogue à celle qui accompagne l'hystérie — c'est-à-dire ces phénomènes produits par la perte de la tonicité du système nerveux sans laquelle l'influence nerveuse n'est plus sécrétée; dans la fièvre intermittente, en effet, les stimulants ne produisent point le coma par pléthore qu'ils détermineraient dans la fièvre, et les centres nerveux étant peu lésés, quoique débilités, sont soulagés par la

teinture d'opium qui est un narcotique stimulant, et
qui communique aux capillaires, même dans le stage
de chaleur, l'énergie par laquelle ces vaisseaux résistent à la force d'injection du cœur. Ainsi s'explique cette
contradiction apparente seulement, d'employer simultanément, dans la fièvre intermittente, la phlébotomie
et le laudanum qui ont été recommandés par quelques
auteurs. La phlébotomie qui, nous le savons, produit
les meilleurs effets, n'est pas destinée à soulager l'inflammation, mais bien la congestion; aussi n'est-elle
pas souvent nécessaire, et ne l'emploie-t-on que pour
soulager, par exemple, quelque organe, tel que le cerveau ou les poumons, qui, étant préalablement malade,
peut souffrir d'une manière évidente pendant le paroxysme, ainsi qu'on le voit dans les modifications hémi-
plégiques de la fièvre intermittente, lesquelles constituent une exception à l'usage du laudanum. Dans ces
cas, le cerveau étant préalablement malade, les paroxysmes sont accompagnés, malgré la faiblesse du
pouls, d'un coma ou d'une hémiplégie, et, dès que la
congestion concomitante de la fièvre intermittente
disparaît, l'hémiplégie disparaît aussi jusqu'au retour
d'un nouveau paroxysme.

Pris à temps, les cas graves de choléra asiatique peuvent être guéris d'après les mêmes principes, c'est-à-
dire en combattant la congestion interne, à moins cependant que la dose du poison épidémique n'ait été si
forte que la mort devient inévitable en dépit de toute
espèce de traitement. Quoi qu'il en soit, s'il s'est déjà
formé des concrétions sanguines, le malade est à tous
égards mort, quoiqu'il respire, parle encore, et que son
cœur agisse; j'ai entendu le cœur se contracter et faire

percevoir ses bruits valvulaires, alors que j'étais persuadé que des concrétions fibrineuses s'étaient déjà
formées dans les ventricules : arrivée à cette période,
la maladie n'éprouvera aucune modification, ni des sédatifs, ni des stimulants, ni de quelque traitement que
ce soit. Les cas légers de choléra se guérissent souvent
d'eux-mêmes ; le praticien s'imagine alors, quel que soit
du reste le traitement qu'il a adopté, qu'il a guéri l'affection, et j'en ai vu plusieurs qui venaient m'annoncer
avoir trouvé un remède contre le choléra ; mais lorsque
plus tard, je les rencontrais de nouveau, ils étaient fort
embarrassés de m'indiquer le prétendu spécifique.
Toute personne qui traitera la maladie par principes,
trouvera, pour la combattre, un grand nombre d'armes
à sa disposition, s'il a soin de s'en servir avec énergie ;
je citerai l'antimoine, plusieurs sels purgatifs, l'acétate
de plomb, le sulfate de zinc, le sel commun dissous
dans l'eau, l'eau froide même (1), le calomel. Remarquons cependant, qu'employé en quantité nécessaire
pour être sédatif, ce dernier médicament produit consécutivement des dégâts du côté de la bouche. Les stimulants pris avec modération font peu de bien ou peu
de mal ; il faut cependant reconnaître qu'ils augmentent quelquefois la fièvre secondaire, ou même qu'ils la
provoquent actuellement, et que, dans plusieurs cas de
choléra, le stage de chaleur, c'est-à-dire le stage fébrile,
eût été à peine sensible, si les stimulants n'avaient
point été administrés pendant le collapsus que l'on peut

(1) Le désir constant des cholériques pour l'eau froide, est un exemple
d'un instinct naturel, que l'homme, dans sa sagesse, veut contrarier,
en employant toutes substances chaudes, tant par le calorique qu'elles
renferment, que par leurs propriétés stimulantes.

combattre avec succès au moyen des sédatifs constringents. De cet effet constringent de plusieurs sédatifs —
antimoine, mercure, plomb, sels neutres, alcalis, etc.,
etc., qui, en définitive, coïncident entre eux par leurs
mêmes indications curatives, il résulte qu'ils sont
adoptés par différentes personnes pour remplir le même
but, et chaque médecin trouvant quelqu'une de ces substances efficace dans certains cas, l'a employée, dans la
suite, de préférence à toute autre. Mais je pense en avoir
dit assez pour que l'on comprenne les principes qui
doivent ici nous guider.

Avant de jouir de la faveur d'observer par moi-
même, je fus conduit, par la lecture, à envisager sous
un point de vue trop limité les symptômes du choléra,
en attribuant exclusivement le collapsus à une affection
de l'estomac et des intestins. Mais, lorsque je rencon-
trai l'ennemi face à face, je vis tout d'abord qu'il res-
semblait à la fièvre intermittente ; non-seulement
parce que, comme cette dernière affection, le choléra a
une origine épidémique et miasmatique, mais encore
parce qu'il ressemble presque entièrement, sinon tout
à fait, à une fièvre intermittente d'un type nouveau, et
je me suis souvent rappelé ce qu'avait dit, avec tant de
candeur, le grand Sydenham en parlant de ses premières observations d'épidémies nouvelles. Aussi pré-
méditai-je contre le choléra un traitement adopté avec
succès dans la fièvre intermittente, et appuyé de l'expérience préalable de Kennedy, Lefèvre et d'autres auteurs ; je veux parler des émissions sanguines jointes aux
émétiques et aux sels neutres ; mais en modifiant ce
traitement dans quelques stages de la maladie, au
moyen de l'opium et des stimulants. Plus tard, je comp-

tai beaucoup, dans le stage de froid de la fièvre intermittente et du choléra, sur le tartre stibié, avec ou sans
sels neutres, et j'eus moins recours aux émissions sanguines. Les succès répondirent à mon attente, et on se
les expliquera si l'on veut bien se reporter aux pages
207 et suiv. de cet ouvrage (1).

(1) — Pour donner au lecteur une idée plus claire, plus positive du
mode de traitement que j'emploie, je vais transcrire ici une couple de
cas que je trouve dans mes notes ; parmi ceux qui sont susceptibles de
guérison, le premier présenta les symptômes les plus graves.

14 mars, dix heures et demie du soir. — Malade âgé de quarante ans;
s'est promené dans une calèche découverte, depuis trois heures jusqu'à
cinq environ, jouissant d'une parfaite santé, ainsi que sa femme en
avait fait la remarque; vers les six heures du soir : douleurs dans les
membres, les reins et l'abdomen ; froid de la peau et tremblements;
vomissements; selles fréquentes, aqueuses, au nombre de trente, me
dit-on, depuis l'apparition des premiers symptômes ; les matières
ressemblent à de l'eau de riz et déposent un sédiment farineux ; point
d'urine; soif; langue nette, humide et fraîche; pouls très-faible (100
puls.). Aspect cadavéreux, peau livide (d'un bleu noirâtre); mains froides, et la peau ridée : les doigts sont crispés comme les griffes des oi-
seaux ; crampes très-douloureuses dans les mains, les bras, les pieds,
les jambes, dans le col et dans l'abdomen; voix glapissante ; le malade se plaint continuellement des crampes, du froid et des nausées. —
Prescription : Tartre stibié, deux grains ; sulfate de magnésie, une
demi-once — faire dissoudre le tout dans une pinte d'eau, dont le malade en prendra une cuillerée à bouche toutes les demi-heures.

15 mars, dix heures du matin. — Amélioration de tous les symptômes : point de nausées ; deux garde-robes seulement présentant le même
aspect que les précédentes; crampes dans les mains et les bras, mais
moins dans le tronc : quelques-unes dans les jambes ; les mains sont
moins froides; sensation de chaleur à la partie postérieure du tronc
après la seconde dose, c'est-à-dire une demi-heure après le commencement de l'usage de ce médicament; les flanelles, l'application de
couvertures de laine, mises en usage par les parents, n'avaient produit aucun effet et avaient été mises de côté à mon arrivée.

Onze heures du matin. — Tous les symptômes amendés: pouls plein,
mou (76 puls.), mais encore un peu de soif; peau plus chaude qu'à

Que les hommes à qui une pratique étendue a donné
une grande expérience, me permettent de leur adresser

l'état ordinaire, et sèche ; langue nette, un peu blanche ; une heure de
sommeil ; sensation de faiblesse ; point de crampes, mais douleurs musculaires provoquées par les garde-robes ; trois selles seulement dans
l'espace de neuf heures (deux pintes environ de matières) ; point d'u-
rine ; légères nausées après la dernière dose du médicament. Je prescrivis une cuillerée à café seulement de la mixture précédente, toutes les
deux heures seulement, et immédiatement après, cinq grains de calomel.

Six heures du soir. — Une garde-robe jaune, fétide, et près d'un
quart de litre d'urine présentant des caractères normaux.

Onze heures du soir. — Le malade a un peu dormi ; il se sent bien,
mais faible ; les muscles sont fatigués et un peu douloureux.

16 mars à midi. — Sensation de bien-être, mais faiblesse ; le pouls
qui donne 84 pulsations, est plein et mou ; la peau plus chaude qu'à
l'état ordinaire. Je continue l'éméto-laxatif, et j'y ajoute un demi-grain
de sulfate de quinine toutes les quatre heures.

Deuxième cas. — Appelé à dix heures du soir pour voir une dame.
Le matin, frissons, légères nausées et diarrhée ; environ six garde-robes aqueuses (eau de riz et sédiment blanchâtre) sans tranchées ni
crampes, mais quelques douleurs dans les mollets. — Bain chaud qui
ne procura aucun soulagement. La malade se mit alors au lit, et ne
put se réchauffer qu'en buvant plusieurs tasses de thé (sédatif) qui
amena une perspiration abondante, et procura du soulagement. La
peau qui était chaude et sèche avant la perspiration, devint un peu
froide, et la malade remarqua qu'en étendant la main, ou même en
remuant la tête, elle éprouvait une sensation de frissonnement qui
n'était le résultat que de la sensibilité morbide, et n'avait aucun rapport avec la température. Je lui recommandai de boire le thé plus froid
quand elle avait soif ; et dans le cas où la diarrhée reparaîtrait le lendemain matin, de prendre une cuillerée à café de la mixture antimoniale précédente toutes les demi-heures. Cette diarrhée reparut en
effet ; mais elle cessa entièrement sous l'influence d'une seconde dose
du médicament.

Que l'on se rappelle bien que dans le choléra, comme dans toute autre maladie, il faut agir par *principes*, et ne point compter de préférence
sur les agents que j'ai mis en usage dans ces deux cas ; car, à défaut
d'émétique ou de sel d'Epsom, j'emploierais les sédatifs que d'autres
praticiens mettent en usage, — l'acétate de plomb, l'ipécacuanha, le
sel commun, etc.

quelques questions sur cette analogie que j'établis entre le choléra et la fièvre intermittente. La maladie si connue dans l'Inde sous le nom de « fièvre », laquelle commence par des frissons et des tremblements suivis d'une chaleur générale très-vive, puis, dans les cas favorables, d'une perspiration abondante, avec amendement des symptômes, cette « fièvre », dis-je, suit quelquefois une marche différente, de même que nous voyons quelquefois dans la fièvre intermittente de cette contrée, la sueur manquer et la peau rester chaude, comme dans la fièvre continue ou rémittente. Or, quel médecin qui a vu beaucoup de cas de choléra, ne se rappelle pas avoir observé quelquefois que cette maladie suit cette marche? De plus : lorsque la « fièvre » de l'Inde passe par les stages de la fièvre intermittente, elle ne persiste pas, différente en cela de nos fièvres intermittentes, pendant des semaines ; dans les cas assez intenses pour résister aux efforts du médecin, la mort survient ordinairement au second, ou tout au plus au troisième paroxysme. Qui n'a pas vu des malades mourir dans le choléra, malgré le développement de la chaleur, et alors que celle-ci donnait des espérances, malheureusement trompeuses? Jadis, on observa une fièvre épidémique, « la fièvre de Bombay », qui, dit-on, enlevait les malades pendant le stage de froid, et sur laquelle les écrivains du temps disent que si les malades avaient survécu au stage de froid, ils auraient présenté le stage de chaleur. Qui décidera maintenant si cette fièvre était un choléra ou une fièvre intermittente? car malgré le nom de fièvre qui lui a été donné, elle ressemble, par la description qu'on en donne, au choléra. Quiconque a observé beaucoup de fièvres intermittentes, a vu cette

affection présenter toutes les modifications du choléra ;
il a vu les stages de froid se compliquer de convulsions
(spasmes) — choléra spasmodique ; la fièvre intermittente s'accompagner de nausées, de diarrhée et d'une
diminution ou d'une cessation de la sécrétion urinaire
— choléra diarrhéique ; de la couleur bleue de la peau
et de rides aux téguments des doigts, comme chez les
noyés — choléra bleu ; il a vu cette même fièvre intermittente passer à l'état de fièvre continue — terminaison commune du choléra ; etc., etc.

Un des traitements les plus heureux de la fièvre intermittente consiste à donner un émétique pendant le
stage de froid, et à administrer dans les intervalles, le
quinquina ou d'autres toniques, avec le calomel, les
purgatifs, etc., *pro re natâ*. J'ai fréquemment montré aux
élèves qui suivaient ma clinique que, dans le stage de
froid, les émissions sanguines sont avantageuses, et que
par leur efficacité, elles agissent comme un émétique ;
mais comme la phlébotomie n'est pas souvent nécessaire et qu'elle a contre elle un préjugé qu'il n'est
pas toujours facile de surmonter, j'y ai recours assez
rarement, puisque l'émétique remplit le même but, et
je me contente de saigner les malades entre les paroxysmes, lorsque cela est indispensable.

L'on a assez vanté l'association des émissions sanguines avec le traitement que l'on dirige ordinairement
contre le choléra ; mais comme l'on a employé en même
temps un grand nombre d'autres moyens thérapeutiques, il est difficile de déterminer la valeur réelle de la
phlébotomie. Quant à moi, j'ai observé que le traitement le plus efficace contre cette maladie, consiste
dans l'usage du tartre stibié, et en cela, je suis appuyé

par l'autorité de plusieurs hommes distingués tant de
Londres que de Paris. Il n'a pas été à ma disposition de
faire observer à mes élèves les résultats de ce mode de
traitement, puisque les cholériques furent exclus de
notre hôpital ; mais le service de plusieurs hôpitaux établis temporairement pour recevoir les cholériques, ayant
été confié à quelques-uns de mes anciens élèves, j'ai
eu, indépendamment de ma pratique privée, de trop
fréquentes occasions de faire des observations sur cette
terrible maladie, dont nous ne savons pas pour combien
de temps nous sommes délivrés.

Ce serait dépasser les limites et le but de cet ouvrage
que d'insister davantage sur la description du choléra.
Le lecteur trouvera dans le *Med. Chirurg. Review* (avril
1832) du docteur James Johnson d'amples détails sur
ce sujet. A la page 627 est insérée une note de l'éditeur
qui est surtout digne d'attention, et dans laquelle l'auteur fait remarquer que les évacuations semblables à de
l'eau de gruau ou de riz que l'on observe constamment
dans le choléra, ne sont point spécifiques, mais bien le
résultat de l'élimination de toute la bile et des matières
fécales qui se trouvaient dans les intestins. Or, ainsi
qu'il le dit, « ex nihilo nihil fit » ; et moi, j'ajouterai que
l'élimination de la bile, loin d'être destinée à compléter
la guérison, est un simple phénomène ordinaire indiquant une rémission de la maladie, la convalescence ;
et qu'un nouveau paroxysme de choléra diarrhéique
aurait pour résultat de chasser encore la bile existant
dans le canal intestinal. Ce médecin éclairé et expérimenté loue aussi le sulfate de quinine et base son opinion sur des principes rationnels. Enfin je répéterai
que, selon moi, le choléra est une affection essentielle-

ment fébrile (1), qu'elle prenne du reste, la forme intermittente, rémittente, ou continue; qu'elle ne constitue point une nouvelle maladie; mais qu'elle est la même
que celle qu'a décrite Sydenham en 1669, et plus tard,

(1) Depuis la publication des pages précédentes, l'on m'a rapporté
deux faits qui semblent prouver d'une manière bien frappante, cette connexion qui existerait entre la fièvre et le choléra asiatique. Un médecin
qui exerce sa profession dans un canton très-populeux, environné d'eau,
et où le choléra, qui y séjourna très-longtemps, fut précédé et suivi
d'un grand nombre de cas de *synoque pétéchiale*, désignée par lui sous
le nom de « fièvre maculée » remarqua en 1830 et 1832 que la fièvre
régnante était accompagnée, outre les symptômes pulmonaires, de mal
de gorge et d'une éruption particulière sur la surface du corps, « tenant
le milieu entre les taches de la scarlatine et celles du purpura ». Il fut
surpris, pendant que le choléra régnait, d'observer que, chez quelques-
uns de ses malades, et après les stages du choléra asiatique caracté-
risés par la diarrhée et le vomissement, la fièvre consécutive était
accompagnée, non-seulement de la même angine qu'il avait notée
dans la fièvre des années précédentes, mais encore d'une éruption
précisément semblable. Ce médecin corrobora ainsi mon opinion, savoir : qu'*après* le passage du choléra sur notre île, la fièvre épidémique
«maculée» fut annoncée et accompagnée plutôt par des symptômes
d'un désordre de la membrane muqueuse intestinale (diarrhée, etc.),
que par des symptômes pulmonaires (bronchite) qui prévalurent en
1830 et 1831 (p. 188 note). L'affinité des miasmes de l'influenza et
du choléra ne lui avait pas échappé, et la pratique d'un sectateur de
l'école de Sydenham, et d'un zélé investigateur de la nature, est bien
digne d'être notée. Il observa que le mode le plus heureux de traiter le
choléra, consiste à administrer de petites doses de calomel dans les
premiers stages, les sels neutres pendant l'état fébrile, et des boissons
froides en abondance dans toute la durée de la maladie. Il ajoute que
dans l'influenza, il fut indubitablement plus heureux avec le traitement
antimonial qu'avec tout autre moyen thérapeutique.

Un médecin qui a étudié avec beaucoup de soin la fièvre éruptive
(*synoque pétéchiale* («exanthémateuse»)) qui a régné dans ces dernières
années, non-seulement dans ces îles, mais encore sur le continent, m'a
aussi appris qu'à Saint-Pétersbourg, plusieurs malades présentèrent,
pendant la fièvre consécutive du choléra, une éruption identique à celle
de la fièvre épidémique.

Frank; la même que l'on observe à Madras, au Bengale, en Italie, en Russie, en Angleterre et ailleurs; qu'en employant ci-dessus, les expressions de Sydenham, « type nouveau », « épidémie nouvelle », je n'ai point voulu indiquer une nouvelle maladie, mais bien, ainsi que l'a fait cet illustre médecin, la même affection modifiée seulement par la « manière d'être de l'épidémie dans l'année où celle-ci a sévi », absolument comme ces particularités que présente, dit encore Sydenham, la variole à différentes époques bien que l'identité de la maladie soit incontestable.

Nous avons encore souffert d'un autre fléau, de l'influenza, qui est quelque peu alliée au choléra, mais qui tient plutôt le milieu entre le choléra ou la fièvre intermittente, et la « nouvelle fièvre » de Sydenham (synoque pétéchiale). Elle peut être guérie rapidement au moyen d'un émétique, en faisant suivre ce médicament d'un purgatif, et en administrant de légers toniques aussitôt que l'état fébrile est dissipé. Je ferai seulement observer que, dans l'influenza, les émissions sanguines ne sont nécessaires que dans les cas où la maladie épidémique est accompagnée de l'inflammation des poumons et des tubes bronchiques ainsi que d'autres parties (ce qui arrive quelquefois); le malade pourrait alors succomber si on ne tirait pas un peu de sang. Je mentionne particulièrement ce fait, parce que j'ai entendu dire souvent que l'influenza ne pouvait supporter les émissions sanguines, ou un traitement — « débilitant » (1).

_____

(1) Voici deux cas qui viennent à l'appui de ce que j'avance. Une jeune femme se présenta en qualité de malade externe à l'hôpital de

Puisque le traitement sédatif (antiphlogistique) est efficace dans ces cas et dans les diverses fièvres, il s'ensuit que les narcotiques *sédatifs* doivent être aussi avantageux, lorsque le praticien peut, au moyen d'un anodin, calmer la toux ou procurer du sommeil : pour cette raison, je préfère les préparations de morphine ou la jusquiame à l'opium, au sirop diacode, ou au laudanum que plusieurs médecins mettent en usage dans ces circonstances.

Quoique le rhumatisme ait pour siége des organes

Londres, pour une influenza dont elle était atteinte depuis quarante-huit heures : coloration de la peau, sensation de froid, céphalalgie, douleur dans la poitrine, mal de gorge. Je saisis cette occasion pour montrer à mes élèves le traitement qu'il convient d'opposer à l'influenza. La malade entra dans nos salles; on lui fit une saignée d'une pinte, et je prescrivis une mixture antimoniale et saline, ainsi que le calomel. Ce traitement fut suivi de l'application de sangsues sur la poitrine, et cette femme se rétablit promptement.

L'autre cas est celui d'un ami particulier qui avait l'habitude, ainsi qu'il le disait, de se guérir lui-même, et avant de me consulter, il avait déjà pris plusieurs médecines qui ne firent que compliquer son affection. Il m'écrivit, pendant l'épidémie de l'influenza, une note ainsi conçue : « Depuis deux jours j'ai pris........, et, malgré cela, mon mal s'est tellement empiré, que j'ai besoin de vous voir pour que vous décidiez quelque chose pour moi. » Je constatai une influenza aggravée : coloration de la peau, catarrhe, céphalalgie, toux commençante, douleur à l'épigastre. Je fis immédiatement une saignée du bras de 500 grammes, et prescrivis un quart de grain d'émétique et un drachme de sel d'Epsom dissous dans l'eau (une once de ce mélange à prendre toutes les deux heures). Sous l'influence de ce traitement et de plusieurs doses de calomel, de rhubarbe et de magnésie que le malade prit sans me consulter, nous vîmes bientôt disparaître l'influenza qui, dit-on, ne peut supporter un traitement sédatif. Dans les cas d'influenza exempts de phlogose locale, l'antimoine et ses composés font disparaître les frissons et les nausées, exactement comme dans les cas de choléra que j'ai rapportés à la page 291.

dont le tissu fibreux forme la base, ainsi que l'a démontré Bichat, les affections arthritiques, rhumatismales, ou goutteuses, ne reçonnaissent pas pour cause, comme on l'a souvent répété, une lésion ou une inflammation de ce tissu en particulier. Les fibres dont les tendons des muscles sont composés, le tissu fibreux des ligaments et le cartilage sont, de même que le tissu osseux, intimement liés au tissu cellulaire qui leur sert de liaison, aux nerfs et aux vaisseaux sanguins qui les accompagnent; et cette remarque nous porte à conclure que, malgré leur importance dans l'économie animale, et quoiqu'ils servent de base, de trame, pour ainsi dire, à des organes particuliers, en leur donnant des caractères propres, ces divers tissus sont, dans la production des phénomènes pathologiques, d'une importance moins grande que le tissu cellulaire, les artères et les nerfs. Par là l'élève comprendra comment il se fait que des tissus tels que des ligaments, les fascia, les capsules articulaires dont l'organisation est beaucoup moins parfaite que celle de la peau et des membranes muqueuses, sont, de même que ces dernières, si intimement liées pathologiquement à l'état général de l'individu; il ne sera pas surpris de voir un désordre des fonctions digestives produire une attaque de rhumatisme ou de goutte; ces dernières affections se transporter sur un organe doué d'une grande vitalité (ce qui constitue les métastases des anciens auteurs), et devenir ainsi rapiment fatales; le froid, l'humidité, un changement dans l'état électrique de l'atmosphère, agir avec vigueur, augmenter l'intensité des symptômes morbides, alors même que les sens ordinaires du sujet ne lui ont point fait percevoir ces modifications atmosphériques; il ne sera pas surpris, enfin, d'entendre appeler avec assez de justesse, un rhumatisant, un baromètre vivant.

Le rhumatisme étant, comme on le dit, l'inflammation du tissu fibreux, on est porté à supposer que cette affection présente dans sa nature quelque chose de particulier, qu'elle diffère de l'inflammation des autres parties. Si l'on considère cependant que c'est la même inflammation, que c'est la même lésion des nerfs et des vaisseaux sanguins, que les symptômes sont seulement modifiés par la nature même des tissus agrégés que la phlogose a envahis, les mêmes principes qui ont servi précédemment de base au traitement de l'inflammation en général, devront, ce me semble, s'appliquer aussi au traitement du rhumatisme. Ce n'est pas sur un nom particulier donné à une maladie que la pratique doit se guider, mais bien sur la cause prochaine de l'affection à laquelle on a affaire. Combien de maladies, désignées par le même mot, sont combattues par des moyens différents, et d'après des principes qui, par un examen superficiel, peuvent paraître, de prime abord, contraires et opposés!

L'on observe quelquefois certaines formes de rhumatisme chronique qu'il est extrêmement difficile, sinon impossible, de distinguer de la névralgie, tant est grande la connexion qui existe entre les nerfs et l'affection rhumatismale. Je crois même que tout rhumatisme commence par une lésion des nerfs de la partie. A cela, il est vrai, on peut objecter que dans le rhumatisme *aigu*, les autres tissus sont rouges et tuméfiés; mais je répondrai alors que l'inflammation commence par un désordre fonctionnel, sinon par une altération physique des nerfs, et que ce désordre ou cette altération se propagent, par l'intermédiaire du tissu nerveux qui se répand partout, à la peau, aux muscles, aux gaînes des tendons, au péricarde, etc. De cette manière s'expliquent, et les phénomènes dont nous parlons, et l'utilité des moyens thérapeutiques que l'on met en usage : quelques cas sont susceptibles de guérison par les toniques, tandis que la plupart sont amendés, à toutes les périodes, par les narcotiques; les uns requièrent impérieusement les émissions sanguines ; dans d'autres, celles-ci seraient pernicieuses ; et c'est pour cette dernière raison que les émissions sanguines étaient, à Édimbourg, entièrement tombées en désuétude à l'époque où je visitai les hôpitaux de cette ville ; à un tel point même que les malades présentant un gonflement considérable des poignets et des articulations tibio-tarsiennes, ainsi que de la difficulté de respirer, n'étaient point saignés, parce que les émissions sanguines rendent *quelquefois* la convalescence très-longue. Toute ma vie, j'ai vu des hommes obéir servilement à une routine inconcevable; l'un saigne toujours dans le rhumatisme aigu, l'autre, jamais ou presque jamais ; celui-ci administre les émétiques et le quinquina, celui-là le mercure ; un troisième le colchique, etc. ; l'un trouve que la digitale est avantageuse ; l'autre est très-étonné d'entendre émettre cette opinion. Après tout ce que j'ai dit sur l'inflammation en général, le lecteur comprendra pourquoi et dans quelles circonstances chacun de ces remèdes convient particulièrement; pourquoi, par exemple, la digitale procure plus sûrement du sommeil que l'opium, lorsque le cerveau est le siége d'une pléthore; pourquoi, d'une autre part, le vin et d'autres produits de la fermentation procureront du sommeil mieux que l'opium lui-même, lorsque la masse cérébrale se trouve dans un état d'inanition.

Que les praticiens expérimentés qui liront ces lignes me permettent de donner à mes jeunes confrères quelques conseils qui puissent les guider dans leur pratique.

Ne négligez pas de saigner dans le rhumatisme aigu, si, le sujet étant pléthorique, vous observez dans quelque partie externe de la rougeur et de la sensibilité accompagnées de difficulté de respirer, ce qui indique une prédisposition à la péricardite, ou s'il existe des symptômes de méningite.

Sauf les cas où l'émétique et d'autres modes de traitement ont échoué, ne saignez pas dans le rhumatisme aigu, lorsqu'il n'existe *seulement* que de la douleur et du gonflement *externes,* et lorsque le malade ne présente pas une forte constitution, car il serait à craindre que vous n'eussiez une *convalescence très-longue.* Mais, d'un autre côté, craignez toujours l'inflammation des organes internes, ou autrement dit la « métastase » : car il pourrait arriver non-seulement que vous n'obtinssiez *aucune convalescence*, mais encore que le malade succombât faute d'émissions sanguines convenables. S'il survient une péricardite intense, ou bien votre malade sera enlevé rapidement, ainsi que je l'ai observé, par la négligence des émissions sanguines ; ou bien il marchera lentement au tombeau, par suite d'adhérences du cœur, de dilatation de cet organe, et d'hydropisie. Les collections d'anatomie pathologique nous fournissent de nombreux exemples de cette fatale terminaison.

Ne négligez jamais, dans le rhumatisme aigu, d'exa-

miner la poitrine, et d'interroger le malade de ce côté-
là; car, presque toujours, les malades, atteints même
d'une grave affection des poumons ou du cœur, ne s'en
plaindront point, toute leur attention étant dirigée vers
les vives douleurs qu'ils ressentent dans les membres
et dans les muscles du tronc. L'on a voulu convaincre
tous les médecins que, dans la fièvre rhumatismale, le
cœur participe toujours à la maladie; et cependant,
l'on ne parle de « métastase » vers le cœur que lorsque
cet organe a manifesté des symptômes d'une lésion sérieuse. C'est par les particularités que présente le pouls
dans la fièvre rhumatismale, que se dévoile l'état de
l'organe. Le cœur est irrité sympathiquement comme
dans les autres maladies aiguës : de là la fréquence du
pouls; mais étant lui-même atteint d'un rhumatisme
de son tissu fibreux, son action est affaiblie, d'où il résulte qu'il ne se vide pas, et qu'il rend le pouls plein
et mou, — plein, parce que l'artère contient beaucoup de sang; mou, parce que le cœur n'agit pas avec
énergie.

Dans presque tous les cas de rhumatisme, les opiacés sont utiles, par cela surtout qu'ils procurent du
sommeil, et que le sommeil agit avec efficacité sur le
système nerveux; par leur influence sur les nerfs, les
toniques sont, ainsi que je l'ai déjà dit, bienfaisants;
les émétiques agissent favorablement comme sédatifs,
en diminuant la *vis a tergo* sans débiliter; enfin l'antimoine, le colchique, prescrits à petites doses de manière à produire des nausées, sont encore avantageux
pour calmer les parties externes enflammées, vers lesquelles ces agents sont portés par la circulation. L'absorption par la méthode endermique, de la vératrine et

d'autres alcaloïdes semblables, présente la même efficacité que l'usage du colchique à l'intérieur.

En rapportant aux nerfs l'inflammation rhumatismale, je n'ai fait que généraliser l'opinion de quelques
médecins qui donnent à certaines espèces de cette affection, le nom de névralgie. La cause excitante du rhumatisme est ordinairement le froid et l'humidité réunis ; le froid intense produit rarement le rhumatisme
si l'atmosphère est sèche ; mais si, par suite d'une transpiration préalable, la peau ou les vêtements sont humides, le froid vif et sec donne souvent naissance à l'affection rhumatismale. L'air froid et brumeux, une pluie
froide, produisent les mêmes effets sans que la peau ait
été préalablement humectée par la transpiration. L'humidité semble exercer une influence particulière sur
l'état électrique des nerfs ; mais si les parties sont chaudes, cet effet est annihilé ; en d'autres termes, le froid
et l'humidité réunis sont des sédatifs nuisibles ; tout
médecin a observé ce que j'avance ici. Les tissus plus
mous et plus vasculaires que le tissu fibreux, dont la
densité est considérable, ne se contractent pas, ne se
resserrent pas si facilement au même degré pernicieux
que ce dernier ; c'est ce qui fait que le tissu fibreux
souffre le premier sous l'influence sédative de l'humidité et du froid.

L'érysipèle commence aussi dans les nerfs. L'air froid
ne le produit qu'autant que la partie a été préalablement chaude et humide. Telle est la cause la plus commune des légers érysipèles de la face et du pavillon de
l'oreille, désignés vulgairement sous le nom de *coups
d'air*. La partie qui doit devenir le siége d'un érysipèle,

est douloureuse longtemps avant de présenter quelque
rougeur (1); cette affection commence, en effet, par une
lésion des nerfs. Tous les médecins savent encore que,
dans l'herpes zoster, la rougeur de la peau est précédée
d'une vive douleur.

Si l'inflammation, a-t-on dit, est le résultat de l'action du froid et de l'humidité, cette circonstance doit
être attribuée à la *suppression* de la transpiration, et
ceux qui partagent cette opinion font remarquer que,
dans tous les cas, on s'est assuré que la perspiration
avait précédé la lésion. Mais, ainsi que je viens de le
dire, la perspiration agit seulement conjointement avec
le froid. Remarquons ici que les miasmes qui, dans la
fièvre intermittente, exercent une influence pernicieuse
sur le système nerveux, engendrent aussi, de l'aveu de
presque tous les médecins, le rhumatisme, affection qui,
par ses phénomènes, par sa cause, et par la forme in-

(1) J'ai observé, il y a quelque temps, un exemple intéressant de ce
fait. Je fus appelé pour voir un jeune homme atteint au bras d'une inflammation superficielle qui, disait-on, avait été produite par un liniment, et que je reconnus pour être un cas de cette espèce d'érysipèle
nommée ceinture de Vénus (herpes zoster), lorsqu'elle siége à la ceinture.
Cette inflammation n'avait certainement point été produite par le liniment, puisque celui-ci ne contenait que des substances douces, savon-
neuses; mais ce qu'il y a d'intéressant ici, c'est que la douleur très-vive
qui précéda l'affection érysipélateuse, et qui commença le lundi, fut prise
pour un rhumatisme, et que le membre fut frictionné; enfin, la rougeur n'apparut que le mercredi, époque à laquelle on attribua tous les
accidents au liniment. J'ai vu encore attribuer un érysipèle à des sangsues qui avaient été appliquées aux tempes pour des douleurs et des
« pesanteurs » de tête; mais chez quelques individus qui ont la peau
très-irritable, la morsure d'une sangsue, la piqûre d'une aiguille, etc.,
peuvent produire, surtout si la partie du tégument, qui est le siége de
cette légère lésion, est relâchée, un certain degré d'inflammation éry-
thémateuse, mais non un véritable érysipèle.

20

termittente qu'elle revêt souvent (1), ressemble à la
fièvre intermittente, tandis que, de plus, ces deux maladies sont combattues l'une et l'autre avec succès, par
le, traitement d'Haygarth, c'est-à-dire par les émétiques suivis de l'administration du quinquina, et en revenant aux émétiques, si les symptômes sont tenaces.
Mais, me dira-t-on, c'est dans les climats chauds que
sévissent les miasmes. Soit; mais observez combien les
Italiens et les peuples natifs des pays chauds, sont attentifs à éviter l'air froid. Leurs nuits sont souvent excessivement froides, et l'air délétère, tandis que chez
nous il n'en est point ainsi. Le froid et les miasmes
agissent d'une manière sédative d'autant plus pernicieuse qu'ils agissent simultanément. La pleurésie-et la
péritonite se développent de cette manière, et la pleurésie, aussi bien que la péricardite, ne sont pas aussi
souvent qu'on le pense, le résultat d'une « métastase, »
mais bien une inflammation concomitante du rhumatisme.

Enfin, d'une autre part, il est nécessaire d'être sans
cesse sur ses gardes ; car il est des cas de névralgie
(névrite) apparente qui ne sont que des exemples d'inflammation chronique des membranes séreuses, et que
j'ai guéris par les émissions sanguines et le traitement
antiphlogistique, comme s'ils dataient d'un jour seulement, et quoiqu'ils existassent depuis plusieurs mois.
Dans les cas que j'ai observés, l'inflammation siégeait dans les méninges cérébrales, dans la plèvre ou
dans le péricarde. Comment distinguer cette inflam-

(1) L'ouvrage de Mac-Culloch sur ce sujet (*Essays on remittent and
intermittent Diseases,* 1828) est très-intéressant et très-instructif.

mation d'une névralgie ? Par la pyrexie obscure qui accompagne la première , par le défaut d'appétit , par la fréquence du pouls, et généralement par un mauvais sommeil (p. 284, note 2).

Je vais encore soumettre ici au lecteur quelques exemples de l'application des principes qui doivent le diriger dans l'emploi des agents-thérapeutiques.

Il serait difficile, sans ce que j'ai dit sur le delirium tremens (p. 248 et seq.), de comprendre comment, dans quelques cas, les agents narcotiques ou hypnotiques échouent à procurer du sommeil; comment la digitale, qui est sédative, agit comme soporifique dans les cas où elle est indiquée, et alors que l'opium lui-même n'aurait point cette propriété (p. 139, 234); comment, enfin, les stimulants amènent parfois le sommeil.

Ainsi, par exemple, dans un cas de rhumatisme subaigu (sciatique intense et récente) s'étendant le long de la jambe, et qui était accompagné de douleur à la pression, l'emploi, *secundum artem*, du colchique, du calomel, et la diète n'amenèrent aucun soulagement, la morphine ne procura point de repos, et cependant, vingt-quatre heures avant que je fusse consulté, le malade avait pris cinq centigr. d'hydrochlorate de morphine (ce qui équivaut à quinze, sinon à vingt centigr. d'opium). Je trouvai le pouls fréquent, mais d'une force à peu près normale; les fauces étaient relâchées, les tonsilles tuméfiées et pourprées, ce qui indiquait une constitution débilitée. Je remplaçai les médicaments qui avaient été administrés avant moi, par le quinquina et par un peu de vin aux repas, et au lieu de morphine, je prescrivis une demi-pinte de bonne ale au moment du coucher. Le malade dormit bien; le lendemain matin, les tonsilles présentèrent une couleur normale, c'est-à-dire une teinte artérielle, et elles étaient moins tuméfiées ; sous l'influence de ce changement de traitement, les douleurs rhumatismales étaient, au bout de trente heures, bien moins vives. C'est dans des cas semblables que triomphent surtout des principes bien établis et bien compris : le rhumatisme et le mal de gorge sont des maladies inflammatoires, et comme telles on leur oppose les moyens antiphlogistiques et la morphine ; mais dans le cas précédent ces états inflammatoires étaient accompagnés de débilité, et alors les stimulants devinrent *antiphlogistiques*, et procurèrent du sommeil (p. 190, note, et p. 138). L'on me dira, peut-être, que dans l'observation que je viens de rapporter, j'avais affaire à un rhumatisme du nerf sciatique, susceptible de guérison par la méthode d'Haygarth, par le quinquina. Soit ; mais il n'en est pas moins vrai que la douleur, excitée par la pression et les mouvements, la fréquence du pouls, l'insomnie, le mal de gorge d'une date récente, indiquaient que le cas était inflammatoire, et auraient fait rejeter le mode de traitement que j'adoptai cependant (et que me suggérèrent *à priori* les principes que j'ai émis dans cet ouvrage), parce que le pouls n'était point dur, la langue nullement saburralc et que la peau n'était point sèche. J'espère que les élèves apprendront à prescrire d'après des principes, et à ne point appliquer empiriquement tel ou tel médicament, en grande faveur pour le moment, à telle ou telle maladie. Si les maladies se prêtaient ainsi à ces formules thérapeutiques écrites d'avance, la pratique de la médecine serait aussi facile que le pensent quelques jeunes gens, si l'on en juge par le peu d'ardeur qu'ils mettent à profiter des occasions de s'instruire dans les hôpitaux, mais qu'ils regrettent amèrement plus tard, lorsqu'ils s'exposent aux responsabilités de la pratique.

J'opposerai à l'observation précédente un cas dans lequel le même traitement tonique par le quinquina fut précédé de l'administration d'un sédatif.

Un de mes amis, et en même temps mon élève, vint me chercher pour voir son enfant qui lui inspirait de grandes inquiétudes ; le petit malade était tombé dans un épuisement considérable sous l'influence d'une tumeur volumineuse, en pleine suppuration, de la glande sous-maxillaire, et qui avait donné naissance à une inflammation érysipélateuse, s'étendant jusqu'à la face. Des sangsues, appliquées la veille, n'avaient point arrêté, ou plutôt avaient aggravé la maladie, en augmentant la débilité, et l'inflammation s'étendait de plus en plus. Dans ce cas, les toniques étaient absolument nécessaires pour donner de la force aux artères capillaires (pour augmenter leur contractilité); mais ces agents agissent trop lentement pour que nous ayons pu ici compter sur eux (p. 123 et seq. ; p. 138 et seq.), et pour arrêter l'érysipèle dans sa marche. C'est pourquoi je prescrivis un émétique et recommandai au père de l'enfant d'observer la diminution de l'étendue de l'inflammation qui résulterait de l'action de ce médicament. L'émétique arrêta l'inflammation, sans débiliter; les toniques que j'administrai ensuite et une bonne nourriture en prévinrent la récidive, et il ne resta plus que la tumeur qui suppurait avant que je visse le petit malade. Je prescrivis aussi le calomel, non pas comme purgatif, puisque l'enfant avait été bien purgé précédemment, mais comme tonique et pour agir sur les capillaires.

L'on me demandera peut-être pourquoi j'établis une
distinction entre ces deux cas, et pourquoi je prescrivis
dans l'un un stimulant, dans l'autre un sédatif. Le
premier malade était atteint d'une névralgie du nerf
sciatique qu'il n'y avait pas à craindre d'aggraver en
augmentant la force du cœur, surtout si l'on pouvait
procurer du sommeil. Le second cas, au contraire, présentait, non pas une névralgie, mais bien une inflammation — un relâchement des capillaires — qu'aurait
augmenté la *vis a tergo*, et qui se modifia avantageusement sous l'influence du ralentissement du pouls au
moyen d'un sédatif (émétique). Cette dernière observation démontre la grande valeur de l'émétique dans les
cas où les émissions sanguines seraient indiquées si
elles pouvaient être supportées; et combien les éné-
tiques aident puissamment les émissions sanguines
là où celles-ci seraient insuffisantes sans ces agents
thérapeutiques.

Le traitement de l'érysipèle se résume dans ces deux
mots — émétiques et toniques. Le tartre stibié arrêtera
l'inflammation qui n'est le résultat que d'une débilité
générale ; les sangsues ou la phlébotomie seront, il est
vrai, avantageuses pour le moment, mais une déplétion
active augmentera la tendance de la maladie à récidiver,
ainsi que nous l'apprend l'expérience. Les toniques, y
compris le calomel, feront disparaître cette prédisposition aux rechutes, et ce dernier médicament aura
encore pour résultat, à cause de son action tonique sur
le foie, d'exciter les digestions, et, par conséquent, de
fortifier le malade. Les praticiens savent très-bien qu'il
est dans la nature de l'érysipèle de reparaître périodi-

quement, comme la goutte, ou même plus fréquemment, et de miner ainsi la constitution. Je puis assurer par l'expérience, que le plan curatif que je viens de leur soumettre, suivi avec persévérance et modifié selon les circonstances, déracinera complétement cette affection.

Prenez garde, je le répète encore ici, d'être trompé par les symptômes qui se développent pendant l'administration d'un agent thérapeutique (d'un tonique, par exemple), et de les attribuer au médicament qui en est entièrement innocent. L'on observe fréquemment après l'administration d'un purgatif pour combattre de mauvaises digestions et des aigreurs, que la chaleur du corps est même plus vive qu'avant le soulagement des intestins ; ce phénomène est dû simplement à l'écoulement de la matière âcre qui se trouve dans les intestins, et est analogue à la chaleur que produisent ces aigreurs chez les enfants, et dont ceux-ci se soulagent communément eux-mêmes en se faisant vomir. Dans quelques cas de débilité, et surtout dans la convalescence des maladies aiguës, telles que la rougeole, la scarlatine, etc., la quinine ou d'autres toniques sont absolumeut nécessaires pour prévenir un état strumeux; mais comme dans ces cas, et par suite de la faiblesse des organes digestifs, la peau est constamment chaude, il faut toute la confiance que donne l'expérience pratique pour persévérer dans l'usage du tonique (qui, pour quelques médecins, est « échauffant »), lequel donnera de la forco au tube intestinal et préviendra le retour de la chaleur (1).

_____

(1) Je demande bien pardon au lecteur; mais je me vois forcé de lui présenter encore ici un autre exemple des erreurs auxquelles peut

Une déposition anormale d'un fluide aqueux (séreux) par les vaisseaux capillaires dans la cavité des membranes séreuses et dans le tissu cellulaire, qui, à l'état normal, sont seulement humectés et lubréfiés, constitue l'HYDROPISIE dont nous allons étudier ici la nature. L'hydropisie est le résultat d'une inflammation (« leucophlegmasie ») ou d'une congestion (p. 52); que cette hydropisie soit aiguë ou chronique, la cause prochaine

conduire une pratique empirique, si commune aujourd'hui. Il y a plusieurs années, un de mes élèves, qui venait de quitter les bancs de l'école et qui allait bientôt se lancer dans la pratique, me fit appeler en me priant d'examiner sa poitrine avec le stéthoscope. Soumis à de violentes et continuelles palpitations, il s'imaginait avoir une hypertrophie du cœur. L'ayant interrogé, j'appris qu'il souffrait après chaque repas sans éprouver d'aigreurs, cependant, et que ses intestins étaient paresseux, la sécrétion biliaire se faisant comme à l'état normal. — « Vos examens vous ont occasionné de vives inquiétudes, lui dis-je, et vous vous êtes mal nourri. — Je le crus d'abord, me répondit-il ; mais ayant *tout* essayé, n'ayant abusé de rien, m'étant privé de toute espèce de liqueur, je finis par craindre une hypertrophie. » Pour prescription je dis à ce jeune homme : « Rentrez chez vous, buvez, mangez, prenez trois fois par jour un verre de vin ferrugineux, et n'ayez recours à aucun purgatif; lorsque vous reviendrez me voir dans huit jours, j'examinerai votre poitrine. » Il revint en effet au jour indiqué, me disant qu'il se trouvait parfaitement bien, et se mit à rire lorsque je lui demandai s'il fallait examiner son cœur.

Voici maintenant l'empirisme. Trois ans après, le même jeune homme vint me consulter pour un de ses malades qui « présentait exactement les mêmes symptômes que ceux qu'il avait éprouvés lui-même, mais chez lequel le vin ferrugineux n'avait produit aucun bienfait. »—Vous ne m'avez pas indiqué le sexe de votre malade? lui demandai-je. — C'est une jeune dame. — Est-elle pâle? — Bien au contraire, etc. — Avez-vous donc oublié nos leçons cliniques? —Ah, je le vois, vous allez ordonner un drachme de cubèbe trois fois par jour, et un grain de calomel deux fois par semaine.— Certainement, lui répondis-je.

Au bout d'un mois, il vint m'apprendre que, sous l'influence de cette médication, l'action du cœur était devenue aussi « régulière que celle d'un pendule. »

est toujours la même, c'est-à-dire qu'elle consiste dans une faiblesse des capillaires, lesquels, par conséquent, cèdent, et se laissent distendre.

Je ne puis admettre l'opinion de certains auteurs qui veulent que la congestion n'existe que dans les veines, et qu'elle diffère de l'inflammation par cela que sa cause est mécanique. Une obstruction mécanique, siégeant dans un point du cercle parcouru par le sang, déterminera, il est vrai, une congestion, aussi sûrement qu'un obstacle arrêtera le cours d'une rivière; mais, parmi les causes de l'hydropisie, il en est qui n'agissent point d'une manière mécanique, et il est des causes mécaniques persistant pendant un long espace de temps, sans qu'il en résulte pour cela une hydropisie; ce n'est, en effet, que lorsque les capillaires eux-mêmes sont congestionnés par suite du relâchement, que la perte de l'influence nerveuse leur a fait subir, que commence à s'effectuer l'épanchement hydropique qui survient souvent sans qu'il n'existe aucune cause mécanique. Je citerai pour exemples l'anasarque aiguë produite par le froid, laquelle est inflammatoire, ainsi que son nom l'indique, et qui, de même que l'hydrothorax *aigu* (improprement appelé quelquefois empyème), consécutif à une pleurésie, attaque souvent des sujets très-robustes; ou bien encore, l'anasarque chronique, l'hydrothorax *chronique*, etc., consécutifs à une affection chronique de l'utérus et d'autres organes, tant chez les jeunes sujets que chez les personnes avancées en âge, ou même à une fracture comminutive d'un membre.

Je soutiens que le relâchement des capillaires suffit pour expliquer les phénomènes de l'hydropisie; et de même que je nie dans l'inflammation un surcroît d'ac-

tivité artérielle, de même je nie qu'il soit nécessaire
d'attribuer, ainsi que l'ont fait plusieurs pathologistes,
l'hydropisie à une diminution d'action des absorbants ;
selon moi, les absorbants agissent toujours d'une manière uniforme, et il n'est pas nécessaire de recourir à
une modification de l'absorption pour expliquer, soit le
développement, soit la disparition d'un épanchement
hydropique. Admettant ainsi que les absorbants agissent
d'une manière uniforme, c'est-à-dire, qu'ils recueillent
et enlèvent les matériaux qui leur sont présentés, il est
évident que, dans les cas où une trop grande quantité
de fluide a été versée, les absorbants n'auront plus le
pouvoir de l'enlever assez promptement ; mais si nous
agissons sur les capillaires, de manière à suspendre
leurs exhalations, les absorbants, qui n'en continuent
pas moins d'agir, enlèveront graduellement le surplus
du fluide épanché. Or, nous pouvons restreindre l'exhalation effectuée par les capillaires, de deux manières :
soit en resserrant ces vaisseaux, soit en diminuant la
quantité du fluide qu'ils reçoivent, tandis que les absorbants échappent à toute espèce de moyen propre à
modifier *directement* leur action (1). C'est pourquoi je

---

(1) Le seul moyen, quoique *indirect* encore, par lequel nous puissions indubitablement modifier l'action des absorbants, nous est indiqué par les phénomènes qui se passent dans une célèbre expérience, et
qui consiste à introduire, au moyen d'une incision ou d'une injection,
une substance vénéneuse dans le tissu cellulaire, dans les sacs séreux,
ou même dans l'estomac d'un animal. L'on a constaté que la rapidité
avec laquelle le poison est absorbé et manifeste son action est modifiée
par l'augmentation ou par la diminution de l'état pléthorique de l'animal ; qu'une saignée, pratiquée chez ce dernier avant l'administration
du poison, hâte l'action de la substance vénéneuse, et qu'une injection
d'eau chaude (36° c.) dans les veines de ce même animal, placé dans

crois que les *médicaments* qui, *dit-on*, *activent l'action des absorbants*, agissent sur les vaisseaux *capillaires*, de manière à réprimer leurs dépositions, et que telle est la véritable explication de la disparition de ces intumescences hydropiques sous l'influence du mercure et d'autres médicaments, qui tantôt changent le mode d'action des capillaires, de manière à arrêter leurs dé-

des circonstances semblables, retarde cette action. La manifestation plus rapide du poison est due à l'accélération de l'absorption. A cela l'on objectera peut-être que par la déplétion l'animal est affaibli, et que par conséquent une plus petite quantité de substance vénéneuse suffit pour produire des effets pernicieux. Mais cette explication s'applique difficilement à ce fait très-connu, savoir : que chez des sujets exempts de toute espèce de maladie, mais qui se sont fait saigner, quoiqu'ils fussent en bonne santé, et par pure précaution (méthode qui était en vogue autrefois), l'absorption du chyle s'effectue avec une telle vigueur que la pléthore s'accroît dans la même proportion, et que la graisse s'accumule dans la plupart des organes. Il paraît certain que la fonction de l'absorption, ou, si l'on veut, ce phénomène, appelé endosmose par les physiciens, et qui joue un si grand rôle dans le corps vivant, est modifié, suivant les lois physiques, par la nature et par la quantité du fluide contenu dans le système des tubes hydrauliques — artères, capillaires et veines, — c'est-à-dire que la diminution de ce fluide précipite nécessairement le courant dans les absorbants, ou, en d'autres termes, hâte l'absorption. Cet accroissement de l'activité des absorbants, par la déplétion des vaisseaux sanguins, est encore un exemple de l'admirable prévoyance de la nature. Quelle sage précaution pour réparer promptement les pertes que subissent les parties fluides de la machine !

La connaissance de ces faits nous suggère l'utilité immédiate des moyens déplétifs (phlébotomie, antimoniaux, purgatifs, coloquinte, etc.), même dans les hydropisies qui ne sont pas sensiblement inflammatoires ; par là s'explique encore l'efficacité des moyens déplétifs combinés aux toniques, et pourquoi, dans les cas d'empoisonnement chez l'homme, il ne faut avoir recours à la déplétion, pour combattre l'inflammation des viscères, qu'autant que l'estomac a été débarrassé de toute la substance vénéneuse.

positions, tantôt comme la coloquinte (1), par exemple,
diminuent actuellement, en provoquant des évacuations, la quantité des matériaux fournis par les artères
aux exhalants, tandis qu'en même temps les évacuations
hâtent le courant dans les absorbants.

Le plus souvent l'hydropisie n'est pas une maladie
primitive, mais bien un symptôme, — un état de débilité du système nerveux, et par conséquent des capillaires, amené par une affection de quelque organe, et
aggravé, comme dans les cas de maladie organique du
cœur, du foie, des poumons, etc., par l'obstruction
mécanique de la circulation. Les épanchements partiels
et subits qui se développent quelquefois à la suite de

(1) La crainte qu'ont plusieurs médecins d'employer la coloquinte
est vraiment surprenante ; ce médicament agit avec vigueur, mais non
pas avec violence, ainsi qu'on le croit souvent, *s'il est administré judi-
cieusement*. Le larmoiement excité par une lésion actuelle, par la présence dans l'œil d'un grain de sable, ou par toute autre cause d'inflammation de cet organe, n'est-il pas, je le demande, très-différent du
larmoiement provoqué par l'action à distance du jus d'oignon ? L'analogie est parfaite entre le mode d'action de ce dernier excitant et de la
coloquinte : la coloquinte excite dans les vaisseaux exhalants un larmoiement, pour ainsi dire, qui a pour résultat d'accélérer l'élimination
du fluide hydropique, sans que la membrane muqueuse intestinale
éprouve la plus légère lésion. Celui qui craint de mettre en usage la coloquinte pour soulager un malade hydropique, dont la respiration est
oppressée, etc., ressemble assez bien à une personne qui s'imaginerait
qu'un navire qui fait eau ne peut supporter le jeu des pompes propres
à enlever le liquide contenu dans la cale. Plusieurs de nos confrères,
entre les mains desquels tombera cet ouvrage, ont vu bien certainement la coloquinte sauver plus d'un malade. C'est surtout dans les hydropisies que ce médicament est approprié, et non pas dans les cas où
les purgatifs sont seuls indiqués ; en effet, *si, après la disparition de
l'hydropisie, l'on continue l'usage de la coloquinte pendant autant de
temps qu'on le ferait avec un purgatif, elle finira par nuire au malade,
qui tout à l'heure vient d'en éprouver les meilleurs effets.*

l'inflammation d'une membrane séreuse, et qui constituent l'empyème de Laënnec (1) (qu'il faut bien distinguer de l'empyème de Cullen) lorsqu'ils siégent dans les plèvres, devraient être désignés plutôt sous le nom d'épanchements que sous celui d'hydropisies.

L'hydropisie peut être amenée par une maladie longtemps prolongée qui, par la sensibilité morbide ou la fièvre lente dont elle est accompagnée, dépouille de leur énergie nerveuse les organes sécrétoires, tels que les reins, la peau et les intestins, mais surtout les reins et la peau. Ces organes, cessant de sécréter, le fluide superflu s'écoule doucement des capillaires, qui sont non-seulement surchargés, mais encore affaiblis par suite de l'altération du système nerveux. Or, si l'on ne rétablit pas l'énergie nerveuse, de manière à suspendre l'exsudation, en donnant du ton aux capillaires, c'est en vain que l'on aura recours à la paracentèse, aux diurétiques et aux cathartiques, tels que la coloquinte, pour évacuer le fluide superflu, car celui-ci s'accumulera bientôt de nouveau.

(1) Je saisis cette occasion qui se présente pour reconnaître toutes les obligations que nous devons à Laënnec : tout homme qui (comme moi) a exercé la médecine pendant quelques années avant l'introduction de l'auscultation, et qui a éprouvé toutes les difficultés que présentait alors le diagnostic des maladies du cœur et des poumons, peut juger des bienfaits qu'ont rendus les signes stéthoscopiques, en nous permettant de distinguer la variété de ces affections. Comparées à celles que nous possédons maintenant sur les maladies des viscères thoraciques, nos connaissances étaient, il y a vingt cinq ans, entourées d'un nuage épais. Il est bien peu généreux de vouloir détracter les travaux de Laënnec, en disant qu'il a peu fait pour le traitement : il nous a donné les moyens de distinguer les maladies entre elles ; c'est de notre habileté que dépend maintenant l'emploi judicieux des moyens que nous avons à notre disposition. Quant aux objections que l'on peut faire à l'auscultation, je répondrai que je ne connais aucun médecin qui, après l'avoir bien comprise, ne se félicite pas d'avoir su en profiter.

L'hydropisie ne doit donc point être traitée comme une maladie isolée ; je ne vois qu'une seule exception à cette règle ; c'est lorsque, pour nous opposer à ce que le malade soit accablé sous le poids du fluide contenu dans les cavités, nous sommes obligés de faire tous nos efforts pour l'en débarrasser, soit en pratiquant la ponction, soit en excitant des évacuations abondantes, au moyen des purgatifs ou des diurétiques hydragogues et d'autres médicaments.

Lorsqu'un malade vient nous consulter pour une intumescence hydropique, tous nos efforts doivent tendre à guérir la maladie qui a produit l'hydropisie, puisque celle-ci n'est qu'un symptôme.

Quelquefois, cependant, la maladie primitive et l'hydropisie sont guéries en même temps, et en ne combattant qu'un seul symptôme. Je donnerai pour exemple l'hydropisie consécutive à une affection inflammatoire des poumons, du péricarde ou du cœur, dans laquelle, outre les émissions sanguines, l'on emploie simultanément la scille et la digitale comme diurétiques, et les purgatifs pour évacuer le fluide par les reins et les intestins. Ici, bien que l'on dirige toute son attention vers le symptôme hydropique, le traitement est applicable à l'affection locale, et dans ces cas, les deux maladies, primitive et consécutive, sont souvent guéries simultanément. En se rappelant que quelques hydropisies ont leur origine dans une inflammation locale, l'on comprendra comment, dans plusieurs cas, les émissions sanguines aident beaucoup à la guérison ; l'on se rendra compte aussi des avantages que présentent les saignées mises en usage dans le simple but de diminuer la force d'injection du cœur, alors que l'équilibre qui existe

entre le cœur, et les capillaires est rompu ; ainsi ,
par exemple., lorsque ; par suite d'une congestion des
reins, les diurétiques ordinaires échouent, la phlébotomie devient souvent le plus puissant diurétique ,
de même que nous l'avons vue quelquefois agir d'une
manière efficace , conjointement avec les cathartiques.

D'une autre part, dans les hydropisies qui attaquent
des constitutions affaiblies, aussi bien que dans les inflammations accompagnées d'une débilité des forces vitales, l'on comprendra, en se rappelant que c'est l'influence nerveuse qui donne aux capillaires leur force
et leurs propriétés contractiles, et leur permet ainsi de
résister à la force de distension du cœur, l'on comprendra, dis-je, comment les toniques, et, dans quelques
cas, les stimulants (puisque le vin agit parfois comme
tonique — p. 138) excitent la contractilité des capillaires, et restreignent l'épanchement, alors que les évacuations seraient pernicieuses pour le malade. De même
que l'inflammation, l'hydropisie est donc guérie par des
modes de traitement opposés, suivant l'état de la constitution du sujet.

Une source féconde d'hydropisie, c'est une maladie
du cœur, — une altération organique, l'hypertrophie
surtout, l'insuffisance des valvules, ou le rétrécissement
des orifices que ces voiles membraneux servent à bou-
cher : l'obstruction ou la régurgitation que cause l'affection des valvules, amènent une congestion pulmonaire, et, par conséquent, un défaut d'artérialisation du
sang, ainsi qu'une congestion cérébrale, et diminuent
l'influence nerveuse, d'où résultent une congestion capillaire (indiquée par la dyspnée, par la lividité des lè-

vres, etc.), une tendance au coma, la diminution des
sécrétions, des épanchements hydropiques.

Dans les cas où il existe une altération organique
qu'il n'est pas en notre pouvoir de faire disparaître, il
nous faut être attentifs à ne point employer un traitement trop actif; car, bien que les déplétions soient
nécessaires, les indications consistent aussi à maintenir
les forces du malade. Tout ce qui augmente l'action du
cœur, diminue, en ajoutant à la congestion, les forces
vitales; de sorte qu'il faut ici toute l'habileté d'un
praticien expérimenté pour conserver l'équilibre entre le cœur et les capillaires. La digitale, l'acide hydrocyanique, etc. (p. 150), restreindront l'activité du
cœur, tandis que les forces générales seront maintenues
dans leurs conditions normales, par les agents toniques
qui ne stimulent point et qui permettent en même
temps au médecin de faire usage des évacuants et des
sédatifs, parfois nécessaires.

C'est ici le lieu d'étudier un autre symptôme — l'hémorrhagie des membranes muqueuses que l'on observe,
ainsi que le purpura et le purpura hemorrhagica, dans
les mêmes circonstances que l'hydropisie (1), c'est-à-dire
que par suite d'une atonie ou d'une pléthore excessive
(comme dans l'épistaxis), les exhalants exsudent du

_____

(1) Les « hémorrhagies » forment, dans les systèmes de quelques nosologistes, une classe distincte de maladies. Je me suis efforcé de faire
connaître à l'élève leur véritable nature, et de l'aider, tant sous le rapport du diagnostic que sous celui du traitement. De même que les hydropisies, les hémorrhagies ne sont que des symptômes d'une affection
organique ayant pour siége, tantôt la partie d'où s'écoule le sang, tantôt d'autres organes plus ou moins éloignés.

sang au lieu de fluide aqueux; les capillaires exhalants
des membranes séreuses elles-mêmes laissent quelquefois échapper du sang que l'on trouve mêlé avec la lymphe, soit lorsqu'on vient à pratiquer la paracentèse,
pendant la vie, soit à l'autopsie cadavérique. J'en ai dit
assez pour faire comprendre comment il peut se faire
que les exhalants deviennent le siége d'une débilité
assez considérable pour qu'ils laissent exsuder du sang.
L'on a dit, et plusieurs médecins pensent encore, que
l'hématémèse, l'hémoptysie, l'écoulement de sang par
les selles, sont le résultat de la rupture d'un vaisseau
sanguin; il en est quelquefois ainsi; mais, selon moi, la
source la plus commune de l'écoulement de sang réside
dans le réseau des capillaires.

Dans l'aménorrhée, l'hystérite (chronique) qui en est
la cause, produit sympathiquement de la sensibilité
morbide de l'estomac (quelquefois des bronches, etc.
— p. 184), et, par conséquent, un relâchement et une
congestion de la membrane muqueuse, qui finissent
par amener des hémorrhagies, des vomissements sympathiques de sang, parfois périodiques (règles supplé-
mentaires). L'hépatite chronique, l'inflammation localé
ou la congestion des intestins qui accompagnent la fièvre et d'autres affections, appellent aussi le sang à la
surface des premières voies. La bronchite provoque des
crachements de sang, quelquefois assez abondants, sans
qu'aucun vaisseau soit rompu. Dans tous ces cas, le
symptôme hémorrhagique doit être, comme l'hydropisie, combattu selon l'état dans lequel se trouve la constitution : de là la distinction des hémorrhagies en actives et passives. Les hémorrhagies actives doivent être
traitées par les moyens antiphlogistiques, c'est-à-dire

par les saignées et les sédatifs; les hémorrhagies passives, celles, par exemple, que l'on observe vers la fin
des fièvres, et plusieurs cas de ménorrhagies, sont combattues plus directement et plus sûrement par les opiacés; les astringents conviennent dans tous les cas. Une
fois les hémorrhagies actives subjuguées, il ne faudrait
pas trop affaiblir le malade, puisque les capillaires qui
ont été lésés par l'inflammation, ont besoin, pour se rétablir, d'une certaine tonicité. Mais j'ai montré (p. 244,
l. 11; p. 261, l. 14) que, dans certains cas très-com-
muns dans la pratique, et dans lesquels il n'existe que
de la sensibilité morbide, la déplétion et la privation
d'aliments, ont quelquefois mis la vie des malades en
grand danger et que si ceux-ci en ont réchappé, la débilité a souvent persisté pendant plusieurs années. Combien de fois ai-je été appelé en toute hâte par de jeunes
médecins, pour voir un de leurs malades (une femme
généralement), atteint de l'une de ces affections nerveuses qui ressemblent beaucoup à une inflammation,
et qui, de prime abord, inspirent les plus grandes inquiétudes! Mais il me suffisait de regarder en face le malade et de palper la peau, pour me faire dire à l'oreille
de mon confrère : « ce malade ne présente rien d'in-
quiétant. — Mais que faire donc? — Rien. — Mais
il succombera si les symptômes continuent. — Nullement, pourvu que vous vous absteniez de toute espèce
de traitement actif. »

Le CATARRHE, c'est-à-dire cette inflammation (ou ce
relâchement) qui excite les follicules muqueux des parties
tapissées par une membrane muqueuse, à sécréter une
plus grande quantité de fluide qu'à l'ordinaire, est ac-

compagné ou non de fièvre ; je citerai pour exemples
le catarrhe des tubes aériens, la diarrhée, la dysenterie
chronique ; de là il résulte que l'on peut opposer au
catarrhe, tantôt les stimulants combinés à l'opium, tantôt les sédatifs (y compris les émissions sanguines) et
l'opium. Si vous ne trouvez pas de fièvre, vous pouvez
subjuguer le catarrhe simple qui n'est qu'incommode
(p. 140), au moyen des stimulants, ou de l'opium, soit
dans les cas récents, soit dans les cas chroniques, ainsi
que dans la dysenterie chronique ; mais s'il existe une
inflammation active et de la pyrexie, ainsi qu'on l'observe dans la bronchite, dans l'influenza, et dans la dysenterie aiguë, c'est au traitement antiphlogistique (sédatif) combiné aux anodins, qu'il faut avoir recours.

Les gommes-résines térébenthinées et les baumes,
qui sont si utiles dans le catarrhe de l'urètre et du vagin, sont aussi très-efficaces dans celui des tubes bronchiques, et parmi ces médicaments, il n'en est pas de
plus avantageux que la térébenthine de Venise, appelée
encore térébenthine commune, surtout si l'on a soin de
la mêler avec la violette émétique en poudre, et de l'administrer en pilules. La violette émétique a autant d'influence sur les capillaires, vers lesquels elle est trans-
portée par la circulation, que l'ipécacuanha ; et comme
elle est moins émétique que cette dernière racine, on
peut l'administrer en plus grande quantité.

Le mot catarrhe, aigu ou chronique, est appliqué
d'une manière si particulière à la toux, de quelque nature qu'elle soit, et quelle qu'en soit la cause, qu'il est,
ce me semble, nécessaire de soumettre ici au lecteur
quelques remarques sur la nature et le traitement de ce
phénomène morbide. La toux constitue un des sym-

ptômes de la phthisie (affection tuberculeuse des poumons), et pour cette raison, elle inspire, lorsqu'elle
persiste pendant longtemps, de grandes inquiétudes
aux parents. Mais la toux peut se développer sous l'influence d'un grand nombre de causes que les médecins
seuls peuvent reconnaître, et qu'ils échouent cependant
souvent à distinguer, par cela seul qu'ils ne sont pas familiarisés avec l'auscultation; enfin les jeunes praticiens
ignorent souvent toutes les circonstances qui peuvent
donner naissance à la toux et qui l'entretiennent pendant un temps plus ou moins long. Plus d'une fois j'ai
été consulté pour des malades qui toussaient depuis
quelque temps, et chez lesquels je découvris que cette
toux était le résultat d'une cause qui paraît à la première
vue bien insignifiante; je veux parler d'une inflammation chronique du conduit auditif externe avec accumulation de cérumen endurci. Il est peu de médecins qui
ignorent qu'une irritation de l'oreille interne provoque
quelquefois de la toux; et cependant plusieurs cas semblables sont passés dans les mains de quelques confrères
qui ne découvrirent point la cause du symptôme dont
nous parlons, bien qu'il existât un certain degré de surdité, qui eût attiré mon attention du côté de l'organe
de l'ouïe.

Une hypertrophie chronique des tonsilles, et l'accumulation dans leurs vacuoles, d'une matière blanche,
coagulée, produira de la toux; il en est de même d'un relâchement et d'un allongement de la luette; dans tous
ces cas, lorsque la toux persiste pendant un certain
temps, la membrane muqueuse du larynx et de la trachée, enflammée par l'irritation mécanique, sécrète
une quantité anormale de mucus, et produit ainsi de

l'expectoration, accompagnée même quelquefois de stries sanguines.

De tels cas s'observent chez l'homme et chez la femme, et font soupçonner la phthisie; mais la cause la plus commune qui fasse craindre cette dernière affection, est, chez la femme, l'hystérie; celle-ci est souvent si légère qu'il est impossible de découvrir quelque irrégularité, quelque désordre des fonctions de l'utérus; et cependant encore dans ce cas, il en résulte parfois de la sensibilité morbide des bronches et du larynx (p. 184) qui produit de la toux accompagnée de symptômes alarmants; ainsi l'on observe souvent, non-seulement de l'expectoration qui est due exclusivement à l'irritation mécanique produite par la toux, mais encore des crachements de sang qui augmentent les craintes d'une phthisie. Lorsque la toux reconnaît pour cause l'affection des tonsilles dont nous avons parlé, l'accumulation du cérumen dans le conduit auditif externe, ou un relâchement de la luette, le mode de traitement qu'il convient de mettre en usage, est évident et je n'ai pas besoin de m'y arrêter; lorsqu'elle est le résultat de symptômes hystériques, j'ai toujours réussi à la combattre en attaquant directement la maladie primitive, au moyen de la térébenthine, du fer, du cubèbe, de l'aloès, de la quinine, de l'assa fœtida, etc.; à ces agents j'ajoute les anodins, la scille, etc., pour calmer la sensibilité morbide des bronches et du larynx, et en même temps, je soutiens les forces de la malade en prescrivant une nourriture animale et des liqueurs fermentées, qui sont trop souvent interdites par cela seul que l'on croit avoir affaire à une inflammation, tandis que tous les symptômes sont le résultat de la sensibilité morbide seulement. Enfin, dans ces cas, il est trop commun de voir recourir aux émissions sanguines répétées (sangsues, ventouses, etc.) qui rendent la malade encore plus hystérique en augmentant la sensibilité morbide (1).

J'ai vu une jeune femme atteinte d'une toux opiniâtre et d'une aphonie, que plusieurs médecins, dont quelques-uns jouissaient d'une grande réputation, attribuèrent à une laryngite chronique, et pour lesquelles ils prescrivirent la diète et des médicaments qui amenèrent de la salivation, reléguèrent la malade dans sa chambre, et la privèrent non-seulement de la société, mais encore du grand air. Eh bien, cette toux, qui n'était due qu'à une affection hystérique, céda aux toniques, à une alimentation généreuse et à l'exercice en plein air. Il n'est pas d'erreur plus commune que celle de priver

_____

(1) Les maladies du foie étant plus tenaces que l'hystérie, la toux symptomatique qui en résulte ne cède pas aussi promptement que celle qui reconnaît pour cause cette dernière affection. Les maladies du foie produisent, comme on le sait, de la toux qui est d'abord sèche, mais qui provoque bientôt, par l'irritation que subissent les bronches, de l'expectoration ; dans ce cas, si la maladie du foie est accompagnée de fièvre hectique, ainsi que cela arrive communément, je l'ai vu confondre avec une phthisie. Dans d'autres cas, l'induration avec hypertrophie du foie produit de la douleur dans le dos et de la difficulté de respirer, se déclarant au milieu de la nuit, après quelques heures de repos, et persistant quelque temps. J'ai été appelé pour des malades qui succombèrent à cette maladie du foie, avec plus ou moins de gonflement hydropique, et qui furent considérés comme asthmatiques. D'une autre part, j'ai été consulté pour des malades qui succombèrent à une hydropisie symptomatique d'une affection du cœur, et chez lesquels la mort fut attribuée à une maladie du foie ; erreur d'autant plus facilement commise dans un exemple, que le sujet était arrivé depuis peu de l'Inde avec tous les symptômes d'une affection du foie. L'auscultation me fut, dans tous les cas, du plus grand secours, et me fit reconnaître l'affection à laquelle j'avais affaire.

d'air les malades atteints de cette espèce de toux appelée asthme spasmodique; celle surtout qui reconnaît
pour cause un catarrhe chronique (sec de Laënnec), et
qui cède d'autant plus promptement, que le malade
prend un libre exercice en plein air, même dans l'hiver. La nature a doté les poumons de la faculté de recevoir de l'air froid sans subir aucune altération, mais
non pas de s'exposer aux alternatives de l'air froid et de
l'air surchargé de calorique : la cause la plus commune
du catarrhe dans l'hiver est, après s'être exposé à
l'air froid, de se placer devant le feu, et de respirer
un air dilaté par la chaleur ; ce changement subit de
température produit exactement les mêmes effets que
cette mauvaise habitude, si commune, de se chauffer
les mains au feu, alors qu'elles sont « engourdies » par
le froid ; cette pratique a pour résultat de donner naissance à cette inflammation appelée engelure, laquelle
attaque les fauces et le larynx sous l'influence des mêmes circonstances. C'est donc bien à tort que l'on ac-
cuse l'air froid des symptômes que le malade éprouve,
et que l'on empêche ce dernier de s'exposer à l'air froid
qui calmerait les accidents.

Un médecin, de mes amis, était tourmenté d'une
toux continuelle et très-fatigante, qui lui faisait redouter une phthisie. Il vint me consulter et me demanda, entre autres choses, s'il ne serait pas nécessaire
qu'il remplaçât son cabriolet par une voiture fermée.
Je le guéris en lui conseillant tout simplement de tour-
ner le dos au feu toutes les fois qu'il entrait dans la
chambre de ses malades, et de faire usage d'une alimentation généreuse, dont il s'était privé, dans la crainte
d'une inflammation.

Voici, d'une autre part, une observation qui montrera la valeur de l'auscultation dans les cas où il existe réellement une affection sérieuse. Je fus consulté par un homme qui était malade depuis deux mois; il présentait tous les symptômes d'une phthisie avancée,— toux, expectoration jaunâtre mêlée d'un peu de sang; sueurs nocturnes, émaciation, quelques douleurs dans le côté, provoquées par de fortes inspirations, etc. Grâces à Laënnec, je pus découvrir immédiatement que cet homme n'était point phthisique, mais que j'avais affaire à une fièvre hectique produite par une péripneumonie négligée; malgré la faiblesse du malade, j'adoptai un traitement très-actif : je fis appliquer plusieurs fois des sangsues sur la poitrine, je prescrivis des émétocathartiques, le régime lacté et végétal, et je le guéris en peu de temps (1).

(1) Un gentleman, qui menait une vie très-active, présentait depuis plusieurs mois des symptômes qui ressemblaient à ceux que l'on observe dans la maladie désignée sous le nom d'angine de poitrine, c'est-à-dire qu'il éprouvait de la difficulté de respirer, une sensation de distension de la poitrine qui l'obligeait de s'arrêter tout court; à ces symptômes se joignaient parfois, lorsqu'il était en repos, de la douleur qui forçait le malade de se lever et de marcher. Il toussait parfois légèrement; sa santé paraissait cependant florissante, mais il était irritable, s'affectait de la moindre cause, et éprouvait dans la région précordiale une espèce de malaise qu'augmentaient les profondes inspirations et l'éternument. Le pouls donnait de 80 à 100 pulsations, fermes, un peu dures, peut-être; la langue était pâle, et il n'existait aucun symptôme fébrile. Malgré tous ces symptômes, et quoiqu'il ne pût, sans éprouver de la douleur, se baisser pour ramasser un objet quelconque, le malade se sentait bien et fort, disait-il, pourvu qu'on ne le soumît ni aux saignées, ni aux purgatifs, en un mot, à aucun traitement antiphlogistique qui fut très-judicieusement adopté par son médecin ordinaire. Ce fut même pour appuyer son opinion que mon confrère me fit appeler. Le malade ne fut pas peu surpris de me voir

Ces cas, appelés asthmes spasmodiques, et qui ne
sont, en réalité, que des exemples-de catarrhes chroniques, cèdent ordinairement aux toniques, joints aux
expectorants palliatifs ; mais ce mode de traitement ne
réussira qu'autant que les malades, au lieu d'être mis à
la diète et renfermés dans leurs appartements, pourront, par leur position sociale et leur fortune, se nourrir
principalement de substances animales, faire usage des
liqueurs fermentées, et prendre de l'exercice en plein
air.

Je ferai remarquer ici que je ne crois nullement à
l'existence de l'asthme spasmodique comme maladie du
tissu musculaire des tuyaux bronchiques (voy. l'avertissement de la 2ᵉ édit., p. 9). Je n'en ai jamais vu un
seul cas qui ne pût, tôt ou tard, être attribué à une affection de quelque viscère, tel que le cœur, le foie, le
cordon spinal, ou les poumons ; à l'emphysème, au
catarrhe chronique sec de Laënnec, etc., etc. Quelques-uns de ces cas sont susceptibles de guérison,
qu'ils attaquent des sujets jeunes ou avancés en âge ;
quelques-uns reconnaissent pour cause une affection du
cœur, et ne peuvent être que palliés.

formuler avec plus d'énergie encore que ce dernier, et prescrire une
application de sangsues toutes les quarante-huit heures, et cela pendant une semaine. Le malade était atteint d'une pleuropneumonie « latente » siégeant dans le poumon gauche (l'auscultation démontra du
râle crépitant, de la bronchophonie, etc.); la phlegmasie était, six ou
huit mois auparavant, aiguë, mais elle était ensuite passée à l'état
chronique : tous les accidents furent bientôt amendés sous l'influence
d'un traitement antiphlogistique actif. Il n'est pas rare de rencontrer
des cas semblables dans les hôpitaux, chez les ouvriers qui, après une
affection pulmonaire aiguë, ont repris trop tôt leurs travaux, et que l'on
guérit presque toujours par les émissions sanguines, les sédatifs, le
calomel, etc.

Mais je reviens à l'influence que l'atmosphère exerce sur les poumons. L'on a de beaucoup exagéré les avantages d'une atmosphère chaude. Généralement, la phthisie proprement dite (tuberculeuse) parcourt rapidement sa marche, dans l'Italie et dans les climats plus chauds ; tel est, du moins, le résultat de mes observations (1). L'on s'explique, du reste, facilement l'erreur dans laquelle on est tombé sur ce sujet, en faisant attention que beaucoup de personnes qui n'étaient pas réellement phthisiques, mais atteintes seulement d'un catarrhe chronique intense, sont allées dans des pays chauds et en sont revenues guéries, ou au moins dans le même état; de sorte que, dans plusieurs de ces cas de catarrhe, appelés faussement phthisie, on a supposé que cette dernière maladie avait été arrêtée par l'influence des climats tropicaux. Ce préjugé populaire est soutenu avec vigueur par beaucoup de médecins, et l'auscultation elle-même n'est pas encore parvenue à le déraciner.

Il est généralement inutile, et même plus qu'inutile, de séparer les malades de leurs amis, de leurs parents, car cette séparation comporte souvent avec elle de graves inconvénients. S'ils sont phthisiques, ils meurent dans l'exil; s'ils ne le sont pas, ils peuvent être guéris chez eux. Il est inutile de donner des exemples du premier cas : — les inscriptions funéraires que le voyageur rencontre aux environs de Leghorn, aux Indes occidentales et à Madère, etc., en disent assez. Quant au second cas, en voici un exemple : un jeune homme fut condamné, par une de nos autorités médicales, à se

_____

(1) L'expérience de M. Andral confirme ma manière de voir sur ce point.

bannir d'Angleterre et à se réfugier à Madère, «comme
le seul moyen de le sauver.» Mais l'exécution de cette
ordonnance souffrait de grandes difficultés; en premier lieu, il faut placer l'amour : ce jeune homme était
sur le point de se marier ; puis ensuite, des affaires importantes nécessitaient sa présence dans la mère-patrie ;
aussi réfléchit-il longtemps avant de se décider, et il
vint me demander mon avis. Je diagnostiquai un simple
catarrhe chronique et un relâchement général de la
constitution qui nécessitaient seulement l'usage de quelques toniques, tels que le fer ou le quinquina, une alimentation animale et des liqueurs fermentées, mais,
par-dessus toutes choses, l'exercice à cheval, en plein
air, et même à l'air *froid*. Sous l'influence de ce traitement, le malade se rétablit dans l'espace d'un mois, et
aujourd'hui il est père de famille.

Quelque temps après, et pour réfuter mon opinion,
l'on m'amena avec triomphe un autre malade, qui, après
avoir été aux Indes occidentales pour une soi-disant
phthisie commençante, en était revenu bien portant
(ce qui serait arrivé aussi dans le cas précédent si le
malade se fût exilé ainsi qu'on le lui avait recommandé).
Mais au mois de janvier suivant, je fus consulté de nouveau, pour une récidive, me dit-on, des symptômes
de la phthisie. Je trouvai le malade enfermé dans une
chambre bien chaude, mis à la diète, médicamenté, et
attendant qu'un vaisseau mît à la voile pour le transporter encore dans un climat chaud, au grand détriment
de ses affaires. Je prescrivis le même traitement que
dans le cas précédent et j'insistai, malgré la rigueur de
la saison, sur l'exercice en plein air. Au bout de dix
jours le malade ne toussait plus, et continua à se bien

porter pendant cinq ou six ans. Je dois faire observer que dans ces deux observations, l'auscultation seule ne suffit pas pour arrêter mon jugement : les deux malades avaient été examinés par des hommes habiles et expérimentés. Je suis un ardent défenseur de l'auscultation ; mais je sais que tandis qu'il est des médecins qui, malgré leur ignorance pratique bien positive, prétendent connaître à fond ce mode d'investigation, et s'en vantent imperturbablement, il en est d'autres qui y mettent une confiance trop aveugle, et qui établissent leur diagnostic sur l'auscultation , sans prendre en considération les symptômes généraux, constitutionnels (1).

(1) J'ai observé que l'impulsion du cœur trompait plus facilement que tout autre signe stéthoscopique. Dans plusieurs cas de phthisie que j'ai observés, l'on avait cru à une hypertrophie du cœur qui n'avait réellement jamais existé, et cette erreur avait été produite par l'extrême maigreur des parois de la poitrine qui faisait percevoir beaucoup plus facilement qu'à l'état normal les mouvements du cœur (dont le jeu était, à vrai dire, activé légèrement par les progrès de l'affection pulmonaire). L'on rencontre des malades dyspeptiques, etc., qui éprouvent des attaques de palpitations , pendant lesquelles l'impulsion du cœur est tellement forte qu'elles tromperaient le praticien, s'il ne s'assurait pas que depuis longtemps, et pendant l'intervalle des attaques, le jeu du cœur est tout à fait normal (p. 36, note).

Chez les femmes hystériques et chez les hommes nerveux , l'impulsion du cœur est, dans plusieurs cas, assez forte pour induire en erreur, si, comme cela arrive quelquefois, on ne voit le malade qu'une seule fois , et si l'on est appelé simplement en consultation ; aussi, doit-on ici user de beaucoup de prudence pour ne pas s'exposer à des erreurs préjudiciables, et pour les malades et pour sa propre réputation. Quelques exemples expliqueront, mieux que toute espèce de dissertation, ce que j'avance ici.

Une jeune fille, âgée de 15 ans, éloignée de la capitale, fut atteinte de toux, de violentes palpitations et d'anasarque. Les médecins qui la virent conclurent qu'elle était affectée d'une maladie du cœur, et lui conseillèrent de venir à Londres. Elle fut *présentée* séparément à deux

Cette manière de procéder est presque aussi absurde que celle d'un pacha, qui, après avoir fait placer une

médecins d'un grand talent qui confirmèrent l'opinion précédente, et donnèrent peu d'espoir de guérison. Le médecin ordinaire de la malade me fit appeler : je constatai une difficulté de respirer, de la toux, de l'émaciation et une anasarque qui envahissait même les parties supérieures et la face. L'impulsion du cœur était très-forte; mais la jeune fille n'avait jamais eu de rhumatisme aigu, ni d'autres affections qui sont, à cet âge, la source ordinaire d'une maladie organique du cœur, et je m'arrêtai à l'opinion que j'avais affaire à des palpitations hystériques accompagnées d'hydropisie consécutive à la débilité générale. Je prescrivis les toniques, tels que les ferrugineux et la quinine, mais en petite quantité pour ne pas fatiguer l'estomac; je recommandai une alimentation généreuse, l'exercice en plein air, et je vis bientôt la malade recouvrer la santé qui ne se démentit pas pendant plusieurs années.

Une dame mariée me fut amenée, non pas pour donner mes conseils sur la nature de sa maladie, mais pour essayer si je ne pourrais pas guérir, ou au moins calmer des symptômes que son médecin avait déclaré être le résultat d'une hypertrophie du cœur, mais qu'il n'avait pu parvenir à alléger. Je m'assurai d'abord que cette dame était mariée depuis douze ans sans avoir jamais eu d'enfants; qu'elle avait de la céphalalgie, des tranchées, de la constipation et d'autres symptômes caractéristiques d'une altération dans les digestions produite par une affection hystérique. Cette malade usait journellement de purgatifs que son médecin lui avait conseillés, au lieu de chercher à combattre la mauvaise constitution. Ce fut avec beaucoup de difficultés que je parvins à lui faire oublier le soulagement momentané que lui procuraient ces agents, et à l'engager à recourir aux légers toniques, et aux médicaments térébenthinés. Sous l'influence de ce traitement, la santé s'améliora bientôt; cette dame devint mère de famille, et tous les symptômes de la prétendue hypertrophie disparurent.

Un jeune homme de mes amis, dont la vie fut un mélange d'études sérieuses, de plaisirs et de dissipation, finit par éprouver de si violentes palpitations, que tout le monde était porté, par la simple inspection, à diagnostiquer une hypertrophie; lorsqu'il était assis à ma table et vis-à-vis de moi, je pouvais voir ses vêtements se soulever. Ces symptômes, qui sévirent depuis l'âge de 19 ans jusqu'à 24, disparurent sans que l'on employât aucun traitement et sous l'influence seulement d'une vie

de ses femmes derrière un rideau, en ne laissant que le
bras en évidence, envoie chercher un chirurgien anglais, et exige que celui-ci écrive son ordonnance, en
se basant sur un seul symptôme., sur l'examen du
pouls.

Je vais maintenant soumettre au lecteur quelques
observations sur la phthisie proprement dite, et indiquer les symptômes diagnostiques de cette affection
qu'il nous est si nécessaire de connaître pour répondre
avec honneur à toutes les exigences de notre profession. Tout en admettant le caractère inflexible de la maladie, et le peu de chances de guérison qu'elle présente,
je désire faire entrevoir la possibilité d'une cure temporaire et même permanente, et expliquer le mode de
traitement le plus rationnel qu'il convient d'employer
pour l'entreprendre. Si l'on veut bien comprendre les
symptômes que présentent les stages de cette formidable maladie, il est nécessaire de se bien graver dans
l'esprit les conditions dans lesquelles se trouvent les

régulière. Aujourd'hui le malade est parvenu à sa 35e année : son pouls
et son cœur n'offrent plus rien d'anormal.

Je fus consulté par un malade âgé de 26 ans qui se trouvait dans
les mêmes circonstances que le jeune homme précédent, mais qui
avait été mis à la diète et purgé vigoureusement par un médecin qui
lui déclara qu'il avait une hypertrophie du cœur. Ce malade était très-
nerveux et éprouvait des douleurs névralgiques dans la poitrine. Je lui
conseillai de se nourrir de substances animales, de prendre des liqueurs
fermentées, et je lui prescrivis du carbonate de fer qui calma les mouvements du cœur et fit disparaître tous les autres symptômes.

Tous ces cas auraient nécessité, on le conçoit, un traitement différent,
si le cœur eût été réellement le siége d'une affection organique, au lieu
d'être simplement troublé d'une manière sympathique dans ses fonctions.

poumons aux différentes périodes de la marche des tubercules , et l'excavation pulmonaire qui en est la
suite.

Je limite le mot phthisie à cette affection qui a pour
origine la production, le développement, le ramollissement et l'élimination des tubercules ; je ne l'applique
point aux phénomènes consécutifs des inflammations
ordinaires, au catarrhe, à la péripneumonie (p. 328,
l. 3), et à la pleurésie, bien que ces maladies puissent
produire de la fièvre hectique et devenir fatales. Les
ouvrages de médecine pratique contiennent des erreurs
qu'il est bon de corriger; ainsi, par exemple, je crois
que l'inflammation ordinaire n'a aucune connexion,
comme cause, avec la phthisie tuberculeuse. L'on nous
dit encore que les particules solides auxquelles sont
exposés certains ouvriers, tels que les tailleurs de
pierre, ceux qui coupent le verre, etc., doivent être
rangées parmi les causes excitantes de la phthisie. Parmi
les victimes de ces professions malsaines, on rencontre, il est vrai, la proportion ordinaire de phthisiques,
mais l'affection tuberculeuse n'est point causée par l'influence de la profession elle-même. Les particules de
poussière peuvent, dans quelques cas, donner naissance
au catarrhe chronique, à la péripneumonie chronique,
à la fièvre hectique, et amener une mort prématurée,
mais jamais à la phthisie tuberculeuse proprement
dite.

Les tubercules sont des productions morbides particulières qui se développent dans les poumons, qui ne
sont point produites par l'inflammation, et qui ressemblent beaucoup aux scrofules, si même elles ne sont
pas identiques avec ces dernières ; loin d'être le résul-

tat de l'inflammation, les tubercules produisent eux-
mêmes l'inflammation; mais pour cela il faut qu'ils
soient parvenus à un certain volume, bien que l'inflammation puisse accompagner accidentellement les premières périodes de leur développement. Les petits
grains brillants du volume d'une tête d'épingle qui
constituent le premier état, ou l'état de germination
des tubercules, sont aussi désignés quelquefois sous le
nom de tubercules miliaires, à cause de la ressemblance
qu'ils ont avec un grain de millet. Selon moi les tubercules miliaires peuvent rester stationnaires pendant
plusieurs années, sans produire aucun symptôme quel
qu'il soit : le sujet peut avoir ou ne pas avoir de la toux
symptomatique d'une affection catarrhale ou d'une
irritation sympathique; mais l'on observe des cas où les
poumons contiennent des tubercules miliaires sans
qu'il existe de la toux, bien que l'on ait très-rarement
l'occasion de confirmer par l'autopsie cadavérique ce
que j'avance ici. Les tubercules se développent par
groupes successifs et à certains intervalles les uns des
autres; il arrive souvent qu'un même poumon en contient de différents âges, pour ainsi dire, les uns à l'état
miliaire, les autres plus anciens et plus avancés en maturité; de telle sorte que l'on en trouve quelquefois de
très-jeunes chez un sujet qui a succombé à l'influence
d'autres tubercules formés antérieurement à ces derniers.

Voici un exemple de tubercules miliaires. Une
jeune femme entra à l'hôpital pour une aménorrhée.
Pendant qu'elle était en traitement, elle demanda une
permission de sortie pour un jour seulement; la saison
était très-froide; cette malade fut prise de péritonite à

laquelle elle succomba rapidement. Elle n'avait point
eu de toux, bien que ce symptôme soit très-commun
chez les femmes atteintes d'aménorrhée ; à l'autopsie
nous trouvâmes, cependant, un grand nombre de tubercules miliaires dans l'un des poumons. Sauf les cas
où le poumon est injecté en rouge, ces tubercules miliaires ayant une couleur verte semi-transparente, se
sentent plus facilement avec le doigt qu'ils ne se voient,
et lorsqu'on les incise, les surfaces de section ressemblent beaucoup à celles d'un ganglion lymphatique ;
leur accroissement est effectué par la formation d'une
matière blanchâtre qui ressemble, sauf la consistance
qui est plus considérable, à de la lymphe coagulable,
et qui semble plutôt se déposer dans l'épaisseur même
des tubercules miliaires qu'être le résultat d'une
transformation de leur tissu ; cette matière blanchâtre,
après s'être ramollie jusqu'à la consistance du lait
caillé, ne diffère point, quant à ses caractères physiques, de la matière qui se forme toujours dans les tumeurs strumeuses. Tant que cette substance blanche
est ferme et résistante, on dit que le tubercule est à l'é-
tat cru, ou qu'il n'est point encore parvenu à sa maturité, et la maladie est à sa seconde période. On donne
le nom de maturation au troisième stage, parce que l'on
suppose qu'il est caractérisé par la formation d'une
suppuration, et que l'on compare faussement le ramollissement des tubercules avec la maturation des abcès.
Mais cette matière tuberculeuse liquéfiée est bien différente du pus, puisque celui-ci est tout d'abord formé à
l'état fluide, ainsi qu'on peut le voir tous les jours sur
la surface des plaies et des ulcères recouverts de granulations. La liquéfaction des tubercules est un effort

22

de la nature vers la guérison ; la matière crémeuse qui
en résulte se fait jour dans les tuyaux bronchiques par
un véritable travail ulcératif, et à mesure que les tubercules sont évacués, ils laissent à leur place, dans le
tissu pulmonaire, un certain nombre de petites cavités
dont la réunion ressemble assez bien à un gâteau de
miel ; mais comme souvent les tubercules sont agglo-
mérés en masses ou groupes, il en résulte quelquefois,
après l'expectoration de toute la matière blanche, des
poches d'une ampleur plus ou moins considérable. Si,
dans le premier cas, le poumon ne contient que quelques tubercules, les cavités qu'ils laissent après leur
élimination, se recouvrent d'une membrane de nouvelle formation, le malade survit, et se rétablit ainsi
réellement d'une véritable phthisie, bien que cette guérison ait été regardée comme impossible par quelques
auteurs. Mais généralement, la maladie récidive tôt ou
tard, à moins que le sujet ne succombe à une autre affection.

La nature des tubercules n'est pas encore déterminée. Selon moi, ils ont pour origine une affection strumeuse des petits lymphatiques des poumons, et, de
même que d'autres tumeurs, se développent et s'accroissent par l'addition d'une lymphe coagulable qui
prend divers degrés d'organisation et suit la marche
que je viens de décrire. Le mode suivant lequel s'effectue le travail morbide, et les succès d'un certain traitement dans les cas bien peu nombreux qui guérissent
après la maturation des tubercules, sont en faveur de
cette manière de voir. Mais pourquoi, me demandera-
t-on, cette maladie offre-t-elle si peu de chances de
guérison ? Rappelons-nous que, plongées dans le tissu

pulmonaire, ces tumeurs tuberculeuses doivent amener
nécessairement plus ou moins de péripneumonie, de
pleurésie et de bronchite; et que la diminution du tissu
pulmonaire, si nécessaire à la vie, ainsi que la fièvre
hectique doivent miner la constitution.

Outre les tubercules distincts et à l'état cru, l'on
trouve quelquefois une masse ou plusieurs masses de
cette matière tuberculeuse solide, qui constituent l'infiltration tuberculeuse de Laënnec, mais qui ne diffèrent
pas, je crois, des premières, et sont accompagnées d'un
dépôt de lymphe produite par l'irritation qu'excitent
les tubercules. Dans quelques cas de péripneumonie,
il se fait une déposition de matière semblable à laquelle
Laënnec a donné le nom d'infiltration purulente; mais
cette matière n'est nullement du pus : ce n'est que de
la lymphe coagulable qui est d'abord déposée à l'état
solide, mais qui, semblable aux dépôts tuberculeux, se
liquéfie par la suite; elle en diffère seulement en ce que
ces derniers sont plus fermes, plus résistants, par cela
seul, peut-être qu'ils se sont formés plus graduellement.

Dans leur origine, les tubercules ne produisent pas
nécessairement quelques symptômes manifestes (ainsi
que nous l'a montré cette jeune femme dont j'ai rapporté l'observation à la page 336); ils ont encore par
là une grande analogie avec ces chapelets strumeux que
le doigt perçoit très-fréquemment sur les parties laté-
rales du col, mais qui ne produisent aucune incommo-
dité, et qui sont souvent résorbés sans que l'on mette
en usage aucune espèce de traitement. Rien ne nous
prouve que les tubercules pulmonaires ne soient pas
parfois résorbés, et je pencherais plutôt pour l'affirma-

tive. Il est bien difficile de reconnaître la présence des tubercules dans leur premier stage, et l'on ne peut y parvenir que lorsqu'ils sont très-nombreux, et que par conséquent, ils donnent peu d'espérance de guérison; mais l'auscultation a fait de tels progrès qu'il est permis d'espérer que plus tard elle ajoutera encore à nos moyens de diagnostic, et plus nous connaîtrons la nature de la maladie, plus nous trouverons des armes efficaces pour la combattre. Jusqu'ici le traitement de la phthisie a été, dans plusieurs cas, tout à fait empirique, souvent inerte, quelquefois pernicieux. Que l'élève se grave bien dans l'esprit que c'est une maladie formidable, destructive et que peu de cas sont à la portée des ressources de l'art; mais qu'il se rappelle aussi que quelques-uns sont susceptibles de guérison, pour un certain temps au moins; autrement il perdrait cette énergie et cette persévérance qu'il est du devoir du médecin d'exercer tant qu'il reste un souffle de vie au malade : je ne dis pas tant qu'il reste de l'espoir, car plusieurs malades se rétablissent de diverses affections qui avaient détruit chez le praticien toute espèce d'espérance.

Quiconque comprend bien le traitement des affections strumeuses, possède tous les principes qui doivent le diriger dans celui de la phthisie; il n'a qu'à modifier seulement ce traitement par la nature même de l'organe dans lequel les tumeurs tuberculeuses se sont formées, et à employer tous ses efforts à soutenir le malade, nonseulement pour maintenir les forces vitales, mais encore pour provoquer la cicatrisation des ulcères pulmonaires. Les affections chirurgicales en effet, nous fournissent de fréquentes occasions de voir combien s'aggravent les ulcères, à mesure que le malade s'affaiblit.

Une des grandes difficultés que présente la phthisie, c'est l'inflammation que suscite la présence des tubercules, et qui, se manifestant sous la forme d'une péripneumonie, d'une pleurésie, requiert un traitement antiphlogistique ; tout le danger ici est, en subjuguant l'inflammation, d'affaiblir la constitution, et d'aggraver ainsi la maladie chronique ou strumoïde. Par là s'expliquent les bienfaits que quelques praticiens ont retirés de la digitale ou de l'acide hydrocyanique qui ralentissent le pouls et combattent l'inflammation aiguë, sans qu'il soit besoin de tirer du sang ; il faut en excepter, cependant, les cas où ces médicaments fatiguent l'estomac ; car alors ils font plus de mal que de bien puisqu'ils affaiblissent l'économie. De l'utilité de la digitale dans certains cas, il en est résulté que ce médicament a été recommandé et employé empiriquement, c'est-à-dire indistinctement ; mais qui ne voit pas que chez les phthisiques dont le pouls est faible et qui ne présentent aucune prédisposition à une inflammation aiguë secondaire, la digitale ne serait que préjudiciable ? De plus, les émétiques administrés à doses répétées, ont été, d'après les mêmes principes, aussi utiles dans la phthisie que dans les abcès : ils s'opposent à la déposition d'une nouvelle matière, et facilitent l'élimination de l'ancienne. Mais les émétiques donnés à doses répétées, sont si pénibles, si fatigants pour les malades, et les chances de guérison de la phthisie sont si douteuses, qu'il est peu de praticiens qui prescrivent ces médicaments tant vantés autrefois par les médecins pour combattre la phthisie, et par les chirurgiens, pour aider la résorption des abcès.

Un nommé Stewart entreprit, il y a quelques années,

contre la phthisie, un mode de traitement rationnel qui
eut de grands succès, mais qui fut injustement déprécié
par cela seul qu'il ne faisait pas des miracles. Sa méthode était entièrement tonique et consistait surtout
dans l'usage des ablutions froides sur la peau, ou si l'on
veut, des bains froids qui sont si utiles pour provoquer
la résorption des tumeurs strumeuses. Sous l'influence
du traitement de M. Stewart quelques malades, qui
présentaient des symptômes de phthisie, reprirent momentanément des forces ; d'autres subirent des récidives
et moururent ; mais cette circonstance ne prouve rien
contre la convenance de ce traitement qui sauva les
malades d'une première formation de tubercules, mais
qui fut inerte contre une seconde ou une troisième.
L'acide hydrocyanique a été aussi employé dans quelques cas avec succès ; mais ne pouvant effectuer des
impossibilités, il a subi le sort de la digitale et du traitement de M. Stewart.

Un des grands avantages de l'auscultation est de nous
permettre de décider si la phthisie est guérie ou non.
Avant cette découverte, si un malade guérissait, on
doutait toujours s'il avait été réellement phthisique
(c'est ce qui est arrivé pour les observations rapportées
par Stewart), tandis que tous ceux qui succombaient
étaient, sans exception, considérés comme tuberculeux.
Voici, en peu de mots, les signes stéthoscopiques que
fournit l'affection qui nous occupe. Si les tubercules
miliaires, ou même les tubercules crus, déposés dans
le poumon, sont peu nombreux, ils échappent à l'auscultation et à la percussion ; s'ils sont en plus grande
quantité, ou si l'infiltration tuberculeuse a envahi l'organe (et c'est presque toujours près des clavicules qu'on

la rencontre), le murmure respiratoire diminue d'intensité; mais, par suite de la solidification des poumons, l'on perçoit une respiration bronchique ou bronchophonie plus ou moins prononcée, et la percussion donne un son plus mat qu'à l'état normal. D'un autre côté, si la toux que présente le malade est le résultat d'un catarrhe, il n'existera ni matité, ni bronchophonie; et si le murmure respiratoire est diminué par l'emphysème, la percussion donnera, au contraire, un son plus éclatant qu'à l'ordinaire. Malgré les progrès de la maladie, ces signes stéthoscopiques ne subissent, à part leur intensité, aucune altération, jusqu'à ce que la matière tuberculeuse étant parvenue à une maturité plus ou moins avancée, se soit fait jour, à travers le tissu spongieux des poumons, dans les bronches : c'est alors que l'on entend une espèce de crépitation qui tient tout à la fois du râle muqueux et du râle crépitant, et qui a été désignée par Laënnec sous le nom de râle sous-crépitant; ce dernier prend d'autant plus manifestement les caractères du râle crépitant, que les poumons deviennent souvent à cette époque, et précisément autour des tubercules, le siége d'un état péripneumonique; d'autres fois, lorsque la phthisie a donné naissance à des symptômes hydropiques, le râle muqueux est mêlé à la crépitation œdémateuse. Enfin, l'on trouve quelquefois un mélange de râle sonore, grave, ou sibilant, qu'il ne faut pas confondre avec les signes diagnostiques de la phthisie, mais que nous ne voulons pas analyser ici, et que les études cliniques apprendront à distinguer. Lorsque l'on n'entend pas d'une manière satisfaisante les bruits en question pendant la respiration, il faut faire tousser le malade, afin de déplacer les

mucosités qui peuvent obstruer les tuyaux bronchiques,
et qui empêchent de juger exactement du véritable état
dans lequel se trouvent les poumons. Après la disparition de la crépitation, et à mesure que les kystes dans
lesquels étaient renfermés les tubercules, viennent à se
vider, l'on entend de nouveaux bruits : lorsque ces
kystes sont entièrement vides, l'on découvre de la
respiration caverneuse et de la pectoriloquie; lorsqu'ils
contiennent encore de la matière tuberculeuse ramollie
et du pus ou des mucosités, l'on entend ce râle particulier, appelé gargouillement caverneux. A cette période
de la maladie, le son donné par la percussion est altéré :
il devient plus éclatant, plus clair, ce dont on se rendra
compte facilement si l'on fait attention à la cavité ou aux
cavités qui existent alors dans les organes pulmonaires.

La pectoriloquie indique l'existence d'une caverne;
et même une caverne dont l'ampleur n'excède pas le
volume d'une muscade, produit de la pectoriloquie bien
distincte. J'ai donné mes soins à un malade qui avait un
anévrysme de l'aorte, et chez lequel en examinant la
poitrine, je découvris de la pectoriloquie qui ne se
faisait entendre que dans un seul point, entre l'omo-
plate et l'épine, et qui cessait quelquefois pendant tout
un jour. L'autopsie me rendit compte de ce phénomène:
je constatai qu'une affection des vertèbres siégeant près
la tête de l'une des côtes, avait donné naissance à un
petit abcès, qui, au lieu de faire proéminence extérieurement, s'était fait jour dans le poumon par lequel le
pus était évacué. Le kyste pulmonaire qui en était
résulté donnait de la pectoriloquie lorsqu'il était vide ;
mais lorsqu'il se remplissait de pus, il ne faisait nécessairement percevoir aucun bruit.

Observons bien que les symptômes nosologiques ne suffisent pas pour établir l'existence de la phthisie tuberculeuse. Ils peuvent tous se présenter et être le résultat d'une cause ordinaire (p. 328, lig. 3); c'est ainsi qu'ils peuvent être produits par un rhume consécutif au froid aux pieds, qui amène lui-même une péripneumonie, ou une pleurésie dont les suites sont souvent caractérisées par de la toux, de la fièvre hectique et de l'expectoration; celle-ci ressemble alors quelquefois tellement aux crachats de la phthisie, que si on l'examinait séparément, elle conduirait à faire croire à des tubercules qui peuvent ne pas exister. L'affection peut n'être tout d'abord qu'une pleurésie, et cependant, le malade cracher du sang; et il faut bien se rappeler que bien que, dans presque tous les cas, la phthisie soit accompagnée d'une expectoration de sang, l'on observe plusieurs exemples d'hémoptysie, particulièrement chez les femmes, qui n'ont aucun rapport avec l'affection tuberculeuse. La coloration des joues varie souvent suivant l'époque du jour à laquelle on l'examine : il peut arriver, malgré le développement complet de la fièvre hectique, que cette coloration soit circonscrite le matin, que le soir elle ne présente plus ce caractère particulier, et que l'on observe ainsi une intermittence bien remarquable à noter. Quant aux sueurs nocturnes, elles devraient plutôt recevoir le nom de sueurs matinales; car les phthisiques ont généralement la peau chaude, sèche, et ne jouissent d'aucun repos jusqu'à quatre ou cinq heures du matin, et c'est alors qu'ils s'endorment et que leur sommeil se termine bientôt par l'apparition de sueurs souvent très-pénibles. Chez les phthisiques, la bouche est prédisposée aux aphtes, et

les fauces, ainsi que la partie postérieure de la langue,
aux ulcérations qui se recouvrent d'une pellicule blanchâtre; la langue est vermeille, vernissée, et comme
recouverte d'un tégument propre; mais ni ces aphtes
de la bouche, ni les sueurs nocturnes ne sont caractéristiques des tubercules; on peut les observer dans la
fièvre hectique produite par tout autre cause, — par la
dysenterie, par les abcès du foie, de l'aine ou du
psoas, etc. Mais si, aux symptômes précédents se joignent les signes stéthoscopiques de la phthisie proprement dite, il n'est plus possible de conserver aucun
doute, et tous nos efforts doivent tendre maintenant à
soutenir les forces du malade, et à calmer la sensibilité
morbide.

Généralement, on trouve dans les poumons des phthisiques des tubercules de différents âges, c'est-à-dire
correspondant aux divers stages de l'affection, circonstance qui rend compte des symptômes notés pendant
la vie; les intestins présentent aussi, vers la fin de l'i-
léon, et aux environs de l'arc du colon, des ulcérations
qni expliquent la diarrhée dont sont tourmentés constamment les phthisiques parvenus aux dernières périodes de leur affection.

Dans la phthisie, les aphtes de la bouche sont généralement contemporains des ulcérations ou aphtes des
intestins, et servent à indiquer l'existence de cet état
morbide des premières voies; mais il ne faut pas croire
que les aphtes, surtout chez les jeunes sujets, soient
toujours accompagnés de l'ulcération des intestins :
les enfants présentent très-fréquemment des aphtes,
dans les cas où leur constitution est débilitée par diverses maladies, telles que le mal de dents, les vers intes-

tinaux ; et l'affection de la bouche guérit promptement lorsque l'affection, dont les aphtes ne sont qu'un symptôme, a été subjuguée.

Avant que nous possédions les moyens de diagnostic établis par Laënnec, plus d'un malade souffrant d'une aphonie et d'une toux « laryngée, » était déclaré atteint de phthisie laryngée, que l'on espérait pouvoir guérir au moyen d'une contre-irritation appliquée sur la gorge. Autrefois, encore, plus d'un cas de phthisie a reçu le nom de toux hépatique, lorsque les symptômes morbides de la poitrine étaient accompagnés, de douleur dans l'hypocondre droit, de constipation, et de mauvaises digestions. Mais maintenant les signes stéthoscopiques nous apprennent, malheureusement trop bien, l'état des poumons.

Dans plusieurs cas, je le répète, à la phthisie, se surajoutent une pleuropneumonie, une pleurésie, une hémoptysie, un catarrhe, ou bien des complications viscérales ; souvent aussi il survient vers la fin une hydropisie qui hâte la terminaison fatale ; ou bien encore, il se développe dans la poitrine, cet épanchement pleurétique et purulent que Laënnec a désigné sous le nom d'empyème. Lorsqu'il existe de l'hémoptysie, de la péripneumonie, une pleurésie ou quelqu'autre complication qui nécessite le traitement antiphlogistique, il faut bien se rappeler l'analogie qui existe entre les constitutions phthisiques et strumeuses, et maintenir, autant que cela est possible, les forces du malade. Je conseillerais au jeune praticien de ne tirer que juste la quantité de sang nécessaire pour arrêter l'inflammation, et cette remarque s'applique à tous les cas de phlogose quels qu'ils soient, mais plus spécialement à celle qui com-

plique et accompagne la phthisie tuberculeuse. Dans la
péripneumonie et dans la pleurésie, accompagnées d'une
faiblesse générale, il est important de ne point abattre,
si cela est possible, la constitution et les forces vitales;
mais j'avoue que l'on se trouve placé quelquefois entre
deux écueils, et que l'on ne peut que choisir le moins
dangereux.

Ce dont je suis convaincu, c'est que le vrai principe
qui doit présider au traitement de la phthisie, consiste
à maintenir jusqu'au bout, et le plus que possible, les
forces du malade (1), et que, malgré le traitement an-

(1) Je fus appelé, il y a quelques années, pour donner mes soins à
une jeune femme, mère de deux enfants, et qui présentait tous les
symptômes d'une phthisie confirmée, avec toux et expectoration mu-
coso-purulente. Elle avait craché quelquefois du sang, et était tour-
mentée de sueurs nocturnes et d'une diarrhée colliquative. Je soutins
ses forces toutes les fois que son pouls pouvait le supporter, au moyen
d'une alimentation animale et de liqueurs fermentées; je prescrivis
l'exercice en plein air, et un libre accès de l'air dans ses appartements.
Je combattis la diarrhée au moyen du cachou, du bois de campêche, et
quelquefois par les opiacés; j'appliquai de temps en temps des sangsues (une demi-douzaine à chaque fois), des vésicatoires, et j'administrai la digitale pendant quelques jours, toutes les fois qu'il se manifes-
tait des symptômes d'inflammation aiguë; enfin, je prescrivis tantôt le
quinquina et la soude, tantôt la quinine, qui combattirent les sueurs.
Au delà de mes espérances, cette dame finit par se bien porter et continua ainsi pendant cinq ans, dans l'intervalle desquels elle eut un
autre enfant. Je crois que, pendant sa maladie, elle expectora de la
matière tuberculeuse; mais je n'en suis pas certain, ne l'ayant pas
alors auscultée. Quoi qu'il en soit, les symptômes récidivèrent au bout
de cinq ans; je me convainquis alors qu'il existait des cavernes dans
les poumons, indiquées par la crépitation, la respiration caverneuse, et
par la pectoriloquie. La malade se rétablit encore de cette seconde attaque dans l'espace d'une année, reprit ses forces, et devint enceinte
pour la quatrième fois. Au bout de deux ans, nouvelle récidive dont
elle mourut. A l'autopsie nous trouvâmes de larges cavernes dans les
poumons. On a dit que le travail qui se passe dans la gestation utérine

tiphlogistique nécessité par les *complications acciden-telles*, l'*affection tuberculeuse par elle-même*, ne doit point être combattue par ces moyens thérapeutiques.

Que les jeunes praticiens prennent bien garde de ren-fermer leurs malades dans des chambres dont la tem-pérature est élevée. Je suis persuadé que le défaut d'exercice amène une langueur qui consume les pau-vres patients plus promptement que si on les laissait monter à cheval, ou marcher en plein air, selon leurs forces. A chaque exacerbation de leur maladie, les phthisiques disent qu'ils ont « pris un nouveau rhume; » mais ce phénomène n'en arrivera pas moins si l'on es-saie de les tenir renfermés dans une chambre dont la température est maintenue à un certain degré avec la plus scrupuleuse attention, au moyen d'un thermomè-tre. Si un climat doux est palliatif, c'est qu'il permet plus facilement le libre exercice en plein air · mais que l'on jette les yeux sur les pièces qui sont déposées dans nos muséums, et l'on jugera si les climats chauds ont la propriété de regénérer de tels poumons.

Mais je reviens, de cette longue digression, à la phthisie. Que la diarrhée dont sont atteints les phthi-siques, soit le résultat d'une simple sensibilité morbide sympathique, comme chez les femmes hystériques; qu'elle soit produite par une inflammation de la mem-brane muqueuse des intestins (dans lequel cas, le bois de campêche et d'autres astringents doivent être subs-

arrêtait les progrès de la phthisie; mais, dans le cas que je viens de rapporter, la période occupée par la grossesse fut bien peu longue, comparativement à l'intervalle qui sépara la première attaque de la seconde (p. 342, lig. 21).

titués aux expectorants), ce phénomène morbide doit
être considéré comme un état catarrhal de la membrane
muqueuse intestinale, dont le traitement requiert les
mêmes principes que ceux que j'ai émis aux pages 322
et 323 de cet ouvrage. Dans la diarrhée consécutive à
l'administration nécessaire des mercuriaux pour combattre certaines affections, le bois de campêche, avec ou
sans opiacés, est le moyen le plus avantageux que l'on
puisse mettre en usage ; il en est de même dans la
diarrhée chronique dont les goutteux sont quelquefois
atteints. Dans la diarrhée des enfants, ce même astringent est très-utile, et présente, chez ces petits êtres,
l'avantage de ne point offrir une saveur désagréable.

Après avoir étudié les affections du rete mucosum
interne, je suis naturellement conduit à dire quelques
mots sur celles du rete mucosum externe, sur les maladies CUTANÉES, dont la cure a été retardée par les travaux, louables du reste, des nosologistes. Ceux-ci ont
perdu leur temps à établir des distinctions entre des
maladies qui se ressemblent entre elles, autant qu'un
cheval ressemble à un autre cheval, ou au moins, autant qu'un âne ressemble à un zèbre, ou un cheval à un
mulet ; de telle sorte que le véritable service qu'ils eussent rendu à la science, eût été de montrer en quoi les
différentes variétés de ces affections se ressemblent, et
d'indiquer les principes généraux qui doivent guider
dans leur traitement.

La première et grande distinction que nous ayons à
établir entre les maladies cutanées, est celle de contagieuses et de non contagieuses. Dans la première classe,
nous pouvons avec certitude en renfermer deux, — la

gale et le porrigo capitis (dartre de la tête, teigne). Quelle que soit celle des autres éruptions chroniques pour laquelle le jeune praticien soit consulté, il peut répondre tout d'abord qu'elle n'est pas contagieuse. D'un autre côté, la gale présente cette particularité remarquable et inexplicable, qu'elle n'affecte jamais la face, et peut être par-là souvent distinguée des autres affections de la peau. La gale est tantôt papuleuse, tantôt pustuleuse, dans un cas vésiculeuse, dans un autre écailleuse, bien que, dans toutes ces circonstances, ce soit évidemment la même maladie ; en d'autres termes, la même cause irritante (qui, d'après les observations modernes, n'est qu'un insecte particulier appelé *acarus scabiei*) peut, selon l'état de la constitution, produire une maladie ressemblant au prurigo, à l'eczèma, à l'impétigo, à l'ecthyma, à l'herpès ou au psoriasis. Un malade, en effet, atteint d'une gale pustuleuse, peut engendrer chez un autre sujet la même affection à l'état papulaire ; et, par analogie, je conclus que les diverses éruptions cutanées ne sont que des degrés d'un même état pathologique, c'est-à-dire d'une sensibilité morbide et d'une perte de la contractilité des capillaires du rete mucosum, revêtant diverses formes selon l'âge et la constitution du sujet ; c'est ainsi que la sensibilité morbide propagée des gencives produit, chez les enfants, le strophulus ou le porrigo larvalis, maladies qui ne se voient jamais chez les adultes ; ou bien, si ceux-ci en sont atteints, elles sont appelées porrigo, lichen, herpès, etc., qui peuvent être certainement distinguées des précédentes, parce que la différence d'âge modifie leurs caractères physiques, mais qui leur ressemblent par leur nature.

Je crois que la division des maladies chroniques de

la peau, en papuleuses, écailleuses, pustuleuses, et vé-
siculeuses, répond à toutes les exigences du *traitement.*
Je ne vois pas réellement l'utilité de ces interminables
distinctions établies depuis Willan jusqu'à nos jours ;
elles ne font que décourager le malheureux élève, conduisent à de vaines répétitions dans la description des
moyens curatifs, et engendrent un empirisme qui exclut
ou confond les principes du traitement.

Le premier, ou le plus léger degré de l'affection de
la peau, constitue la PAPULE, ou simple démangeaison,
qui, quelquefois, n'est pas même papuleuse d'une manière bien évidente ; ici il n'existe que de la sensibilité
morbide des nerfs, c'est-à-dire le premier degré de la
sensibilité, d'où résulte la congestion des capillaires
dans les points malades.

Ensuite vient l'épaississement, c'est-à-dire le relâchement et l'état spongieux du rete mucosum dans divers points ; le relâchement est assez considérable pour
causer une légère perte de l'épiderme qui adhère sous
forme d'ÉCAILLES.

Le troisième degré constitue la PUSTULE : le relâchement ayant été assez intense pour occasionner une légère perte de substance , les capillaires environnants,
qui sont dans l'état sain, travaillant à réparer le mal
au moyen de la granulation et de la suppuration.

Enfin, la simple séparation de la peau sous la forme
d'une VÉSICULE semble de prime abord, constituer un
état morbide moins élevé que les précédents, parce
quelle paraît plus simple ; mais, bien au contraire, je
place les vésicules en dernier lieu, parce qu'elles sont
produites par une inflammation plus vive et plus rapide dans sa marche. En outre l'analogie démontre que

ces vésicules se développent sous l'influence d'un état morbide érysipélateux accompagné de prostration des forces. L'ecthyma vésiculaire surgit chez des sujets scrofuleux, affaiblis ; l'affection vésiculaire mercurielle dans les cas où le métal a agi d'une manière pernicieuse sur la constitution ; le pemphigus, et les plaques vésiculées du purpura ou du scorbut se développent chez des individus plongés dans un grave affaiblissement.

L'on a universellement observé et admis la coexistence d'un état morbide du canal intestinal et de la peau, c'est-à-dire du rete mucosum interne et du rete mucosum externe. J'attribue cette connexion à la distribution des nerfs ganglionaires dans ces deux parties à la fois, d'où il résulte que la peau participe à une impression exercée sur les premières voies, *et vice versâ ;* c'est ainsi, par exemple, que l'ingestion de l'eau froide, pendant que le corps est en sueur, donne naissance à une éruption écailleuse de la peau ; c'est ainsi que ce même réfrigérant appliqué sur la peau, produit de la douleur dans l'estomac et les intestins, ainsi que de la diarrhée, et que le fer ou l'arsenic, introduits dans l'estomac, guérissent les éruptions cutanées, ou qu'un bain chaud amende la diarrhée.

Je défie qui que ce soit de baser avec quelque degré de précision, le traitement des maladies de la peau, en lisant l'ouvrage de Willan et de quelques-uns de ses successeurs. Mais j'en ai assez dit dans les pages précédentes pour que l'élève puisse combattre par principes, les inflammations chroniques et leurs conséquences. D'abord, les toniques, tels que le fer, le mercure, et l'arsenic, guérissent de deux manières : premièrement, en agissant directement sur les vaisseaux de la peau, dans lesquels ils sont transportés par la circulation ; deuxièmement, en agissant sur les premières voies, et en leur donnant du ton ; prenez garde, cependant, de produire de la salivation par le mercure, ou d'enflammer les intestins par un trop grand abus du mercure ou de l'arsenic. En outre, le fer, employé d'une manière peu judicieuse, retardera plutôt les digestions, dont il est le plus grand excitant lorsqu'il est donné à doses convenables. Une décoction composée de salsepareille et de bois-gentil, une décoction de douce-amère, sont les tisanes les plus avantageuses dans ces cas ; mais si ces médicaments produisent des « pesanteurs d'estomac » comme on le dit vulgairement, ils deviennent préjudiciables. J'ai montré (p. 231, note) combien de fois les remèdes échouent par cela seul qu'ils sont trop énergiques. Dans des cas de psoriasis qui avaient résisté aux soi-disant « spécifiques, » que des praticiens, suivant la méthode ordinaire, avaient prescrits en trop grandes quantités, j'administrai le tonique le plus doux, la limonade sulfurique, qui guérit rapidement la maladie.

Pris à l'intérieur, et porté par la circulation dans les vaisseaux cutanés, l'antimoine est très-avantageux ; l'on nous dit que ce médicament échoue souvent, mais sans nous en donner la raison : l'antimoine ne produit souvent aucun résultat parce que les éruptions cutanées n'étant pas des affections fébriles, ni aiguës ; il existe peu de tolérance pour cet agent, et que par conséquent les doses ordinaires affaiblissent dans un grand nombre de cas. Je ne puis trop souvent le répéter, il arrive fréquemment que dans les maladies chroniques, l'on

administre de trop fortes doses d'un médicament quelconque, et que par là on échoue. De plus, l'antimoine
qui est sédatif, ne peut guérir les affections cutanées
chez les sujets d'une constitution débilitée qui requièrent les toniques, et comme dans ces cas, les premières
voies sont affaiblies, il est souvent très-difficile de guérir
la maladie de la peau : il faut ici commencer par les
toniques les plus doux, tels que le bois de campêche,
administrer quelquefois un stimulant quelconque, et
prescrire une alimentation généreuse. Les bains chauds
et les baïns de vapeur sont ordinairement utiles, parce
qu'ils ramollissent les éruptions écailleuses, en même
temps que les bains chauds agissent puissamment sur
les premières voies, et rétablissent leur ton, ainsi que
les fonctions digestives; mais dans quelques éruptions
papuleuses, souvent la chaleur augmente plutôt l'affection de la peau.

Les lotions alcalines sont très-utiles pour exciter les
vaisseaux relâchés de la peau; mais l'on doit varier la
force de la solution selon la sensibilité morbide des parties. L'on peut en dire autant des solutions acides,
auxquelles cependant les eaux alcalines doivent être
préférées. La douce-amère agit d'une manière très-
puissante tant à l''extérieur qu'à l'intérieur. Enfin, le
succès du traitement que l'on oppose aux maladies de
la peau, dépend, non pas des « spécifiques, » mais bien
de l'application judicieuse des moyens thérapeutiques,
de l'influence de l'air, de l'exercice, des bains et du
régime, à cause de l'état dans lequel se trouvent généralement les organes digestifs. Le mercure peut être
employé en qualité de tonique, soit de l'appareil digestif, soit des capillaires; seulement il faut avoir soin

de ne point provoquer de la salivation, ni d'affaiblir les forces par des doses trop fortes d'antimoine, d'iodure de potassium, etc., et bien se rappeler que si dans les cas chroniques le traitement échoue, c'est que souvent il est employé avec trop peu de ménagements.

Quelquefois, le psoriasis, etc., est accompagné, ou même devient la cause d'une congestion subinflammatoire de la membrane muqueuse de l'estomac, indiquée par les nausées, la rougeur, l'état saburral de la langue, par la dureté du pouls, la sensibilité précordiale ou par des palpitations. Dans ces cas, l'on retire de bons effets des émétiques, tels que l'ipécacuanha et le colchique, donnés à doses assez petites pour ne procurer que des nausées, et continués pendant quelque temps; on les combine avec les toniques, le bois de campèche, l'acide prussique, etc., ou bien on les alterne avec ces derniers médicaments; dans ces cas encore, les préparations ferrugineuses sont souvent moins avantageuses que l'acétate de plomb, parce qu'elles sont moins sédatives. La térébenthine est un excellent tonique, qui présente l'avantage d'être laxatif, et d'exciter la sécrétion rénale; on peut la combiner avantageusement avec la quinine et le sous-carbonate de soude; enfin l'on peut ajouter, lorsque le cas l'exige, des pilules de rhubarbe, d'aloès, de gingembre, de cascarille, d'ipécacuanha, de colchique, etc.

Je me suis efforcé, dans les pages précédentes, de formuler des principes généraux, déduits de la physiologie, qui puissent s'appliquer aux cas morbides particuliers, tels qu'ils se présentent; j'ai expliqué les phénomènes pathologiques par l'altération du mode d'ac-

tion des capillaires et des nerfs , — non pas des capillaires et des nerfs pris chacun isolément et séparés
d'une manière artificielle, mais bien des capillaires et
des nerfs réunis ensemble, se ramifiant partout et s'entr'aidant mutuellement, tels enfin qu'ils existent dans
la nature ; car, en agissant simultanément sur le sang
qui leur est envoyé par le cœur, les vaisseaux capillaires
et les nerfs engendrent la santé ; lorsque leurs fonctions
sont altérées , la maladie s'en suit. J'ai aussi essayé
d'expliquer la nature des agents thérapeutiques ; j'a-
jouterai seulement que, dans leur emploi, il ne faudrait
pas, il est vrai, perdre un seul moment, mais qu'ils
demandent souvent un certain temps pour agir, et que,
bien qu'une pratique inerte soit dangereuse , le salut
du malade dépend de *ne quid nimis.*

FIN.

TABLE ALPHABÉTIQUE

DES PRINCIPALES MATIÈRES CONTENUES DANS CE VOLUME.

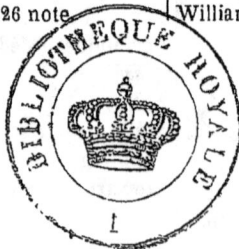

FIN DE LA TABLE.

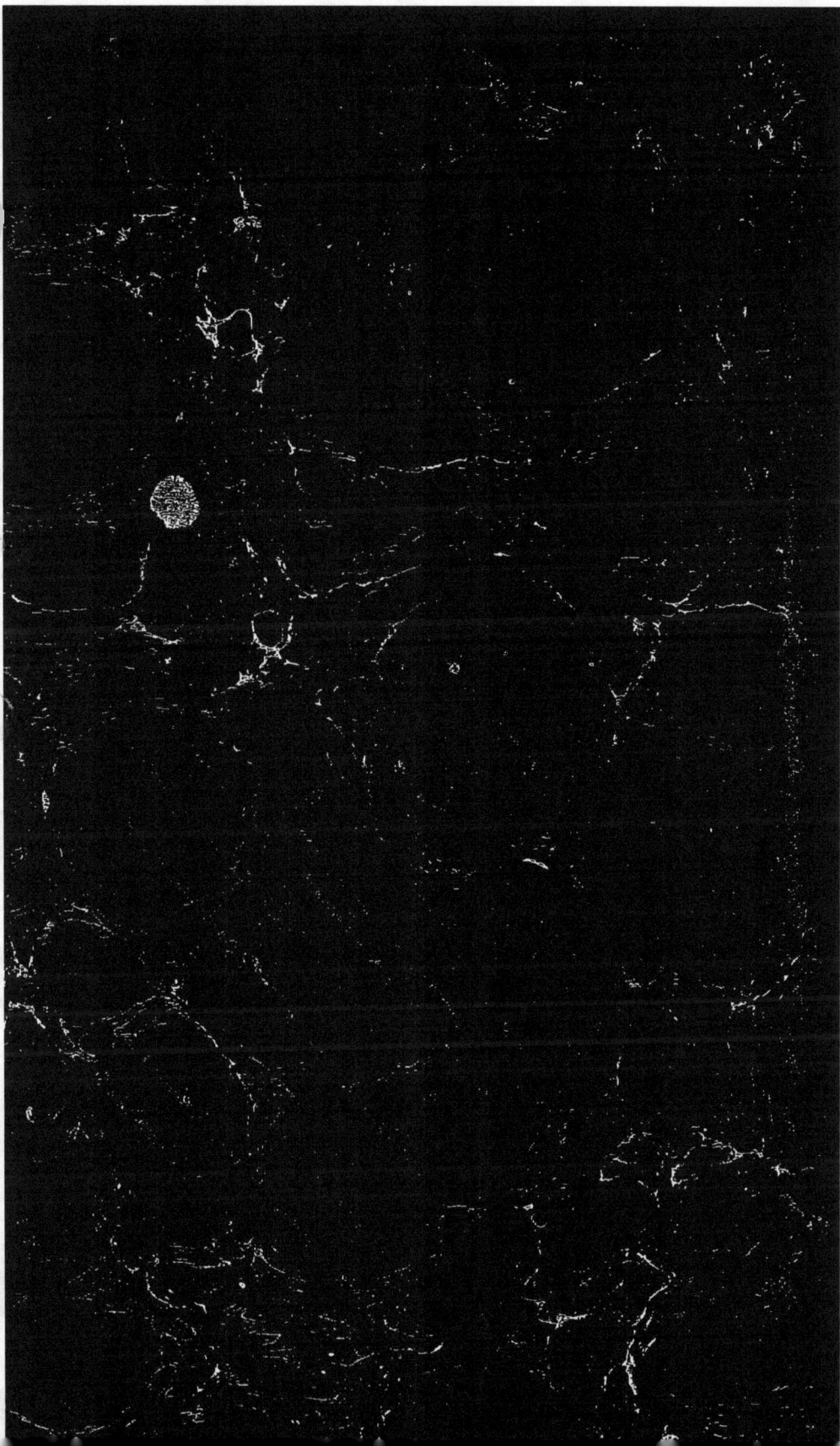

www.ingramcontent.com/pod-product-compliance
Lightning Source LLC
Chambersburg PA
CBHW052105230326
41599CB00054B/3956